U0268852

高 等 医 药 院 校 教 材

中 医 妇 科 学

（供中医专业用）

主　　编　罗元恺

副 主 编　曾敬光

编　　委　夏桂成

徐志华

毛美蓉

协　　编　张玉珍

上海科学技术出版社

图书在版编目（CIP）数据

中医妇科学／罗元恺主编.—上海：上海科学技术出
版社,1986.4(2023.11重印)
高等医药院校教材.供中医专业用
ISBN 978-7-5323-0493-6

Ⅰ.①中… Ⅱ.①罗… Ⅲ.①中医妇科学—高等学校
—教材 Ⅳ.①R271.1

中国版本图书馆 CIP 数据核字(2007)第 197468 号

中医妇科学
主编 罗元恺

上海世纪出版(集团)有限公司
上海科学技术出版社 出版、发行
(上海市闵行区号景路 159 弄 A 座 9F－10F)
邮政编码 201101 www.sstp.cn
常熟市兴达印刷有限公司印刷
开本 787×1092 1/16 印张 12.25
字数 298 千字
1986 年 4 月第 1 版 2023 年 11 月第 50 次印刷
ISBN 978－7－5323－0493－6/R・132K
定价：30.00 元

本书如有缺页、错装或坏损等严重质量问题,请向印刷厂联系调换

前　言

由国家组织编写并审定的高等中医院校教材从初版迄今已历二十余年。其间曾进行了几次修改再版,对系统整理中医药理论、稳定教学秩序和提高中医教学质量起到了很好的作用。但随着中医药学的不断发展,原有教材已不能满足并适应当前教学、临床、科研工作的需要。

为了提高教材质量,促进高等中医药教育事业的发展,卫生部于一九八二年十月在南京召开了全国高等中医院校中医药教材编审会议。首次成立了全国高等中医药教材编审委员会,组成32门学科教材编审小组。根据新修订的中医、中药、针灸各专业的教学计划修订了各科教学大纲。各学科编审小组根据新的教学大纲要求,认真地进行了新教材的编写。在各门教材的编写过程中,贯彻了一九八二年四月卫生部在衡阳召开的"全国中医医院和高等中医教育工作会议"的精神,汲取了前几版教材的长处,综合了各地中医院校教学人员的意见;力求使这套新教材保持中医理论的科学性、系统性和完整性;坚持理论联系实际的原则;正确处理继承和发扬的关系;在教材内容的深、广度方面,都从本课程的性质、任务出发,注意符合教学的实际需要和具有与本门学科发展相适应的科学水平;对本学科的基础理论、基本知识和基本技能进行了较全面的阐述;同时又尽量减少了各学科间教材内容不必要的重复和某些脱节。通过全体编写人员的努力和全国中医院校的支持,新教材已陆续编写完毕。

本套教材计有医古文、中国医学史、中医基础理论、中医诊断学、中药学、方剂学、内经讲义、伤寒论讲义、金匮要略讲义、温病学、中医各家学说、中医内科学、中医外科学、中医儿科学、中医妇科学、中医眼科学、中医耳鼻喉科学、中医伤科学、针灸学、经络学、腧穴学、刺灸学、针灸治疗学、针灸医籍选、各家针灸学说、推拿学、药用植物学、中药鉴定学、中药炮制学、中药药剂学、中药化学、中药药理学三十二门。其中除少数教材是初次编写外,多数是在原教材,特别是在二版教材的基础上充实、修改而编写成的。所以这套新教材也包含着前几版教材编写者的劳动成果在内。

教材是培养社会主义专门人才和传授知识的重要工具,教材质量的高低直接影响到人才的培养。要提高教材的质量,必须不断地予以锤炼和修改。本套教材不可避免地还存在着一些不足之处,因而殷切地希望各地中医药教学人员和广大读者在使用中进行检验并提出宝贵意见,为进一步修订作准备,使之成为科学性更强、教学效果更好的高等中医药教学用书,以期更好地适应我国社会主义四化建设和中医事业发展的需要。

全国高等中医药教材编审委员会

一九八三年十二月

编 写 说 明

本书是由卫生部领导下的全国高等中医药教材编审委员会组织有关中医学院编写的教材,供全国中医学院医疗专业用。

本书分总论、各论两部分,内容主要是阐述中医有关妇科的理论及按理、法、方、药对经、带、胎、产、杂病进行辨证施治。为了对妇科急证的辨认,后附血证、痛证、热证辨证简表;又为了协助妇科诊断,帮助治疗,故附有妇科检查及有关辅助检查。计划生育是我国当前的国策,应该大力宣传,使能家喻户晓,医务工作者更要懂得这方面的知识,因而附上计划生育。以上所附内容,虽不作课堂教学,但可供同学们参考。

中医妇科有悠久的历史,有丰富的理论和临床经验,疗效较好,为群众所信仰。如何编好这本妇科教材,突出中医特色,实为中医教育事业基本建设之一。本教材以一九六四年中医学院试用教材重订本之《中医妇科学讲义》为基础,加以充实提高,俾能符合当前的需要。

本教材根据卫生部一九八三年印发的《中医妇科学》教学大纲(草案)所规定的内容和要求,由集体分工负责编写。参加编写的有广州中医学院罗元恺、罗清华,成都中医学院曾敬光、刘敏如,南京中医学院夏桂成,安徽中医学院徐志华,湖北中医学院毛美蓉等专家、教授;并由天津中医学院哈荔田教授和黑龙江中医学院韩百灵教授参加审编定稿,集思广益,使教材更臻完善。此处,广州中医学院的张玉珍、魏祝娣、罗颂平等教师也积极参加这一项工作,使本书能及时完成。

希望各院校在使用过程中不断总结经验,提出宝贵意见,以便今后能进一步修改提高。

编 者

一九八四年六月

目　录

总　论

各　论

总论

1 绪言

1·1 中医妇科学的定义和范围

中医妇科学是根据中医学的理论,认识妇女的解剖生理、病理特点、诊疗规律和研究妇女特有疾病的一门临床科学。

妇女在解剖上有子宫、胞脉、胞络、子门、产道、阴户等器官或组织,生理上有月经、妊娠、分娩、哺乳等特点,疾病有月经病、带下病、妊娠病、产后病、妇科杂病等不同病种。解剖生理上既有所不同,病机自有差异,病种不同,治法便异。如何掌握其规律,研究有效治法,这是学习中医妇科学的主要内容。我国很早以前已经认识到妇产科有设立专科的必要,唐代《千金要方》说:"妇人之别有方者,以其胎妊、生产、崩伤之异故也……所以妇人别立方也。"

妇女负有延续后代的重责,如何保障其身体健康,注意优生优育,这是当前必须重视研究的一个项目。且我国现在人口众多,如何有效和有计划地节制生育,一方面研究简便而有效的措施,另一方面执行和宣传这一国策,是妇产科工作者义不容辞的职责。

1·2 我国妇产科学发展概况

中医学对妇女解剖生理的特点、疾病的防治、专科的设置等有着悠久的历史和丰富的经验,对中华民族的繁衍作出过很大的贡献。从其发展历程来看,首先重视产育。在三千多年前殷商时代的甲骨文卜辞中,不少是问及生育问题的。现存古典著作《易经·爻辞》中,有"妇孕不育"和"妇三岁不孕"等记载。因那时人口不多,如何共同抗御自然灾害和增进劳动生产力,繁殖人口是一个首要的问题,故必须重视妇女的生育。先秦战国时代的《山海经》,记载有食之"宜子"或"无子"的药物。《曲礼》指出"取妻不取同姓",认识到"男女同姓,其生不藩",初步了解血缘亲近者结婚,对生育存在不利的因素,实际上具有优生学的意义。

两千多年前的医著《黄帝内经》已有妇女解剖、生理、诊断、妇科病等的描述。它通过解剖,知道妇女的内生殖器主要为"女子胞",并有"胞脉""胞络"等。女子胞,《神农本草经·紫石英》条称为"子宫"。《内经》指出女子到了十四岁左右便会有月经来潮,这标志着青春期到来,若"阴阳和"则有妊娠的可能。但要到二十一岁左右才发育成熟而身体盛壮,故后世医书据此提出"必二十而后嫁"。过早结婚,对母子不利。妇女到四十九岁左右月经便不再来潮,并缺乏生殖能力。此外,还谈到了一些月经病、妊娠病的诊治,并载有"四乌鰂骨一藘茹丸"的药方,仍为今天所常用。又据马王堆汉墓出土文物,知道公元前二世纪已有《胎产书》。据《史记·扁鹊仓公列传》记载:"扁鹊名闻天下,过邯郸,闻贵妇人,即为带下医。"所谓带下医,指治疗裙带以下疾病者,即妇产科医生。可见战国时代社会上已有专业的妇产科医生。汉初,妇科医生称为"乳医"或"女医"有文献可查者,最早的女医生为义姁和淳于衍,她们都是西汉时代入宫作为皇后或皇太后的侍从医生,主要从事妇产科。汉初《艺文志》记载李柱国校正方技书时,有《妇人婴儿方》十九卷。汉末张仲景撰著《伤寒杂病论》,据其序言谓参考过《胎胪药录》,可见汉代以前已有过不少妇产科专著,惜均已佚失。

仲景的《金匮要略》有"妇人妊娠""妇人产后"和"妇人杂病"三篇,内容包括月经病、带下病、妊娠病、产后病及杂病等,既有证候描述,也有方药治疗,共收集有三十多张方子,如温经汤治月经病、胶艾汤治漏下、红蓝花酒治痛经、抵当汤治血瘀经闭,当归散养血安胎、干姜半夏人参丸治脾胃虚寒的妊娠呕吐、桂枝茯苓丸治癥瘕、甘麦大枣汤治脏躁等。由于效果显著,仍为今天所常用。其中不仅有内治法,而且还有外治法,如以狼牙汤沥阴中,以蛇床子裹成锭剂纳阴中等,开创了妇科冲洗和阴道纳药的先河。这三篇已具备了妇科学的雏形,为后世妇产科学专著打下了基础。汉末三国时代外科名医华佗,对妇产科也具有精湛的诊疗技术,能用针和药正确处理胎死不下的病例。综上所述,我国在公元三世纪的汉朝时代,妇产科学已发展到了颇高的水平。

晋代名医王叔和著有《脉经》,其中第九卷专门阐述有关妇产科的脉象和辨证施治。它一方面继承了《内经》、《难经》、《金匮要略》的主要内容,一方面又有所发挥。如在《平妊娠分别男女将产诸症第一》提出:"肾名胞门、子户,尺中肾脉也,尺中之脉,按之不绝,法妊娠也。三部脉浮沉正等,按之无绝者,有娠也。"又指出临产时脉象变异,"妇人怀妊离经,其脉浮,设腹痛引腰脊,为今欲生也,但离经者不病也。又法妇人欲生,其脉离经,半夜觉痛,日中则生也"。另外,还指出了胎将堕的脉象,也论及产后的常脉和异常脉,以及妇人癥瘕积聚的生死脉象等。此外,又提出了各种特殊的月经现象,如月经频发为"一月再来",三月一潮者名"居经",一年一潮者名"避年",孕初仍有经行而量少者谓之"激经"等,补充了妇科学的内容。

《隋书·经籍志》记载有《范氏疗妇人方》和《徐文伯疗妇人瘕》、《疗妇人产后杂方》等专著,惜均已佚失。公元七世纪初的隋代,以太医博士巢元方为首,集体编写了一本病因、病理、证候学的专著《诸病源候论》,其中三十七卷至四十四卷是论述妇产科病证的,内容包括月经病、带下病、妊娠病、产后病、妇科杂病等,共论述有二百八十三种证候。明确妊娠期为十个阴历月左右,并提出要有人工流产法。在《妊娠欲去胎候》指出:"此谓妊娠之人赢瘦,或挟疾病,既不能养胎,兼害妊妇,故去之。"由于该书体例是没有方药治疗的,故未附去胎方。其后唐代孙思邈的《千金要方》便载有绝产的方药和灸法,可见我国在隋唐以前已重视孕妇的健康和胎儿的正常发育,同时认为必要时也应采取各种方法来绝育、避孕或药物堕胎,对生育问题已有正确的认识和措施。

《千金要方》把"妇人方"三卷置于全书之首,以示重视。该书序列中说:"先妇人、小儿而后丈夫……则是崇本之义也。"三卷内容包括求子、妊娠疾病、月经病、带下病、杂病等的证治,收集药方数百首,对疾病的机理认识颇为清楚。如对不孕不育患者,可能由于女方"子脏闭塞不受精",亦可因"丈夫有五劳七伤、虚赢百疾"所致。用铁器断脐,最易使新生儿感染破伤风,孙氏首先提出"断脐不得以刀子割之"。

现存最早的产科专书为《经效产宝》,其内容在下节详述。

公元十世纪的宋朝时代,有管理医事的太医局,内分为大方脉、风科、小方脉、眼科、疮肿折疡科、产科(包括妇科)、口齿咽喉科、针灸科、金镞兼禁科等九个科,共三百人。其中产科十人,设有产科教授。这是世界医事制度上妇产科最早的独立分科。由于有了明确的分科,促进了各科的发展。故宋代的妇产科专书和其他各科一样多起来了。如李师圣、郭稽中的《产育宝庆集》、朱端章的《产科备要》、薛仲轩的《坤元是保》、齐仲甫的《女科百问》、陆子正的《胎产经验方》、无名氏的《产宝诸方》、杨子建的《十产论》、陈自明的《妇人良方大全》等等。其中以《妇人良方大全》较为完备,它并录载了《十产论》,详细内容在下节阐述。

从十三至十四世纪中叶的金元时代,是我国医学的百家争鸣时期,其中以刘(完素)、李(东垣)、朱(丹溪)、张(子和)四大家为主。刘完素认为火热之邪是导致各种证候的主要原因,谓"六气皆从火化",治法主用寒凉,这种方法也往往用于妇科。如《素问病机气宜保命集》说:"女子不月,先泻心火,血自下也。"即主张用寒凉泻火之法以通经。又在《素问玄机原病式》中,阐述白带属湿热冤结之理,认为"下部任脉湿热甚者,津液涌溢而为带下",不得概认为寒。又在《素问病机气宜保命集·妇人胎产论》提出:"妇人童幼天癸未行之间,皆属少阴;天癸既行,皆从厥阴论之;天癸已绝,乃属太阴经也。"这是后世治少女着重肾经,中年妇女着重肝经,绝经期妇女着重脾经论治的根据。他又提出:"大抵产病天行,从增损柴胡;杂证从加添四物。"在四物汤作为通用方中,主张"春倍川芎,夏倍芍药,秋倍地黄,冬倍当归……春防风四物,夏黄芩四物,秋门冬四物,冬桂枝四物,此四时常服随证用之也"。这些论点,对后世有一定的影响。

李东垣认为"内伤脾胃,百病由生"。故治法着重升发脾胃阳气以除湿,此法亦广泛用于妇科而收到较好的效果。他在《兰室秘藏·妇人门》论述经闭不行,引用《内经》"二阳之病发心脾,有不得隐曲,女子不月"之文,谓"妇人脾胃久虚,或形羸气血俱衰,而致经水断绝不行……病名曰血枯经绝,宜泻胃之燥热,补益气血,经自行矣"。其论经漏,则认为"皆由脾胃有亏,下陷于肾,与相火相合,湿热下迫,经漏不止……宜大补脾胃而升举血气"。此法今天用治崩漏,仍多取效。对于产后用药,主张以补血为首要。如《半产误用寒凉之药论》指出:"妇人分娩及半产漏下,昏冒不省,瞑目无所知觉,盖因血暴亡,有形血去,则心神无所养。心与包络者,君火相火也,得血则安,亡血则危……亡血补血,又何疑焉……今当补而升举之,心得血而养,神不昏矣。"李氏的补脾升阳,益气补血之法,对妇产科疾病具有广泛的作用。

朱丹溪著有《格致余论》、《丹溪心法》、《局方发挥》等。诊治疾病,主张因时、因地、因人禀赋而不同,治法以针对气、血、痰为主。理论上提出"阳常有余,阴常不足"之说,反对当时盛行的《太平惠民和剂局方》辛燥之剂,重视保存阴精,为"养阴派"的倡导者。对于产前调治,主张"当清热养血",认为"产前安胎,黄芩、白术为妙药也"。不过,滋阴降火只是朱氏常用治法之一,其实他也善用温补,而不是固执不变的。他曾用"皮工"之法,以五倍子作汤洗濯下脱之子宫以皱其皮,使其自行缩复,是一种外治法。

张子和著有《儒门事亲》,善用汗、吐、下三法以驱病。认为"养生当论食补,治病当论药攻",戒人不可随便拟补,他说:"余虽用补,未尝不以攻药居其先,何以? 盖邪未去而不可言补,补之则适足资寇。"这种观点,也常用于妇科。在他的医案中,往往用吐、下法驱逐痰水以治月经病而取效。他总结了"贵流不贵滞"的理论,认为痰水之邪与气血是互相关系的。

这四大家的经验和理论,从不同角度丰富了妇科学的内容,使妇科的辨证施治,得到了不断的充实与提高。

明代的医家,继承了宋、金、元各家的理论和经验而加以总结提高,出现了不少内容比较系统而详尽的妇产科专书,如王肯堂的《证治准绳·女科》、薛立斋的《女科摄要》和万全(密斋)的《广嗣纪要》、《妇人秘科》等。万氏对于嗣育问题,提出"种子者,男则清心寡欲以养其精,女则平心定气以养其血"。有些女子因先天生理缺陷而造成不孕症者有五,即所谓螺、纹、鼓、角、脉,称为"五不女"。对临床有一定参考价值。

王肯堂的《证治准绳·女科》,是综合前人有关妇产科的论述和治疗方药,分门别类编次成书。先述治法通论,次为调经门,再次为杂证门、胎前门、产后门等。每门分为若干证,证后有方。他对陈自明、薛立斋之说,多加采纳,取其养正为主云。但对于陈氏在《妇人大全良方》中具有迷信的内容,则概行摒弃,可见他是采取批判地继承的态度来整理前人之理论和经验的。其后武之望所编之《济阴纲目》,基本上以该书为蓝本,由于其内容较为完备,故武氏之书流行颇广。此外,李时珍《本草纲目》中,对月经的论述颇详。他说:"女子,阴类也,以血为主。其血上应太阴,下应海潮,月有盈亏,潮有朝夕,月事一月一行,与之相符,故谓之月水、月信、月经……女人之经,一月一行,其常也;或先或后,或通或塞,其病也。复有变常,而古人并未言及者,不可不知。有行期只吐血衄血,或眼耳出血者,是谓逆行……有一生不行而受胎者,是谓暗经。"这是根据中医天人相应之理来解释妇女月经的周期性。明代还有张景岳的《妇人规》,是具有理论性和系统性的妇产科专书,下节详介。

清代将妇产科统称为妇人科或女科,著述颇多。肖慎斋的《女科经纶》主要是综合前人的理论,分门别类以编次,但无治疗方药。陈修园写有《女科要旨》,主要讲述心得体会和经验。阎纯玺编有《胎产心法》,是产科专书。沈尧封著有《女科辑要》及无名氏的《竹林女科》,多着重临床应用。对后世影响较大者有《傅青主女科》、《医宗金鉴·妇科心法要诀》和《达生编》,这三本妇产科专书的详细内容,均在下节阐述。

清末民初以至解放后的几十年间,中医妇科学也有一定的发展。清末时期由于西洋医学的输入,对中国医学具有一定的影响,因而出现"中西汇通"的浪潮,唐容川、张锡纯等是其中的代表人物。他们虽没有妇科专著,但在其著述中每有论及妇科的内容,且有一定的影响。如唐容川的《血证论》论述了经血、崩带、瘀血、蓄血、产血、经闭、胎气、抱儿痨等。他认为"血所以运行周身者,赖冲、任、带三脉以管领之。而血海胞中,又血所转输归宿之所,肝则司主血海,冲、任、带三脉又肝所属,故补血者,总以补肝为要"。又认为"生血之源又在脾胃",归脾汤、人参养荣汤、补中益气汤、炙甘草汤等之所以广泛地应用于血证治疗,都是以调理脾胃为基础,月经的产生,认为是先天肾中之动气化生癸水,天癸至于胞中,因而促使任脉通,太冲脉盛而月经来潮。调经之法,则血热者宜清;血滞血瘀者宜行,宜祛;血寒者宜温;血虚者宜滋,宜养。这些论述对妇科的理法和治疗都具有指导意义。

张锡纯的《医学衷中参西录》有《妇女科》和《女科方》的内容,比较重视调理脾肾和活血祛瘀,如理冲汤(丸)、安冲汤、固冲汤治月经病和寿胎丸用于安胎等,效果显著,为医家所常用。

张山雷著有《女科读》(又名《沈氏女科辑要笺正》),该书以沈尧封的《女科辑要》为基础,结合自己的经验以引申其义,为之笺正。体例除原文外,有王孟英的按语,张氏的注释、验案等。强调辨证施治,反对固执。他说:"相体裁衣,本是医家真谛。"对方药使用,有独到见解。如不赞同用胶艾汤、奇效四物汤以治血崩,认为当归"其气最雄,走而不守,苟其阴不涵阳而为失血,则辛温助动,实为大禁"。反对"当归补血,归其所归"之空谈。他勇于吸收新知,在书中亦适当引用一些新说。

此外,严鸿志辑有《女科精华》、《女科证治约旨》、《女科医案选粹》(均属退思庐医书),
恽铁樵撰有《妇科大略》,秦伯未编有《妇科学》,蒲辅周著有《中医对几种妇女病的治疗法》,
时逸人编有《中国妇科病学》等,均有一得之见,可供参考。

解放后,由于中西医共同努力,妇科学取得了不少成绩,如用中西医结合非手术治疗宫
外孕,可使部分患者避免手术;针灸纠正胎位,可防治难产;中医中药治疗宫颈癌;以及在计
划生育方面用中药引产,获得了一定的效果。总之,中医妇科学是不断有所发展的,特别是
解放后有党的中医政策指导,重视妇幼保健,成效显著。一九五六年建立中医学院后,连续
编写了四版中医妇科统一教材,出版了《中国医学百科全书·中医妇科学》,培养了一大批中
医妇科人才,为妇女保健事业作出了贡献。

1·3　历代妇产科主要著作简介

经效产宝

《经效产宝》,又名《产宝》,是我国现存最早的产科专书,为唐·昝殷撰于大中初年(公
元852～856年),分上、中、下三卷及续编一卷,内有妊娠病十二论,难产四论,产后病二十五
论,续编录有周颋传授济急方论,李师圣、郭稽中十九论,产后十八论。妊娠病包括妊娠呕
吐、胎漏、胎动不安、数堕胎、胎死腹中、妊娠小便淋痛、妊娠水肿等。产难包括催产方药、死
胎不下、产程过长、胎衣不下等。产后病包括产后破伤风、产后虚脱、产褥感染、产后腹痛、产
后出血不止、产后小便不通或涩痛、缺乳、乳痈、乳疮及产后合并其他病等。全部内容均围绕
妊娠、分娩、产后病等加以论述,并有处理方法和方药治疗。

校注妇人良方

《校注妇人良方》为薛己对南宋陈自明《妇人大全良方》的校注本,共二十四卷。内容有
调经门,内分二十论;众疾门,内分九十一论;求嗣门,内分十论;胎教门,内分八论;候胎门,
内分九论;产后门,内分七十论;疮疡门,内分十论。共论二百六十余证,证后有方药治疗,并
附有薛氏的按语及医案。陈氏的书是宋代比较全面的妇产科专著,对后世影响较大。

调经门包括了月经生理、月经不调、经闭、经痛、崩漏、带下等;众疾门包括外阴病、阴挺
下脱;妊娠疾病门包括胎动不安、堕胎、滑胎、早产、妊娠呕吐、子肿、子痫、绝育避孕等。其
学术观点重视血气、脏腑、冲任,病因比较重视风寒,用药较偏重温散风寒和补益。

陈氏引产宝方序论曰:"气血者,人之神也。然妇人以血为基本,苟能谨于调护,则血气
宣行,其神自清,月水如期,血凝成孕。"认为气血和调,则月经正常,容易成孕。人如果有病,
势必影响气血。故曰:"夫人之生,以气血为本,人之病,未有不先伤其气血者。"可见其对调
理气血的重视。但气血来源于脏腑,欲使气血和调,则须脏腑和调。陈氏指出:"妇人脏腑调
和,经脉循环,则月水以时而无病。"气血脏腑的和调,固属重要,但妇科疾病主要在于冲任的
损伤。"妇人病有三十六种,皆由冲任劳损而致,盖冲任之脉,为十二经之会海",故冲任损
伤,实为妇产科病理的关键,举例来说:"妇人月水不利者,由劳伤气血,体虚而风寒客于胞
内,伤于冲任之脉故也","妊娠经水时下,此由冲任气虚,不能约制",说明冲任对妇产科疾
病致病的机理。此外,七情过度与妇科病的关系也是很密切的。"积想在心,思虑过度,多致
劳损……盖忧愁思虑则伤心,而血逆竭,神色先散,月经先闭。且心病则不能养脾,故不嗜
食;脾虚则金亏,故发嗽;肾水绝则木气不荣,而四肢干痿,故多怒,鬓髪焦,筋骨痿。若五脏
伤遍则死。自能改易心志,用药扶持,庶可保生"。精神因素,可以影响脏腑功能,进而发生

妇科疾病,这是临床上所常见的。书中极力提倡节欲以防病和节制生育,如说:"合多则沥枯虚人,产众则血枯杀人。"怀孕以后,如因身体和其他关系不宜孕育者,也应采取药物流产。陈氏提出:"妇人有临产艰难,或生育不已,而欲断之,故录验方,以备所用。"在断产方论中列有三张断产方子备用。

书中辨证详明,尤其重视鉴别诊断。如对癫痫、风痉、破伤风三症的鉴别:"凡癫痫,风痉、破伤风三症,皆能瘛疭。但癫痫则仆地不省;风痉瘛疭,则角弓反张;破伤风瘛疭,则有疮口。"提出了简明扼要的鉴别法,颇符合临床实际。又在乳痈乳岩方论中说:"乳房忽壅肿痛,结核色赤,数日之外,焮痛胀溃,稠脓涌出,脓尽而愈,此属肝胃热毒,气血壅滞,名曰乳痈,为易治。若初起内结小核,或如鳖棋子,不赤不痛,积之岁月渐大,峻岩崩破,如熟榴,或内溃深洞,血水滴沥,此属肝脾郁怒,气血亏损,名曰乳岩,为难疗。"这样的鉴别诊断,从今天来看,还是描述得很清楚的。

陈氏对于妇产科疾病的治法,比较倾向于补益和散风寒。如说:"妇人月水不通……但滋其化源,其经自通。"又说室女经闭,"切不可用青蒿、虻虫等凉血行血,宜用柏子仁丸(柏子仁、牛膝、卷柏、泽兰)、泽兰汤(泽兰,当归、芍药、甘草)益阴血,制虚火"。从临床实践来看,闭经虽有虚实,但以虚中夹实为多,宜以滋其化源为主,然后适当予以活血,因势利导,始易收效。若徒用攻逐瘀血之法,不仅不能收效,反而伤正。对于崩漏之治法,他指出:暴崩下血不止,"大法当调补脾胃为主"。产后阴血虚损,宜益气养津血为主,故书中指出:"产后大便秘涩,因肠胃虚弱,津液不足也……若用苦寒药通,则促其危矣。"有些论述,虽是引用前人之言,但亦可见陈氏学术思想之一斑。

《校注妇人良方》在卷十七产难门还录载了杨子建的《十产论》,除了正产以外,分为伤产、催生、冻产、热产、横产、倒产、偏产、碍产、坐产、盘肠产等。其中记载有各种转正胎位手法。如对横产者,"产母当令安然仰卧,稳婆先推儿身顺直,头对产门,以中指探其肩,不令脐带羁扳,方用药催之,继以产母努力,儿即生。"又如对碍产的处理说:"碍产者……因儿转身,脐带绊其肩,以致不能生,令产母仰卧,稳婆轻推儿向上,以中指按儿肩,脱脐带仍令儿身正顺,产母努力,儿即生。"这说明当时对难产处理已有一定经验。

《校注妇人良方》成就是主要的,但也有一定的缺点,保留了一些迷信的东西,如逐月安产藏衣忌向方位、推妇人行年法、禁草法、禁水法、催生灵符等,是其缺点,应该批判地加以继承。

妇人规

《景岳全书·妇人规》二卷,是张景岳著述中关于妇产科的专篇,内分为总论、经脉、胎孕、产育、带浊、乳病、子嗣、癥瘕、前阴类等。每类分为若干证,先说理,后辨证定方。他既引用各家之言,又提出自己的见解,既系统而又有理论,是比较好的一本妇科专著。他认为妇女必须注重冲任,脾肾,阴血。因妇女以血为主,其生理特点,则以月经为重点。月经之调与不调,可反映出身体健康情况,故妇科疾病,首重调经。《经脉诸脏病因》说:"女人以血为主,血旺则经调而子嗣……故治妇人之病,当以经血为先。"《内经》指出天癸与月经有密切关系。天癸是什么?张氏在《景岳全书·传忠录·阴阳篇》解释说:"元阴者,即无形之水,以长以立,天癸是也。强弱系之,故亦曰元精。"他认为天癸是人体经过后天逐渐滋养而产生的一种肉眼看不到的阴液,故称无形之水。它对人体起到非常重要的作用,从生长发育至身体的强弱,都有密切的关系,对月经的来潮与绝经,更有直接的作用。天癸与先天之肾和后天之脾关系密切,故《经不调》中指出:"调经之要,贵在补脾胃以资血之源;养肾气以安血之室。"因为不论七情、六淫、饮食等病因,虽可累及心、肺、肝、脾,但"及其甚也,则四脏相移,必归脾肾"。而妇科疾病,"虚者极多,实者极少"。故临床上多用健脾补肾。张氏认为脾肾之中,尤以肾为重要。所谓"阳邪之至,害必归阴,五脏之伤,穷必及肾,此源流之必然,即治疗之要着"。这些论点,与景岳整个学术思想是分不开的。

诊视月经病除注意脉证以外,《妇人规》特别重视"辨血色"以分别寒热虚实,这对临床诊断具有重要的参考意义。同时,更指出要随证、随人来分别调治,决不能执成不变。如《安胎》中指出:"胎气有寒而不安者""有热而不安者""有虚而不安者""有实滞气滞而不安者"。至于治疗用药,则"宜凉则凉,宜补则补,惟以安之、固之为主治"。又在安胎段中说:"盖胎气不安,必有所因,或虚或实,或寒或热,皆能为胎气之病,去其所病,便是安胎之法,故安胎之方,不可执,亦不可泥其月数,但当随证随经,因其病而药之,乃为至善,若谓白术、黄芩乃安胎之圣药,执而用之,鲜不误矣。"景岳虽为温补派,其实他是强调辨证施治的。例如,他批评朱丹溪提出"产后当大补气血为先,虽即有杂证,以末治之"的说法,指出:"凡产后气血俱去,诚多虚证,然有虚者,有不虚者,有全实者,凡此三者,但当随证随人,辨其虚实,以常法治疗。不得执有诚心,概行大补,以致助邪,此辨之不可不真也。"又如对胎动欲堕,察其可安者,则用药安之,如属胎堕难留,则主张及时助其排出。"若腹痛血多,腰痠下坠,势有难留者,无如决津煎、五物煎助其血而落之,最为妥当"。可见他无论对哪种病,都坚持辩证观点,这种主张贯彻始终。

《妇人规》明确反对早婚,以免过早斫丧,致伤生化之源。又主张孕妇必须节欲,以防引起暗产或堕胎;并反对过于安逸,认为妊娠后如无特殊病变,则宜适当活动,使气血流畅,才有利于分娩。

张氏另编有《妇人规古方》一卷,收集了一百八十六首方,以供参考备用。如生化汤明言是钱氏者,这是目前所见的文献中对该方的最早记载。虽一方之微,亦不敢掠古人之美,可见其对人对事的认真和求实的精神。

傅青主女科

《傅青主女科》为明末清初傅山所撰著。傅氏山西太原人,是颇有文才并具有民族感的有识之士。现存有《傅青主女科》和《产后编》二册(另有男科一册),其内容体例及所用方药,与其他妇科书截然不同。正如祁尔诚在该书序言中说:"其居心与仲景同,而立方与仲景异……谈症不落古人窠臼,制方不失古人准绳,用药纯和,无一峻品,辨证详明,一目了然。"的确,他的立论与用方,可以说基本无一抄袭前人者,就以生化汤而论,也与以前钱氏生化汤药味稍有不同。虽然理论上有些说法较为粗俗,但方药则比较实用,为后世临床医家所推崇。总观全书,其观点认为妇科病主要在于肾、肝、脾、血、气和冲、任、督、带的失常,其处方用药也是针对这些脏腑和经脉而加以调理的。全书分为:带下、血崩、鬼胎(伪胎)、调经、种子、妊娠、小产、难产、正产、产后等。每一病分几个类型,每一类型先有理论,后列方药。在论述中,先叙述一般人对这个病证的理解,然后提出自己的意见,加以辨析。例如,对血崩昏暗说:"妇人有一时血崩,两目黑暗,昏晕在地,不省人事者,人莫不谓火盛动血也。然此火非实火,乃虚火耳。"其余各种病的体例大都如此。在理论之后,专立一方施治,方后亦多有说明。方剂均属自行创制。如带下分为白带、青带、黄带、黑带、赤带五种,实质上是五个类型。脾虚湿重的用完带汤,肝经湿热的用加减逍遥散,肾火盛而脾虚形成下焦湿热的用易黄汤,下焦火热盛的用利火汤,肝热脾湿而下溢的用清肝止淋汤。对于带下的病机,认为主要由于脾虚湿盛和肝郁化火而影响任、带二脉所致。方虽有五,不外虚实二证,但虚实夹杂是常有的,故分五个处方,以便临证选用。又如血崩证,分为气阴两虚、肝气郁结、血瘀、血热几个类型,定出固本止崩汤、平肝解郁汤、逐瘀止崩汤、清海丸等几张方子。对于气阴两虚的血崩昏暗,一方面提出"必须于补阴之中,行止崩之法",另一方面说明"此所以不先补血而先补气也。然单补气则血又不易生,单补血而不补火,则血又必凝滞而不能随气而速生"。故在固本止崩汤中用黑姜与补气补血之药并用(大熟地、白术、黄芪、当归、人参、黑姜)。至于血热之崩,主张"治法必须滋阴降火,以清血海而和子宫",方用清海丸(熟地、山萸肉、山药、丹皮、五味子、麦冬、白术、白芍、龙骨、地骨皮、桑叶、玄参、沙参、石斛)。总之,该书对于妇产科疾病,主要抓住肾肝脾的相互关系进行调治,辨证处方,要而不繁,是一本比较切合临床实用的妇产科专书。

医宗金鉴·妇科心法要诀

《医宗金鉴》是清代乾隆年间由吴谦等奉政府之命编辑的一部医学教科书,刊于公元1742年。提出"理求精当,不尚奇衺,词谢浮华,惟期平易,证详表里阴阳虚实寒热,方按君臣佐使性味功能,酌古以准今,芟繁而摘要"。"成书二部,其小而约者,以便初学诵读;其大而博者,以便学成参考。使为师者,必由是而教,为弟子者,必由是而学。"又说:"是集凡论一证,必于是八者(按:即指表里寒热虚实阴阳)反复详辨,故谓之心法……医者,书不熟则理不明,理不明则识不精,临证游移,漫无定见,药证不合,难以奏效,今于古今之言病机、病情、治法、方药,上参灵素,弃其偏驳,录其精粹,编为歌钤,学者易于成诵,故曰要诀。"其体例特点,是每病每方,均先列歌诀,后用文字注释,使学者易诵易学。《要诀》关于妇产科方面的内容,正如该书凡例所说:"妇科诸证,与方脉无异,惟经、带、崩漏、胎产、癥瘕不同,兹集于此数证,折中群书,详加探讨,病情方药,要归正当。"因为它是教科书性质,故理论与方药,比较平稳而切合实用,不尚奇谈高论。内分调经门、崩漏门、经闭门、带下门、癥瘕积痞疝癖疝诸证门、嗣育门、胎前诸证门、生育门、产后门、乳证门、前阴诸证门、杂证门等,对妇产科的常见病,基本完备。它在每一大类及每一证中,包括有病因、病机、症状、诊断、治疗、方药等项。例如,调经门内分妇科总括、天癸月经之原、妇人不孕之故、月经之常、月经异常、外因经病、内因经病、不内外因经病、经色不正病因、气秽清浊病因、愆期前后多少……调经证治、先期证治、过期证治等等。在每一项目中,先列歌括,如妇科总括云:"男妇两科同一治,所异调经崩带癥,嗣育胎前并产后,前阴乳疾不相同。"随加注释云:"妇人诸病,本与男子无异,故同其治也。其异于男子者,惟调经、经闭、带浊、崩漏、癥瘕、生育、子嗣、胎前、产后诸病,及乳疾、前阴诸证不相同耳。故立妇人一科,以分门而详治焉。业是科者,必先读方脉心法诸书,然后读此,自有豁然贯通之妙。"在每一门之后列有汇方,选方是常用而较有实效者。其余各门体例,大都如此。这样,的确便于记诵,乃一部医学入门书,故为后世所推崇,流传至广。

达生编

《达生编》一卷,为清代署名亟斋居士者所撰,刊于1715年。内容论胎前、临产、难产救治之方、产后护理之法。方字通俗易懂,内容简要,流行甚广。

该书著述的宗旨是"明天地生养自然之道",故在序言中说:"天地自然之道,莫过于生人养人……生与养皆有自然之道也,无难也。"又在《原生》章说:"天地之大德曰生,生之德无往不在,要之莫大于生人。夫胎产固生人之始也,是以名之曰生。生也者,天地自然之理,如目视而耳听,手持而足行,至平至易,不待勉强而无难者也。"书中极力宣传分娩是生理正常现象,以解除世人对生产的恐惧心理,树立产妇对分娩的信心,增强其良好的条件反射,保证分娩的顺利进行,符合宣传无痛分娩法的原则。它进一步指出:"事本易也,而自难之;事本常也,而或异之,无惑乎其然也。"

　　书中批评那些对分娩的恐惧无知,自相纷拢,从而造成人为的难产。在篇首大意有一段这样的描述:"平日娇养,口厌肥甘,身安逸乐,体质脆弱,性情骄傲,不听人言。临产时烦躁不耐,家人上呼下应,房中挤拥多人,内外嚷成一片,稳婆络绎,各欲争功,脉未离经,胎未转正,即便坐草,及至不顺,奇方异药,纷然乱投,以致母子死误者多矣。"

　　本书不仅从多方面说明分娩是天然之理,而且要求将此理广为宣传,使家喻户晓,老幼皆知,务求对分娩"勿要惊慌"。它本着这一宗旨,在大意中说:"此编言语俚俗,未免见笑大方,但原为妇人而设,识字者固不必言,不识字者,令人诵之,皆可通晓,然须平时讲诵,令心中明白,临时自有主张,不但产妇宜知,一应老幼男妇,皆当知之。"临产时,提出六字真言曰:"睡、忍痛、慢临盆。"能睡以养足精神,这固然是好,即使睡不着,也要"闭目定心养神",这对产妇来说是一种精神保护性作用。待正式生产时,才行兴奋,则分娩过程,便可迅速顺利。睡、忍、慢,目的是为了养精蓄锐,以便胎儿转正,宫口全开,则可一娩而下。书中指出:"无论迟早,切不可轻易临盆用力……此乃天地自然之理。若当其时,小儿自会钻出,何必着急……用力一阵助之,则脱然而下。盖瓜熟蒂落,气血两分,浑身骨节一时俱开,水到渠成,不假勉强。及至生下,即产母亦不知其所以然矣。"它又以"孵鸡日足,自能啄壳而出"来比喻分娩的自然性。《达生编》是一本通俗读物,具有科学普及的性质,内容与观点都比较正确。

2 女性的解剖生理特点

2·1　女性生殖器官的解剖

解剖一词,早见于两千多年前的《灵枢·经水》篇:"若夫八尺之士,皮肉在此,外可度量切循而得之,其死可解剖而视之。其藏之坚脆,府之大小,谷之多少,脉之长短,血之清浊,气之多少……皆有大数。"这是我国古代解剖学含义的概括。在《骨度》篇有对骨节之大小、广狭、长短的具体记载,《肠胃》篇对肠胃大小、长短、受谷多少等的描述。古人经过对妇女的解剖,了解到其内生殖器官与男子不同者主要为"女子胞",及附有胞脉、胞络等,并且知道它的形态和所在位置等。兹分述如下:

子宫　即女子胞。又名胞宫、胞脏、子脏、子处、血脏,或简称脏或胞等,也有血室之称。子宫之名,首见于《神农本草经·紫石英》条"主女子风寒在子宫"。以后历代医著多沿用子宫之名。其位置,明代《类经附翼·三焦包络命门辨》指出:"子宫……居直肠之前,膀胱之后。"其形态,明代《景岳全书·妇人规·子嗣类·辨古》引朱丹溪之言曰:"阴阳交媾,胎孕乃凝,所藏之处,名曰子宫,一系在下,上有两歧,中分为二,形如合钵,一达于左,一达于右。"其作用,《类经·藏象类·奇恒藏府藏写不同》说:"女子之胞,子宫是也,亦以出纳精气而成胎孕者为奇。"《内经》把女子胞列为奇恒之府,一方面以其形态似腑而功能似脏,一方面因其对月经、妊娠有不同的定期藏泻作用,且无与其他脏腑表里相配,故称奇恒之府。

子宫之中有胞脉,连系于子宫的还有胞络。《素问·评热论》指出:"胞脉者,属心而络于胞中。""月事不来者胞脉闭也。"《素问·奇病论》谓:"胞络者系于肾。"《诸病源候论》谓胞络损伤则阴挺下脱,《校注妇人良方》谓冷入胞络则月水不通。说明胞脉、胞络是联系子宫的脉络,与月经的藏泻有关。胞宫、胞脉、胞络互相作用,协调地完成其主月经和胎孕的功能。

综上所述,古人所描写子宫的形态、位置、功能,与实际情况基本是相符的。

现代解剖学知道子宫位于骨盆腔中央,直肠之前,膀胱之后,呈倒置梨形,为一空腔器官,腔内呈上宽下窄之三角形,覆以黏膜。成年子宫长 7～8 cm,宽 4～5 cm,厚 2～3 cm,上部较宽,上端隆起部分为子宫底,其两侧为子宫角,与输卵管相通。子宫下部呈圆柱状,称子宫颈,下垂于阴道。宫体与宫颈的比例为2:1。子宫共有四对韧带以维持其正常位置。双侧输卵管的一端分别与左右的子宫角相通,一端游离,而与卵巢接近,全长 8～14 cm。卵巢为一对扁椭圆形的性腺,成年女子的卵巢约 4×3×1 cm³ 大小,表面凹凸不平,位于输卵管下方,其功能主要为产生卵子及性激素。子宫、输卵管、卵巢和阴道,为女性内生殖器官。

子门　指子宫颈口。此名首见于《灵枢·水胀》篇:"石瘕生于胞中,寒气客于子门,子门闭塞,气不得通,恶血当写不写,衃以留止,日以益大,状如怀子,月事不以时下,皆生于女子。"《类经》解释说:"子门,即子宫之门也。"

产道　指阴道。意即胎儿生产时所经过之道路。

子肠　概指子宫及阴道壁。妇产科有"子肠不收"之证名。据临床所见,即子宫下脱或阴道前后壁脱出之症。

阴门 亦称产门,即阴道口。

阴户 指妇女外阴。妇科有"阴户肿痛"之证名,乃妇女外阴疮肿或外阴创伤肿痛之证。

阴器 泛指男女之外生殖器官。

毛际 指男女外阴阴毛丛生之处。

交骨 即耻骨联合处。产科有"交骨不开"之证名。

2·2 月经的生理

妇女主要的生理特点是经、孕、产、乳。

月经,是指有规律的、周期性的子宫出血。一般每月一次,经常不变,信而有期,故又称为月汛、月信或月水。李时珍在《本草纲目》中说:"女子,阴类也,以血为主,其血上应太阴,下应海潮,月有盈亏,潮有朝夕,月事一月一行,与之相符,故谓之月信、月水、月经。"

(1) 月经的生理现象 健康女子,一般到十四岁左右月经便开始来潮,称为初潮。这是青春发育期的主要标志。初潮年龄可因地域、气候、风俗、种族、营养等而异,在我国可早在十一岁或迟至十八岁。妇女一生中有月经来潮时期,大约三十五年。到四十九岁左右,月经便停止,称为绝经。

月经有正常的周期、经期、经量、经色和经质。出血的第一天称为月经周期的第一天,两次月经第一天间隔时间称为月经周期,一般为 28 天,周期不应少于 21 天,也不应超过 35 天。经期,即持续时间,一般为 3 ~ 7 天。经量第一天稍少,第二、三天较多,第四天后逐渐减少,总量 50 ~ 80 ml。经色多为暗红,开始时较浅,继而逐渐加深,最后又成淡红。经质不稀不稠,不凝固,无血块,无特殊臭气。

临经前或行经初期,可伴有轻微的小腹胀痛或腰部瘀疼或乳房作胀或情绪不够稳定等现象,月经过后便自然消失,这是常有的,不属病症,一般无须处理。另外,也有少数青年女子,初潮以后 1 ~ 2 年,月经却不按周期来潮,甚或停闭一段时间后才再来潮者,这是由于肾气未够充盛,天癸初至而不稳定的关系,俟身体发育成熟后,便可恢复正常。又绝经期前后常会月经紊乱,不按周期,量或多或少,然后逐渐终止不来。

此外,亦有身体无病而定期两个月来潮一次者,古人称为"并月";三个月一潮者,称为"居经"或"季经";一年一行者称为"避年";还有终身不潮而却能受孕者,称为"暗经"。受孕初期仍按月有少量月经而无损于胎儿者,称为"激经",亦称"盛胎"或"垢胎"。

这些个别的特殊月经现象,应进行妇科检查,如无明显异常,一般可不视为病理现象。

(2) 月经产生的机理 月经的产生,是天癸、脏腑、气血、经络协调作用于子宫的生理现象。《素问·上古天真论》云:"女子七岁,肾气盛,齿更发长;二七而天癸至,任脉通,太冲脉盛,月事以时下,故有子……七七任脉虚,太冲脉衰少,天癸竭,地道不通,故形坏而无子也。"这说明肾气旺盛,天癸的产生,任通冲盛对月经的来潮有着极为重要和直接的作用。月经的主要成分是血。薛立斋在《女科撮要》中说:"夫经水,阴血也,属冲任二脉主,上为乳汁,下为月水。"说明月经的产生与调节,还受血的盛衰直接影响。因此,要了解月经产生的机理,就必须从天癸、脏腑、血气、经络、子宫与月经的关系来阐述。

1) 天癸与月经的关系 天癸,男女皆有,是影响人体生长、发育和生殖的一种阴精。它来源于先天肾气,靠后天水谷精气的滋养、支持而逐渐趋于成熟,此后又随着肾气的虚衰而竭止。马玄台注释《素问》时说:"天癸者,阴精也。盖肾属水,癸亦属水,由先天之气蓄极而生,故谓阴精为天癸也。"又《景岳全书·阴阳篇》说:"元阴者,即无形之水,以长以立,天癸是也,强弱系之。"由此可见,天癸虽禀受于父母先天之气,但要在肾气盛的前提下,在特定的年龄阶段才能蓄极而生,发挥其作用。对妇女来说,它使任脉所司的精、血、津、液旺盛充沛,与冲脉相资,冲脉又得肾精充实,聚脏腑一定之血,依时由满而溢于子宫,使月经按期来潮,并具有受孕的能力。至七七之年,肾气渐衰,任脉虚,太冲脉衰少,天癸竭,便导致经断,形坏而无子。

2)脏腑与月经的关系　　脏腑是气血生化之源。五脏之中,心主血,肝藏血,脾统血,肾藏精,精化血,肺主气,气帅血。同时,肾气旺盛,使天癸成熟;肝气条达,使经候如期;脾胃健运,使血海充盈。故在月经产生的机理中,与肾、肝、脾(胃)的关系尤为密切。

肾　　为先天之本,元气之根,主藏精气。肾有肾精和肾气两个方面。肾主藏精。《素问·上古天真论》指出:"肾者,主水,受五脏六腑之精而藏之。"肾既藏先天之精,又藏后天之精,为生殖发育之源。精能生血,血能化精,精血同源而互相资生,成为月经的基础物质。精又能化气,肾精所化之气为肾气,肾气的盛衰,主宰着天癸的至与竭。妇女从童稚开始,肾气逐渐长养,到了二七之年,肾气盛实,促使天癸成熟,导致任通冲盛,月事以时下。肾气包含着肾阴和肾阳。肾之阴阳,既要充盛也要相对地平衡协调,才能维持机体的正常。肾阴,又称"元阴""真阴",是人体阴液的根本,对脏腑起着濡润、滋养的作用;肾阳又称"元阳""真阳",为人体阳气的根本,对脏腑起着温煦生化的作用。《景岳全书·命门余义》说:"命门为精血之海……为元气之根……五脏之阴气,非此不能滋;五脏之阳气,非此不能发。"景岳所说的命门,实即指肾。《类经附翼·求正录》说:"是命门总主乎两肾,而两肾皆属于命门。"赵献可在《医贯》中又说:"五脏之真,惟肾为根。"这说明肾在机体中的重要作用及其与他脏的关系。此外,"胞络者,系于肾","冲任之本在肾",肾藏精,生髓,脑为髓海,肾与脑相通,共主人体生理活动,包括月经的生理活动。

综上所述,月经的产生是以肾为主导,故《傅青主女科》谓"经水出诸肾"。

肝　　藏血,主疏泄,喜条达,恶抑郁。肝具有储藏血液和调节血量的作用。脏腑所化生之气血,除营养周身以外,则储藏于肝,其有余部分,在女子则下注血海而为月经。但肝的藏血功能与疏泄作用须相互协调,故肝气条达则血脉流畅,经候如常;肝气郁结则血脉失畅,月经异常。

脾(胃)　　为后天之本,气血生化之源。脾主中气而统血。气主升、主运、脾气健运,则血循常道;脾气虚弱,失其统摄之权,则血不循常道而下溢。胃主受纳,为水谷之海,乃多气多血之腑。足阳明胃经下行,与冲脉会于气街,故有"冲脉隶于阳明"之说。胃中水谷盛,则冲脉之血亦盛,血海满盈,月事以时。《女科经纶》引程若水说:"妇人经水与乳,俱由脾胃所生。"指出了脾胃在产生月经过程中的重要作用。

此外,心主血,其充在血脉。也就是说,心有推动血液在经脉内运行的作用。而心的这种功能全赖心气。若心血旺盛,心气下通,血脉流畅,入于胞脉,"胞脉者属心而络于胞中"。心肾相通,月事如常。肺主气,居上焦,朝百脉而输精微,如雾露之溉,下达胞宫而参与月经的生理活动。

又心主神明,肝主谋虑,脾主思虑,肾主藏志,这些精神活动和思维意识,对月经的调节也有一定的影响。

3）血气与月经的关系　妇女以血为主、为用,月经的主要成分是血,血由脏腑所化生。然气为血之帅,血赖气之推动以周流。气行则血行,气滞则血滞。血又为气之母,血和气互相资生,互相依存,故有"血之与气,异名而同类"之说。在产生月经的机理中,血是月经的物质基础,气是运行血脉的动力,气血和调,则经候如常。

4）经络与月经产生的关系　经络是内属脏腑、外络肢节、沟通内外、贯串上下、传递信息的径路,把人体各部分组织器官联成一个有机的整体,并借以运行气血,营养全身。与妇女的生理、病理特点联系最密切的是奇经八脉中的冲、任、督、带,其生理功能主要是对十二经脉的气血运行起着蓄溢调节作用。

兹以月经产生的机理为例说明之。

冲脉　冲有要冲之义。其经络循行起于小腹内,下出于会阴部,上行于脊柱之内,其外行者经气冲穴与足少阴交会,沿腹部两侧,上达咽喉,环绕口唇。因胃为水谷之海,冲脉又与胃经之气冲穴相交会,受后天水谷精微的供养;与肾经相并,又受先天肾气的资肋,先天之元气与后天水谷之精气皆汇于冲脉,对妇女生理起着重要的作用。冲脉并能调节十二经的经气,以资助十二经脉的活动。《灵枢·逆顺肥瘦》篇曰:"夫冲脉者,五脏六腑之海也……其上者,出于颃颡,渗诸阳,灌诸经……其下者,并于少阴之经,渗三阴……渗诸络而温肌肉。"说明冲脉与三阴三阳取得联系,以调节十二经及滋润和温养十二经。故《内经》称冲脉为"十二经之海",王冰说"冲为血海"。妇女以血为本,月经以血为用,冲脉盛,月事以时。《景岳全书·妇人规·经脉之本》说:"经本阴血,何脏无之?惟脏腑之血,皆归冲脉,而冲为五脏六腑之血海,故经言太冲脉盛,则月事以时下,此可见冲脉为月经之本也。"

任脉　任有任养、担任之义。其经络循行起于小腹内,下出于会阴部,向前上行于毛际,沿着腹内,向上经过关元等穴,到达咽喉部,再上行环绕口唇,经过面部进入目眶下。任脉通过经络与全身阴脉会于膻中穴,主一身之阴经,为阴脉之海。凡精、血、津、液都属任脉所司。任为妇女妊养之本,起于胞中,故王冰说:"任主胞胎。"只有任脉之气通,才能促使月经的来潮和孕育的正常。

督脉　有总督之意。其经络循行起于小腹内,下出于会阴部,向后行于脊柱内,上达项后风府穴,进入脑内,上至巅顶,沿前额下行鼻柱。因督脉行人身脊背之后,上至头面,诸阳经与之交会,故有"阳脉之海"之称。又因其贯脊属肾,肾为先天之本,元气之根,所以督脉又能维系一身元气。任脉行人身之前,主一身之阴,任督交会于龈交穴,循环往复,维持着阴阳脉气的相对平衡,并调节月经的正常来潮。

带脉　始于季肋,绕身一周,如束带焉,故名带脉。其功能约束诸经,使经脉气血循行保持常度。

冲、任、督三脉同起于胞中,一源而三歧,皆约于带脉,借十二经脉与脏腑相通,冲脉主血海,任脉为担任,带脉主约束,督脉为总督,各司其职,调节着月经的产生和维持其正常生理现象。

如前所述,天癸、脏腑、血气、经络在产生月经的机理中各有其重要作用,但均须通过子宫来完成。子宫是行月经与孕育胎儿的器官,属奇恒之府。它的形态中空似腑,功能藏精似脏,故说它似脏非脏,似腑非腑,能藏能泻。如在月经后至月经前以及妊娠期,它表现为藏而不泻;经期、分娩期则表现为泻而不藏。这种有规律的定期藏泻作用又以五脏六腑之精气为基础,并通过胞脉、胞络、任脉、冲脉以联系。胞脉、胞络、任、冲是子宫联系脏腑的脉络,故

《素问·奇病论》说："胞络者,系于肾。"《素问·评热病论》说："月事不来者,胞脉闭也,胞脉者属心而络于胞中。"可见胞脉、胞络与肾、心、胞宫有密切的连系。又《校注妇人良方》说："冷入子脏则不孕,入胞络则月水不通。"由此可见,胞脉、胞络、任、冲与月经的产生和调节有着极为重要的关系。子宫则藉胞脉、胞络、任、冲与脏腑气血相联系来完成其功能。没有胞脉、胞络、任、冲以及子宫便不能出现月经与妊娠。《血证论》中说："故行经也,必天癸之水至于胞中,而后冲任之血应之,亦至胞中,于是月事乃下。"

2·3　妊娠与产育

妊娠与产育,也是妇女的生理特点。它包括了受孕、妊娠、临产、新产及哺乳等生理活动。这些生理活动同样与脏腑、血气、经络有密切关系。

（1）受孕机理　从形成胚胎至分娩以前,称为妊娠,又称有躯、重身、有子、怀子、怀孕等,是妇女担负起延续后代的一种生理过程。《灵枢·决气》篇说："两神相搏,合而成形,常先身生,是谓精。"概略地述说受孕的机理。妇女从青春期发育以后,至绝经期以前,如无特殊病变,男女交媾,双方精卵相结合而能成胎孕,月经则暂不来潮。胎孕的形成,双方须具备一定的条件。《女科正宗·广嗣总论》说："男精壮而女经调,有子之道也。"男精壮必然是精子活动力好,数量充足,不稀不稠,酸碱适度,而不是精气清冷者;女经调是指月经期、量、色、质正常,且无明显之腰腹痠痛等证候。而受孕须有一定的时机。《女科准绳·胎前门》引袁了凡之言："天地生物,必有絪缊之时;万物化生,必有乐育之时……凡妇人一月经行一度,必有一日絪缊之候,于一时辰间……此的候也……顺而施之,则成胎矣。"这里指出了"的候"（排卵期）是容易受孕之时。

受孕以后,胚胎逐渐发育成长,经过十个阴历月左右便分娩。唐《千金要方》曰："妊娠一月始胚,二月始膏,三月始胞,四月形体成,五月能动,六月筋骨立,七月毛髮生,八月脏腑具,九月谷气入胃,十月诸神备,日满即产矣。"这些描述,与现代胚胎学虽有些出入,但亦是难能可贵的。

孕期从末次月经来潮第一天算起,经过二百八十天左右,即十个妊娠月（预产期按末次月经第一天算起,以该月份数加9,阳历日数加7,阴历日数加14,就是预产期）,便要分娩。中医学早在明代就有预产期的计算方法。李梴《医学入门》说："气血充实,则可保十月分娩……凡二十七日即成一月之数。"十月共二百七十天,与现代医学计算为二百八十天非常接近。

（2）妊娠的生理现象　妊娠以后,由于胎儿生长发育的需要,母体发生了一系列适应性的变化,临床上有其特殊的生理现象。

首先是月经不潮。妊娠早期常可见头晕、厌食、择食、嗜酸、倦怠思睡、晨起口淡欲呕,一般在孕三个月后渐消失。孕后一般脉象滑疾流利,按之应指。《素问·阴阳别论》说："阴搏阳别,谓之有子。"又《胎产心法》说："凡妇人怀孕,其血留气聚,胞宫内实,故尺阴之脉必滑数。"但也有少数羸弱之妇,早孕期滑脉不明显。同时,孕妇会感觉乳房发胀或刺痛及触痛。妊娠八周乳房明显增大隆起,乳头乳晕着色。至妊娠四五月后,可挤出少量乳汁。《医宗金鉴·妇科心法要诀》云："妇人经水不至……五个月之后,以孕妇乳房辨之,若乳房升大有乳者是孕。"胎居于子宫,随着孕月的逐渐增大,小腹逐渐膨隆,四个月后开始有胎动,五个月可在腹部闻及胎心音。孕六月需定期进行产前检查,以了解胎儿的发育、胎位等情况以及孕妇有无异常情况。

（3）临产时的特征　妊娠足月，胎位已向下移，时见腰腹阵阵胀痛，小腹逼坠，有便意或有"见红"等证象，称为临产，又称"临盆"。《胎产心法》说："临产自有先兆，须知凡孕妇临产，或半月数日前，胎腹必下垂，小便多频数。"临产时的这个特征易与"试胎""弄胎"相混淆，需加鉴别。妊娠八九个月时，或腹中痛，痛定仍然如常者，此名试胎。若月数已足，腹痛或作或止，腰不痛者，此名弄胎。两者均非临产出现的情况，切勿紧张，宜安静以待。临产前，孕妇脉象也有变化。《脉经》说："妇人怀妊离经，其脉浮，设腹痛引腰脊，为今欲生也。"孕妇双手中指两旁中节至指端，其脉应手搏动者，是为临产离经之脉。

如果临产时失于调摄，便可导致难产，甚或影响产妇及胎儿生命，前人对此十分重视。《达生编》提出临产时宜"睡、忍痛、慢临盆"的六字诀，对指导临产调护有重要意义。

（4）新产后及哺乳期的生理特点　新产后，即刚生产后数日内，由于分娩时的产伤和出血（一般为 50～200 ml，超过 400 ml 为产后大出血），以及产时用力，耗气伤血，使产妇阴血骤虚，阳气易浮，可见恶寒、怕风、微热自汗等。新产后子宫在复原过程中，可出现下腹轻微阵痛，一个半月左右子宫应缩复至孕前状态。新产后有余血浊液从子宫通过阴道排出，称为"恶露"。开始血色呈黯红或鲜红，后则渐淡，量少，无臭气，一般在三周左右干净。

产妇新产后即有乳汁分泌，一般产后十二小时便可开始哺乳。母乳是婴儿最理想的食物，其质和量都随着婴儿的需要而变异。泌乳量每天可达 1 000～3 000 ml，六个月后则逐渐减少。乳汁的分泌情况因人的体质、营养、精神因素、健康情况、休息、哺乳方法、乳房保健等

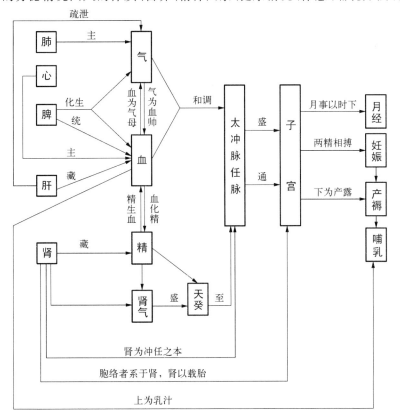

图 2-1　妇女生理特点示意图表

有关,故哺乳期应注意身体健康、精神愉快、营养充足、休息充分、按时哺乳、保持乳房清洁等。母亲的全身性疾病可影响乳汁的质和量,甚或可以把疾病通过乳汁传给婴儿,应加注意。

乳汁来源于脏腑气血。《胎产心法》说:"产妇冲任血旺,脾胃气壮则乳足。"妇女以血为用,如乳汁充足者,哺乳期一般月经不来潮。薛立斋云:"血者,水谷之精气也,和调五脏,洒陈六腑,在男子则化为精,在妇人上为乳汁,下为月水。"故产后乳汁是否充足,与脾胃气血是否健旺有直接的关系。少乳缺乳者,一般应以补气血健脾胃为主,使来源充沛,母乳丰盛,保证足够喂养婴儿,俾能健康成长。但到六个月至十二个月这一段期间,应适时断乳。哺乳时间过长,于母婴的身体,均不适宜。

月经、妊娠、分娩、哺乳是妇女的生理特点,均与脏腑、血气和经络有密切关系,它们之间又有内在联系和互相影响(图2-1)。

3 病因病机

3·1 病因

病因,是导致疾病发生的原因。疾病的发生,与人体的正气和致病的邪气双方都有关系。正气,是人体正常的生理活动,包括防御疾病的能力。邪气,是指足以致病的各种因素。疾病能否发生和发展,决定于正邪的盛衰和互相斗争的情况,其中起主导作用者在于人体正气的强弱。正气盛则防御力强,病邪不易侵入或作祟,即或侵入也不易深入内部或迅猛发展,最终可逐渐被消除。《素问·评热病论》说:"邪之所凑,其气必虚。"说明邪气侵袭人体,是乘正气一时之虚而入的。妇产科的致病因素,可概括为寒、热、湿邪,生活所伤,内伤七情和体质因素四大类。兹分述如下:

寒、热、湿邪

风、寒、暑、湿、燥、火(热)皆能导致妇产科疾病,但因妇女"以血为本",寒、热、湿邪更易与血相搏而导致妇产科诸证,故予重点讲述。

寒邪　寒邪致病,一为外寒,一是内寒。妇产科的病变,主要是病邪影响到生殖系统。一般来说,寒邪从皮肤肌表入侵者为外寒。如气候骤冷,衣着不足,或兼冒雨涉水,而妇女适在行经期,产褥期,血室正开,一方面肌表受寒,另一方面寒邪由阴部上客,影响冲任。寒为阴邪,性主收引、凝聚,能抑遏阳气,使脉道收引,血液运行不畅,以致胞脉阻滞,因而导致月经不调、痛经、闭经、带下增多、胎动不安、堕胎小产、产后发热、产后身痛等外寒为病。另外,有些妇女素体阳虚,再加以生活不节,如过食寒凉生冷,以致脏腑、血气、经络凝滞,寒从内生,影响胞宫、胞脉、胞络的功能,因而发生寒证的妇产科疾病,这是内寒。由于内寒是阳微气虚,生化功能不足的一种表现,故常称为"虚寒",即《内经》所谓"精气夺则虚"。妇产科虚寒证除出现其特有的疾病外,全身症状可伴随有形寒怕冷、面色苍白、小腹冷痛、腰膝痠冷、四肢不温、舌淡苔白、脉象沉迟等。

热邪　热为阳邪,其性炎上、亢奋。热能使血脉沸腾,血流加快。热邪为害,能使人发热,耗气伤津,甚或损伤血络,迫血妄行。热邪可分为外热和内热。外感火热之邪而出现高热的妇产科疾病者,属外热,如热入血室、产褥感染和其他急性妇产科热症等均属之。而内热则常由脏腑、阴阳、气血失调而成,如有些妇女素体阳盛,加以过食温燥辛热之品,或七情过度,五志化火,以致火热炽盛,血分蕴热,热扰冲任,可出现月经过多、崩漏、经行吐衄、胎漏、恶露不绝等。

从热邪致病的证候而言,还有实热,虚热、热毒之分。实热主要是热邪炽盛,正气未虚,正邪交争激烈,如妇科热症的高热、带下增多而黄稠臭秽,舌红脉数;又如血内蕴热,胞脉壅阻,经血瘀滞不行,烦躁而胸腹胀痛,舌质深红或紫红,苔黄厚或干,脉弦数有力等均是。虚热,是体内虽有热邪,但不炽盛,同时患者身体比较虚弱,阴分不足,正邪交争不剧,但往往迁延时日。临床表现可见产后低热、月经淋漓不断,色鲜红而质稀,烦躁不寐,口干不欲饮,舌偏红少苔,脉细数无力等。此外,还有一种热毒,乃邪热炽烈,蕴积成毒,迅速蔓延全身及严重损害正气。如重症产褥感染,高热昏迷,全身斑疹,恶露臭秽,腹部膨胀,舌质红绛,苔黄厚而干,或光绛无苔,脉洪数等。又如一些妇科癌症,在某一阶段出现腹痛明显,出血量多,带下杂见五色,臭秽异常。其病因虽较复杂,有虚有实,但热毒往往是其中主要原因之一,治法需先以清热解毒为主,以抑其邪毒炎烈之势。

湿邪　湿属有形之阴邪,其性重浊濡滞,足以困阻气机。湿与寒并,则成寒湿;湿郁日久,转化为热,则为湿热;聚液成痰,则成痰湿;湿热蕴积日久,或感受湿毒之邪,浸淫机体,致成溃腐脓血,则成湿毒。

湿邪可分为外湿和内湿。如生活在湿度较大的环境或久卧湿地,或冒雨涉水,或在水中浸泡过久,以致影响身体气机的运化,因而发生肢体疲倦疼痛,头重纳呆,或发热缠绵不退,舌苔白腻,脉浮濡缓等,这是外湿。若因脾土虚弱,运化失职,水湿内留,停注下焦,影响冲任带脉,这是内湿。湿邪致病,可见带下增多,或经前泄泻,或月经前后浮肿;孕妇则可见肢体浮肿,胎水肿满等。肥胖妇女,脾虚气弱,脂膏壅积,聚液成痰,可以成为痰湿不孕。湿毒之邪下注胞宫,浸淫冲任,以致生殖器官峥岩溃腐,排出臭秽脓液。后述三种情况,均属内湿范畴。湿邪为病,总以内因为主,病机主要责之于脾,因脾主运化精微和水湿,故曰"脾主湿"。

生活所伤

妇产科疾病的病因除了寒、热、湿邪以外,往往由于生活上不知慎戒,影响脏腑、血气、冲任的正常功能,而导致妇产科病。其常见者有下列几种:

饮食不节　凡过食寒凉生冷、辛温燥热,或暴饮暴食、饥饱失常、偏食嗜食,均可引致疾病。《素问·痹论》谓:"饮食自倍,肠胃乃伤。"膏粱厚味,亦足以引起病变。如过食辛热助阳之品,可使冲任蕴热,迫血妄行,因而出现月经先期、量多、经行吐衄、胎漏等症;过食寒凉生冷,尤其是在月经期、妊娠期,易致脾阳受损,寒凝血脉,影响冲任,可出现痛经、闭经,或月经不调、带下、胎动不安等症。

劳逸失常　妇女在月经、妊娠、产育等期间,由于生理上的关系,特别要注意劳逸结合。一方面要避免过重的或不适当的体力劳动,致伤脾、肾;但亦不宜过于安逸而不活动,致气血运行不畅,也容易发生疾病。《素问·宣明五气》谓:"久卧伤气,久坐伤肉。"《叶氏女科证治》指出:"于未产之先,亦须常为运动,庶使气血流畅,胎易转动,则产亦易矣。"在月经期间,若从事过重的体力劳动,或不适当的剧烈运动,如游泳、赛球、田径等,可致月经过多;妊娠期过度劳力,可耗气伤血,以致胞脉不固,引起胎漏、胎动不安、堕胎等;产后过早劳动,可致子宫脱垂。总之,要根据妇女各个时期的生理特点,注意劳逸结合,妥善安排,以保证妇女身体健康。

房劳多产　房劳过度,可致肾气亏损,身体虚羸,易生疾病。尤其在经期、孕期、产后,更宜慎戒房事,以免导致月经、妊娠、产褥诸病。故古人强调"节欲以防病"。无论男女,均应注意。至于妇女孕产(包括堕胎、小产或人工流产)过频过多,更易耗损气血,损伤冲任,往往成为经、带、胎、产诸病的因素。我国极力提倡晚婚,实行计划生育,以控制人口的过度增长。一方面是为了保护母婴健康,减少疾病;另一方面是为了提高人民生活水平,以达到优生优育之目的。《产宝》云:"若产育过多,复自乳子,血气已伤,若产后血气未复,胃气已伤,诸证蠡起。"可见古时也不主张生育过多的。

跌仆创伤　妇女在月经期和妊娠期,若不慎跌仆闪挫,登高持重,或撞伤腰腹或头部等,可以影响冲、任、督、带,伤及血气,往往导致月经不调、崩漏、堕胎等病。此外,手术损伤,如刮宫不当,甚或穿破子宫,均可出现经、产诸病。

内伤七情

内伤七情,属精神致病因素。凡突然、强烈或长时期的精神刺激,或生活环境改变,都可引起机体的阴阳失调,血气不和,脏腑功能失常,或进而影响冲任损伤而发生妇产科疾病。七情之中,尤以忧、怒、悲、恐影响较著。如郁怒伤肝,肝气失于调畅柔顺而横逆,可致月经失调、痛经、月经过多、经行吐衄等。忧思过度则伤脾,脾为气血生化之源,又为统血之脏,脾气耗损,可致月经失调、闭经、崩漏等证。悲哀太甚则伤肺,肺主一身之气,气道不宣,血亦随之而不调畅,可招致月经不调等病。恐惧过度则伤肾,肾失闭藏,则冲任不固,而经、带、胎、产诸病均可发生,尤以崩漏、堕胎等症为多。

体质因素

人体由于先天禀赋之差异和后天条件(如环境、年龄、饮食、营养、房劳、疾病、劳动条件、药物等)的影响,可形成不同类型的体质因素,如发育不良,身体衰弱,或偏于阳虚,或偏于阴虚,或偏于脾虚,或偏于肾虚,或性情抑郁,或体型过胖,或过于消瘦。这些体质因素,能影响机体对某种致病原因的易感性。如吴德汉在《医理辑要·锦囊觉后篇》中说:"要知易风为病者,表气素虚;易寒为病者,阳气素弱,易热为病者,阴气素衰;易伤食者,脾胃必亏;易劳伤者,中气必损。须知发病之日,即正气不足之时。"可见体质与发病类型有密切的关系。妇科经、带、胎、产诸疾的发生及证型,往往与体质因素有关。如素体肝郁气滞者,常致月经先后无定期、经行乳胀、产后缺乳等;素体脾虚气弱者,常致月经先期、月经过多、子肿等;素体肾虚者,往往出现崩漏、绝经前后诸证、胎漏、胎动不安、不孕等。临证时宜据患者之体质禀赋、生活环境、个性嗜好以及形、体、气、色等表现,分析疾病发生的原因,以帮助诊断和治疗。

上述各种因素,足以构成妇产科疾病条件之一,但不是决定发病的主因。"邪之所凑,其气必虚",在同样的生活环境中,有些人疾病丛生,有些人则健康无恙,这就在于身体的强弱,气血的盛衰。遇到病邪入侵后,会不会出现病理变化,主要在于机体的抗御功能,并要看邪正强弱的对比。上述寒、热、湿邪,生活所伤,精神因素等,基本属于外因,体质的强弱,才是内因,外因是通过内因而起作用的。故加强锻炼,增强体质,同时避免不必要的耗损,"正气存内,邪不可干","精神内守,病安从来?"这是防御疾病的主要方法。

3·2 病机

身体被某种致病因素侵袭或稽留以后,妨碍或破坏了正常生理机转,从而导致脏腑功能失常,血气失调,间接地或直接地影响到冲任、胞宫、胞脉、胞络出现病变,从而发生妇产科疾病。

脏腑功能失常

(1)肾虚 肾有阴阳二气。古人谓"肾为阴阳之脏,水火之宅",肾阴肾阳彼此互相依存,互相支持,以维持相对的动态平衡,矛盾共处于统一体之中,以保持机体的正常活动。若因先天肾气不足,或早婚多产,不节房事,损伤肾气,则可致肾虚而影响冲任的功能。其中可分为肾气虚、肾阴虚、肾阳虚或肾阴阳两虚。

1)肾气虚 肾气,乃肾精所生化之气,概指肾的功能活动。肾气的盛衰与天癸的至与竭有直接的关系。冲任之本在肾,胞络系于肾;肾气虚往往导致冲任不固。故肾气虚可发生月经病、带下病、妊娠病、产后病、妇科杂病等多种证候。

肾阴虚　肾阴亏损,精血不足,以致冲任失养,临床上可出现月经后期、量少、闭经、阴中干涩,或漏下淋沥不畅、绝经前后诸证、不孕、胎萎不长等。如阴虚生内热,虚火妄动,可致月经先期、崩漏、经行吐衄、经行发热等症。

2)肾阳虚　肾阳虚弱,命门火衰,则胞宫失于温煦,临床上可见阴部寒冷、性欲下降、宫寒不孕、胎萎不长或堕胎小产等;又阳虚气微,封藏失职,以致冲任不固,而出现崩漏、带下等症;阳虚温化失职,可见经行泄泻、妊娠水肿等。

由于阴损可以及阳,阳损可以及阴。若病程日久,往往可出现肾阴阳两虚。上述肾阴虚及肾阳虚见证,可以夹杂出现。但在临床上,肾阴阳两虚之中,亦可以偏于阴分较虚或阳分较虚者,应该详加分析,细为辨认,治疗上有所侧重,才易显效。

(2)肝失和调　肝为将军之官,其性刚强,故须疏泄条达,以柔和为顺。若素多抑郁,或暴怒伤肝,可使肝的疏泄功能失常,以致肝郁气滞,或郁久化热而成肝火亢盛。又肝藏血,体阴而用阳,如肝阴(血)不足,或阴虚阳亢,可导致妇产科诸疾。

1)肝郁气滞　肝郁气滞不达,血行不畅,脉络受阻,临床上可出现经行乳胀、痛经、闭经、产后缺乳;又肝气郁结,疏泄无度,可致血海蓄溢失常,而见月经先后无定期。

肝经郁火肝肝郁则气盛,气盛则化火,火性炎上,肝火旺盛,则肝气容易上逆,或迫血妄行,或迫乳汁外溢,可致经行头痛、月经先期、月经过多、经期延长、崩漏、经行吐衄,或产后乳汁自出等。

2)肝阴不足(含肝阳上亢)　肝藏血,体阴而用阳,阴血足才能柔润以养肝。若肝阴不足,可致肝阳上亢,虚火亢盛之象。临床上常见经行眩晕、绝经前后诸证、妊娠眩晕、先兆子痫等症。如进一步发展至热极生风,肝风内动,则可导致妊娠痫证、产后痉证等。这些病变的机理,阴不足是本质,阳亢、火盛、风动则是现象。辨证时应分清标本,施治时要有主次,决不能颠倒混淆,临证时务须细辨。

若肝郁脾虚,湿热内生,下注冲任,则带下、阴痒。

(3)脾虚　脾为中土,主运化水谷精微,乃气血生化之源;又主运化水湿,为水液代谢之枢纽。脾主中气,有统血摄血之功能。若素体脾虚,饮食不节,或劳倦、思虑过度,伤损脾气,则可导致脾虚,出现脾失健运,或脾虚失摄等病机。

1)脾失健运　一方面不能正常运化水谷之精微,生化之源不足,以致血虚气少,血海不能按期满盈,临床常见月经后期、量少、闭经等。另一方面脾虚气弱,中阳不振,以致水湿停滞,泛溢于机体,临床常见经行泄泻、带下,或经行浮肿、子肿等。

若水湿壅阻,湿聚成痰,痰湿阻滞冲任,以致胞脉闭塞,或痰湿凝聚胞中,结而成块,可出现闭经、不孕、癥瘕等症。

2)脾失统摄　由于中气虚弱,统摄无权,以致冲任失固,可出现月经先期、量多、崩漏。脾气虚陷,则可导致阴挺下脱。

又心主血,藏神。若忧愁思虑损伤心脾,以致营血不足,血海不能按时满盈,则见月经后期量少、闭经等症。若心火偏亢,不能下交于肾,肾水不能上济于心,则水火不能相济,可见绝经前后诸证、子烦等症。

血气失调

血气失调是妇产科疾病重要机理之一。因为月经、妊娠、分娩、哺乳都以血为用,而易耗损阴血,故机体相对地往往常感血分不足,而气分则偏于有余。《灵枢·五音五味》篇说:"妇人之生,有余于气,不足于血,以其数脱血也。"然血气是互相资生和互相依存的,气为血帅,血为气母,血病可以及气,气病可以及血,彼此有极其密切的关系。但从其病理变化来说,则有主次之分。血病及气,病在血分为主;气病及血,则病在气分为主。故古时有"在气"、"在血"之称。病在血分者,有血虚、血瘀(滞)、血热、血寒;病在气分者,有气虚、气陷、气郁(滞)、气逆等。兹分述如下:

(1)血虚　导致血虚的原因很多,如禀赋虚弱,久病重病,化源不足,及急慢性失血等。血虚可致血海不盈,冲任失养而引起多种妇产科病,如月经后期、量少、闭经、痛经、妊娠腹痛、产后腹痛、缺乳、产后血晕等。

(2)血瘀　血瘀往往由于月经期、产褥期不注意卫生及调摄,感受邪气,以致邪气与余血相结,瘀阻胞中;或因内伤七情,气机郁结,血行不畅;或寒凝血滞,或瘀热壅积所致。《三国志·华佗传》指出:"血脉流通,病不得生。"《素问·调经论》说:"血气不和,百病乃变化而生。"血瘀,也是血气不和之一。由于妇女以血为主,故血瘀便为妇产科常见之病机。临床上血瘀所致妇产科病有痛经、闭经、崩漏、异位妊娠、产后腹痛、恶露不绝、不孕、癥瘕等。其病证虽各异,而机理都属瘀阻胞脉、冲任,以致经隧不通,或血不归经,或壅聚成癥之故。

(3)血热　血热与上述病因中感受热邪或肝火炽盛有关。血内蕴热,则为血热。火热之性具有炎烈冲激作用,故热邪可以损伤血络而迫血妄行。临床上可出现月经先期、量多、崩漏、经行吐衄,或经行头痛,或胎漏,或产褥感染。又热邪易伤阴津,而妇女以血为用,经、孕、产、乳均足以耗损阴血,故往往阴血偏虚,而阴虚又可生内热,所以虚热为妇科病所常见之病机,可出现月经先期量少、经期延长、漏下不止等。

(4)血寒　血寒与病因所述之寒邪有关。一方面可由于素体阳虚,寒从内生,以致阳气不运,影响生化功能;另一方面亦可由于外寒入侵,寒客胞中,血为寒凝,经脉受阻,从而可影响冲任胞宫的正常功能而致病。寒邪所致的妇产科病有月经后期、量少、痛经、闭经、不孕、胎萎不长、产后腹痛等。

(5)气虚　素体羸弱,或久病、重病、过劳,五脏损伤,阳气不足等,均可导致气虚。气主运行和统摄血脉,并主卫外为固。故气虚可致冲任失固而出现月经先期、量多、崩漏、胎动不安、堕胎等;气虚之甚或日久失治,由虚而下陷,可致子宫脱垂;气虚不能卫外为固,可出现经行感冒、产后自汗等。

(6)气郁(气滞)　气郁气滞主要与肝脾有关。气机以条达流畅为顺,肝气不疏,精神郁闷,可使气机郁滞,障碍血行,从而导致冲任失调。临床上可见月经先后无定期、量多少不定、痛经、经行乳胀,甚或闭经或不孕。若气郁日久,郁而化火,则可出现肝经郁火或血热的见证。

(7)气逆　气郁不达,则肝气横逆而上,扰及肺胃二经。临床上常见于经行吐衄、妊娠恶阻、子悬等。

由于气血互相资生,互相依存,在病机上往往气病及血,血病及气,临床上常有气血同病的见证,如气血虚弱、气陷血脱、气滞血瘀等。

冲任二脉损伤

冲任二脉损伤,是妇产科疾病中最重要的发病机理。不论感受寒、热、湿邪或生活所伤、内伤七情、体质因素,或脏腑功能失常、血气失调,往往直接或间接地损伤冲任,使胞宫、胞脉、胞络发生病理性变化,从而导致妇产科疾病,出现经、带、胎、产诸证,这是妇产科病理上的特点。

　　脏腑、血气、经络(主要为冲任督带),彼此具有密切联系,互相影响。局部病变可影响到整体,整体病变却可突出显现于局部。从一般病因病机来说,各科虽可相同,但各科有其生理、病理上的特点,发病表现亦各有差异,这是一般与特殊的关系,此乃辩证法的基本原则,明乎此,则对妇产科病机的认识,思过半矣(图3-1)。

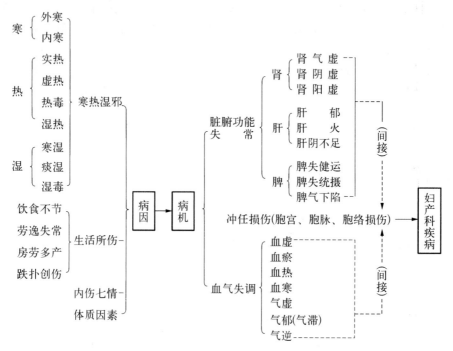

图3-1　妇产科病因病机示意图表

4 诊断概要

妇科疾病的诊法,基本以《中医诊断学》为基础,但由于妇女在生理和病因病机上有其特点,故在诊视上有其特别注意之处。兹扼要阐述如下:

4·1 四诊

问诊

问诊是妇科诊断上重要的一环。要确诊一个疾病,必须了解它的全部情况,辨证时才有充分的根据。而临床上有很多证候是患者的自觉症状,只有通过详细问诊,才能洞察病情。《景岳全书·传忠录》特写有"十问篇",将问诊视为"诊治之要领,临证之首务",可见其在四诊中的重要。

(1) 问年龄 年龄,在初诊时应加询问。因妇科疾病与年龄有密切关系,如年逾十八周岁月经仍未初潮者,则属原发性闭经,应进一步了解其致病原因。又青春发育期由于肾气初盛,天癸始至,冲任之通盛尚未稳定,常易引起月经失调。中年妇女为胎产哺乳期,若操劳过甚,或七情过度,使阴血易伤,阳气易耗,肝失和调,则经、带、胎、产诸疾易发。绝经期妇女肾气渐衰,脾胃虚弱,易致阴阳失调,往往出现月经紊乱等绝经期诸证。此外,妇科肿瘤的发生亦往往与年龄有关。所以,对妇女年龄的询问,在诊断上有较大的参考意义。

(2) 问现病史 主要问发病时间,诱发原因,自觉症状,疾病发展变化过程或治疗经过和效果等。

(3) 问月经史 包括初潮年龄,月经周期,持续时间,量、色、质有无异常,行经期及经前经后有无头痛或腰腹痛、乳房胀痛或情绪异常。历年来月经有何变化,末次月经时间等。

如经来先期、量多、色深红、质稠浓,或夹有血块者,多属于热。若经行先期、量多、色淡、质稀、多属气虚。经行后期、量少、色黯滞,有小血块,小腹冷痛者,多属于寒。经行后期、量少、色淡、质稀、多属血虚。经行先后无定期、量或多或少、色紫黯,夹有小血块,腹胀不舒,多属肝郁。经色紫红、量多或淋沥不断、血块甚多而腹刺痛,血块排出后则痛减者,多属血瘀。一般经期或经前小腹疼痛拒按者,多属实证。若经后小腹隐痛喜按者,多属虚证。经行小腹冷痛,得热则减,多属寒证。经前小腹胀痛,痛甚于胀者,多属血瘀;经前或经期胀甚于痛者,多属气滞。

育龄期妇女,如月经一向正常,突然停经不来者,应注意是否妊娠。

(4) 问带下 带下是指妇女阴道流出的黏性液体,女子在发育成熟后,每逢经前期、经间期或妊娠期,带下稍有增多,为正常生理现象。若带下量明显增多,色白而清稀者,多属虚证、寒证。色黄或赤而黏稠者,多属热证、实证。带下量多,色白如涕如唾者,多属脾虚湿盛。若量多而清稀如水,多属肾阳虚衰。带下色黄或白或赤,淋沥不断,自觉外阴瘙痒明显者,多为肝经湿热下注。杂见五色,如脓如血者,多为热毒或湿毒,应注意是否恶性肿瘤。

(5) 问婚产史 对于已婚妇女,应询问其结婚年龄(含再婚年龄)、丈夫年龄及婚前后健康状况,妊娠次数及妊娠情况,分娩次数及分娩时情况(含顺产、早产、难产、剖腹产、产时大出血等),有无自然流产(含次数)、人工流产(含次数)等。若婚后同居两年以上无避孕而不孕育者,应对男女双方进行有关检查,以明原因。产后应问其恶露情况及婴儿是否母乳哺养和乳汁分泌情况。

此外,还需了解其对计划生育有无采取措施及采取何种措施。

(6)问既往史　了解与现病史及与妇科疾病有关的病症。如月经过少及闭经患者应了解其过去有无结核病史,或产后大出血等。做过哪些手术,手术后结果如何? 对何种药物有过敏反应等,以帮助诊治。

(7)家族史　了解其家属有无传染性、遗传性疾病或肿瘤等病史,直系亲属死亡的原因等。

(8)个人史　包括工作、生活(含性生活)、饮食、嗜好、居住环境、卫生习惯等。

望诊

望诊,主要是观察患者的神、色、形态及分泌物、排泄物等变化,以测知病情。

(1)望面色　面部色泽的变化,可以反映脏腑气血的盛衰。若面色㿠白而体胖虚浮,多为气虚夹痰,可见于月经过多、月经先期、带下病、不孕症等。若面色萎黄而身体消瘦,爪甲色淡,为营血不充,化源不足之候,可见于月经后期、月经过少、闭经、不孕等。面色浮红而颧赤者,为阴虚火旺之征,可见于阴虚血热之月经不调、闭经、绝经前后诸证等。若面色青紫,多为瘀血停滞,常见于痛经、闭经、癥瘕等。若面色晦黯,颊部、额部有黯黑斑,或兼眼眶黯黑者,多为肾气虚衰之象,可见于闭经、崩漏、胎动不安、滑胎、不孕、带下等病。

(2)望唇舌

1)唇色　唇色红绛为血热,鲜红为阴虚火旺,可见于月经先期、月经过多、崩漏、经行吐衄、胎漏、子痫等。唇色淡红或淡白,多为脾虚血亏,可见于崩漏、月经后期、月经过少、闭经、产后血崩等。唇色淡黯青紫,为阳虚有寒,寒凝血瘀之征,可见于痛经、癥瘕等症。

2)舌色、舌质　舌色舌质的情况,可察脏腑气血的盛衰。舌色深红为血热,可见于月经先期、月经过多、崩漏、经行吐衄等。淡红为血虚,可见于月经后期、月经过少、闭经、久崩久漏等。舌色淡白不荣,舌体胖嫩或边有齿印者,多为血气两虚及脾阳虚损,可见于崩漏日久,或经前泄泻、经前浮肿、经闭不行等。舌尖红赤者,多为心火偏旺,可见于月经过多等。若舌色紫黯或有瘀点瘀斑,多为瘀血阻滞,可见于痛经、闭经、癥瘕等。舌色淡而舌体瘦薄者,多属血虚,可见于月经后期、月经过少、经闭不行等。

3)舌苔　苔的厚薄,可察邪气之盛衰;苔的颜色,可察病变之寒热;苔之润燥,可察津液之有无耗损。但应与舌色舌质相配合。一般舌苔薄者病邪较轻,苔厚者病邪较重;苔黄者属热,苔白者属寒、属湿;苔干燥者为伤津,苔润者为津液未伤或有寒湿。苔薄白而燥,为病将伤津;白厚而燥者,为湿郁化热,津液已伤;淡白润而厚,内有寒湿;苔薄微黄,邪热尚轻;苔厚深黄,内热炽盛。黄厚而腻,为湿热壅盛;黄厚而干,为热盛伤津。苔灰黑润滑,为阳虚有寒,苔黑干燥,为火炽津枯之象。

(3)望形态　女子到了十四岁左右,身体逐渐发育成熟,胸廓、肩部和臀部丰满,乳房隆起,有腋毛和阴生生长,表现出女性特有的体态,并有月经来潮,这是青春期开始的标志。若年逾十八岁而身体矮小,肌肉瘦削,乳房平坦,形同幼女者,为肾气未充;如身体矮小而虚胖,面如满月,皮肤粗糙者,多为脾肾气虚而痰湿内盛,可见于闭经、不孕等。

在望形体盛衰的基础上,尚须根据病情的需要,进一步观察局部的变化。掌腕和手臂屈侧肌肤(尺肤)滑润光泽,为津液气血充沛之征;若枯燥干涩则是津液不足或阴血亏损之象。皮肤粗糙干燥,呈褐色鳞甲状,古称肌肤甲错,往往是内有瘀血之象。

毛髪润泽,疏密适中,为肾气旺盛,阴血充足。毛髪脱落,阴毛稀疏,是肾气虚惫,精血不足,可见于肾虚经闭或因分娩亡血过多的血枯经闭,或宫寒不孕。若四肢或外阴多毛,或呈男性化分布,甚至唇口周围有须毛或乳房长毛,多为肾虚痰湿之征,可见于月经不调或闭经患者。

在月经初潮前后,乳房逐渐丰满。若妊娠之后,则乳房膨大、乳晕扩大而色黯黑。若孕后初时乳房胀大,后来反见缩小甚至凹陷者,多为胎萎不长或胎死腹中之候。产后乳房应有乳汁分泌,如乳房胀硬,红肿疼痛,乳汁浓稠,为蒸乳成痈;如乳房松软,乳汁清稀,多为气血虚弱。若未产而乳自出,称为乳泣,或因气虚,或因郁热,可结合他症辨之。若非因妊娠产育而乳房有乳汁溢出,月经闭止,为脾肾亏损,肝气逆乱,肝木乘脾,胃气不固所致。

外阴丰满,阴毛润泽,是发育正常。若阴器形态异常,如螺、纹、鼓、角之类,为先天畸形。如外阴肌肤枯槁,或苍白粗糙,为肾气虚衰。外阴红肿热痛,或溃烂成疡,为热毒生疮;外阴红肿湿润作痒者,为湿热下注。阴中有物突出者,属阴挺。

(4)望月经　如值月经期间,可通过望诊以诊别其量之多少,色之深浅,质之稀稠及血块之有无、多少等。内容可参照问诊。

(5)望带下　带下明显增多者,可通过望诊以了解其量、色、质的变化。内容参照问诊。

(6)望恶露　恶露色深红或紫,质稠,气腥臭者,多属血热;色淡红,量多,质清稀,无臭气,多属气虚;色紫黯有块,多属血瘀。

闻诊

闻诊包括听声音和闻臭气两方面。

(1)听声音　语音低微,多属气虚;时常叹息,多属肝郁;声高气粗,多属实证或热证。

(2)听胎心音　妊娠20周后,可从孕妇腹壁听到胎儿的心音。

(3)闻臭气　经、带或恶露臭秽者,多属有热;腥臭者,多属寒湿;腐臭难闻者,多为湿热蕴结成毒,或兼有瘀积,并应注意是否恶性肿瘤。

切诊

切诊包括切脉、按肌肤与扪腹部三部分。

(1)切脉　妇人之脉,一般比男子较为柔弱,但尺脉却会较盛。故《难经·十九难》说:"男脉在关上,女脉在关下。是以男子尺脉恒弱,女子尺脉恒盛……男得女脉为不足……女得男脉为太过。"女子之脉,虽稍柔弱,但至数均匀者,乃属正常。

1)月经脉　月经将至或正值经期,脉见滑象,或弦滑略数,而无身热口干苦证候者,乃为月经常脉。若略滑数而洪大有力者,乃冲任伏热,多见于月经先期、月经过多;若脉沉迟而细者,则为阳虚内寒,血海不足,可见于月经后期、月经过少;如脉细而数,乃虚热伤津,阴亏血少之候,多见于血虚经闭。崩中初起,脉多虚大弦数;暴崩不止,脉多虚大而芤;久漏不愈,脉当细弱,若脉反见浮、洪、数、急者、多属重证,须加注意。

2)带下脉　脉见弦滑略数,而带下量多,色白或黄,多为湿热下注;若脉缓滑,白带黏稠如涕,多为脾虚湿困:尺脉沉迟微弱,白带清冷而质稀者,多属肾阳虚衰之候。

3)妊娠脉　孕后阴血下注以养胎元,脉多滑利而尺脉按之不绝。《素问·阴阳别论》

说:"阴搏阳别,谓之有子,"王冰注释云:"阴,谓尺中也。搏,谓搏触于手也。尺脉搏击与寸口殊别,阳气挺然,则为有妊之兆。"尺脉主肾,胞络系于肾,孕后胞宫充盈,血气旺盛,故尺脉按之不绝以应之。现代医学认为孕妇的血流量可增加百分之三十,所以孕脉比较滑数。《素问·平人气象论》说:"妇人手少阴脉动甚者,妊子也。"手少阴是心经之脉,心主血脉,动甚,即滑疾流利有力之意。但体质虚弱之孕妇,脉可细滑。《胎产心法》说:"然亦有中年受胎及气血羸弱之妇,脉见细小不数者,但于微弱之中,必有隐隐滑动之气,此即阴搏阳别之谓,乃妊娠之脉也。"切脉固可作为妊娠诊断之一助,但必须结合临床见证及有关检查,方可确诊。

4)临产脉　临产前,孕妇脉象可有一些变化。《产孕集》说:"尺脉转急,如切绳转珠者,欲产也。"见尺脉转急如切绳转珠,或脉见浮数散乱,为临产离经脉,是将产之候。此外,孕妇双手中指两旁脉从中节渐达于末端搏动应手者,也是临产之脉。《景岳全书·妇人规·产要》说:"试捏产母手中指本节跳动,即当产也。"以此诊断临产,有一定实用价值,可结合有关症状,综合分析。

(2)按肌肤　按肌肤可察肢体之温凉、润燥,肿胀之有无及其程度。手足不温,多为寒湿凝滞或脾肾阳气不振,手足心热,多为阴虚火旺。头面四肢浮肿,按之凹陷不起者为水肿;按之没指,随按随起者为气胀。

(3)扪腹部　扪腹可了解腹壁的坚软温凉,疼痛、包块之有无及包块所在部位、大小。如痛经患者,扪其腹柔软,按之痛减,且喜按喜温者,多属虚寒;按之痛甚而拒手者,多属气滞血瘀。扪小腹或少腹有块,按之坚硬,推之不移,或按之痛甚者,多属血瘀,为癥;按之不坚,如囊裹水样,推之可移;多属气滞、痰凝,为瘕。腹部扪之不温甚或冷者,多为阳气不足;扪之灼热而痛者,多为热盛。

妊娠之后,可扪腹以了解子宫的大小与孕月是否相符,及胎位是否正常。一般妊娠三个月后可在小腹部扪及胀大的子宫;妊娠达五六个月时子宫底与脐平;妊娠足七个月时,子宫底在脐上三横指;九个月至足月时,子宫底在剑突下二横指。如妊娠后腹形明显大于正常,皮肤光亮,扪之胀满者,可能是胎水肿满;如腹形明显小于正常,而胎儿尚存活者,多为胎萎不长;若胎心、胎动皆消失,应进一步检查是否胎死腹中。

4·2　辨证要点

妇科疾病的辨证,除根据经、带、胎、产等临床表现的特征作为主要依据外,还应结合全身证候进行辨证施治,现将脏腑、气血辨证要点列表4-1、表4-2如下。

表4-1　脏腑辨证简表

脏腑	证型	妇产科临床病证	全身症状	舌　诊	脉　诊	备　注
肾	肾气虚	经期先后不定,量或多或少,闭经,胎动不安,滑胎,阴挺下脱,不孕	腰痠腿软,头晕耳鸣,精神不振,小便频数,余沥不净	舌质淡红,苔薄白	沉弱或沉细	肾阴通过肾阳温煦,化为肾气。因此,肾在疾病过程中,往往有偏肾阴虚,肾阳虚
	肾阴虚	月经先期,量少色红,崩漏,闭经,绝经前后诸证,妊娠心烦,不孕	头晕耳鸣,颧红,咽干,五心烦热,失眠盗汗,小便短赤,大便干,足跟痛	舌质红有裂纹,少苔或无苔或花剥苔	细数无力	

续表

脏腑	证型	证候	妇产科临床病证	全身症状	舌　诊	脉　诊	备　注
肾	肾阳虚		崩漏,经行泄泻,带下清稀,妊娠水肿,宫寒不孕	腰脊痠痛,畏寒腹冷,尿意频数,夜间尤甚,五更泄泻,性欲减退	舌质淡黯而嫩,苔薄白而润	沉迟而弱,尺脉尤甚	或肾阴阳俱虚之不同
肝	肝郁气滞		月经先后无定期,色黯有块,痛经,经前乳胀,闭经,不孕,缺乳	胸胁胀痛,腹满纳差,善叹息,精神抑郁	舌质黯红,苔薄白	弦	
	肝郁化热		月经先期,量多,崩漏,经行吐衄,乳汁自出	头晕,头痛,目眩,耳鸣,口苦咽干,心烦易怒,或目赤肿痛	舌边红,苔薄黄	弦数	
	肝经湿热		带下色白或黄白相兼,量多质稠,秽浊而臭,阴痒	胸闷纳呆,心烦口苦,尿黄涩痛,大便臭秽而溏	舌质红,苔黄腻	滑数或弦数有力	
	肝阳上亢		绝经前后诸证,妊娠眩晕,先兆子痫	头晕头痛,面红眼花,耳鸣耳聋,失眠多梦,震颤,烦满欲呕,四肢发麻	舌质红,苔薄黄或少苔	弦细	
	肝风内动		妊娠痫证,产后痉证	头晕头痛,语言不利,颈项强直,昏不知人,四肢抽搐,痉厥	舌红或降,无苔或花剥苔	弦细或细数	
脾	脾失健运	脾虚血少	月经后期、量少,闭经	面色萎黄,头晕心悸,神疲肢倦,纳谷不香,失眠多梦	舌淡苔薄白	细弱	
		脾虚湿盛	经行泄泻,带下黄白,妊娠肿胀,闭经,不孕	形体虚胖,头晕且重,胸脘痞闷,口淡腻,多唾沫,大便稀	苔薄白微黄腻	滑或缓滑	
	脾失统摄		月经先期、量多,崩漏,乳汁自出	面色苍白,少气懒言,小腹坠胀	舌淡胖有齿印,苔薄白	缓弱	
	脾虚下陷		阴挺下脱、崩中	面色不华,短气懒言,全身乏力,腰痠腹坠	舌淡苔薄白	沉弱	

表 4 - 2　气血辨证简表

气 血	证型 证候		妇产科临床病证	全 身 症 状	舌 诊	脉 诊
气病	气 虚		月经先期,量多,色淡质稀,崩漏,恶露不绝,乳汁自出,阴挺下脱	面色㿠白,精神倦怠,少气懒言,头晕目眩,心悸自汗	舌体胖嫩,苔薄白	缓弱
	气郁(气滞)		月经后期或先后无定期,痛经,经行乳胀或情志异常,子肿,癥瘕,缺乳	胸胁、下腹胀痛,痛无定处,甚则气聚成块,但推之可移,按之可散,忽上忽下	舌质正常或稍黯,苔薄白	弦
血病	血 虚		月经后期,量少,色淡质稀,闭经,经后腹痛,胎动不安,胎萎不长,缺乳	面色白或萎黄,肌肤不荣,口唇及爪甲淡白,头晕眼花,心悸少寐,四肢麻木	舌质淡,苔薄白或少苔	细弱
	血 瘀		痛经,闭经,崩漏,异位妊娠,癥瘕,产后腹痛,恶露不绝,色黯有块,块下痛减	下腹疼痛,痛有定处,状如针刺,甚则积结成块,按之痛甚,推之不移,肌肤甲错	舌质紫黯或边有瘀点	沉弦或沉涩
	血寒	实寒	月经后期,量少,色黯有块,经行腹痛,得热痛减	面色青白,畏寒肢冷	苔薄白	沉紧
		虚寒	月经后期,量少,色淡或如黑豆汁,带下清冷,不孕	面色少华,腰痠背痛,腹冷如扇,小便清长,大便稀溏	舌淡苔薄白	沉迟无力
	血热	实热	经行先期,量多,质稠,色深红,阴中灼热,经行吐衄,崩漏	面红唇赤,口渴,喜饮,心中烦热,小便短赤,大便干结	舌红或绛,苔黄干糙	滑数或洪大
		虚热	月经先期,色鲜红,或漏下不止,胎动不安	两颊潮红,低热不退,或午后潮热,五心烦热,咽干不燥,渴不多饮,盗汗,少寐	舌红欠润,少苔或无苔	细数无力

5 治法概要

妇科病的治法,主要着重整体的调治,但亦可采用局部治疗,务使病理状态恢复为生理常态。因此,必须运用四诊八纲、辨证施治的原则,结合妇科有经、带、胎、产及杂病的特点,分清寒、热、虚、实、痰、湿、郁、虫、在气、在血、属脏、属腑等,然后定出治法。如属全身病变,应以内服药为主,如属局部病变,可兼用外治法处理,务求病症的及早痊愈。兹将妇科常用治法分述于下。

5·1 补肾滋肾

肾有肾阳和肾阴,它是妇女生长发育和生殖的基本物质和功能。肾之阴阳,既要充盛,也要相对地平衡协调,才能维持机体的正常。若肾阳虚衰,或肾阴亏损,或阴虚阳亢,或阴阳两虚,则肾气虚惫,精血耗损,致天癸、冲、任失调,而发生经、带、胎、产诸疾。因此,温肾滋肾及补益肾气,为妇科病常用的一种治法。

凡妇科出现肾阳不足、命门火衰之病证者,每感阴寒弥漫,元阳不振,必须温补肾阳,补益命火,所谓"益火之源,以消阴翳"。常用药物如肉桂、附子、破故纸、仙灵脾、仙茅、菟丝子、巴戟、锁阳、覆盆子等。常用方如右归饮、右归丸、温冲汤等。使阳得阴助,阴得阳化,阳有所附,则阴阳协调,病证可愈。

若肾阴不足或真阴亏损者,则精血不足,经、孕之病丛生。治宜滋养肾阴,填精益髓。常用药物如地黄、黄精、阿胶、山茱萸、龟版胶等。常用方如六味地黄汤、左归饮、左归丸等。使阴精充足,则阴平阳秘,精神乃治。阴精亏损,阴不敛阳,以致阳失潜藏,可出现阴虚阳亢诸候,则宜大补真阴,所谓"壮水之主,以制阳光"。并宜于滋阴之中,加入潜阳之品,如生龟版、生龙骨、生牡蛎之属,以达到滋阴潜阳的目的。

若肾精亏损不能化气,肾的功能虚衰,影响月经、生育及伴有其他肾虚之证候者,概称为肾气虚。其证候与偏于肾阳虚者相似。肾气虚应补益肾气,一般应从肾阴肾阳两方面加以调补。常用方如肾气丸、寿胎丸、归肾丸等,或再加入黄芪、党参等补气之品。

阴阳是对立的统一体,彼此互相依存,又可以互相转化。阴损可以及阳,阳损可以及阴,故久病肾虚及老年人往往阴阳两虚。因此,应注意滋阴不忘阳,补阳不忘阴。滋阴药多腻滞,补阳药多温燥,故滋阴方中,宜少佐温阳行气之药:补阳方中,亦宜佐以益阴之品。《景岳全书》说:"善补阳者,必于阴中求阳,则阳得阴助,而生化无穷;善补阴者,必于阳中求阴,则阴得阳升,而泉源不竭。"正是此意。

补肾法往往与养肝法同用。肝肾同司下焦,肝主藏血,肾主藏精,精血互生,肝肾同源。肝主疏泄,肾司闭藏,一开一合,一泄一藏,肝肾协调,以维持月经的按期藏泻。又肝肾为冲任之本,临床上往往通过调补肝肾以体现调补冲任,故调肝补肾之法,经常配合运用。

5·2 疏肝养肝

肝藏血,主疏泄。月经的主要成分是血,来源于血海,并定期疏泄,故月经的正常与否,与肝的关系较为密切。肝的病变反映于妇科方面,主要有肝气郁结和肝阴不足,故治法需用疏肝和养肝。

若由于抑郁愤怒以致肝失条达者,宜理气疏肝,常用药物如柴胡、香附、郁金、川楝子、乌药等。常用方如逍遥散、四逆散等。若肝郁化火,则于疏肝方中,加入清肝之品,如栀子、丹皮之类。常用方如丹栀逍遥散、宣郁通经汤等。若肝经湿热下注者,宜于疏肝方中加入清湿泄热之品,如龙胆草、车前草之类。常用方如龙胆泻肝汤。

如营血亏虚,阴液耗损,以致肝阴不足者,宜养育肝阴,常用药物如女贞子、枸杞子、桑椹子之类。常用方如二至丸、一贯煎等。若肝阴不足,引致肝阳上亢者,宜育阴以潜阳,潜阳药如珍珠母、龟版、石决明等。常用方如三甲复脉汤。若阴虚火旺,致肝风内动者,宜镇肝熄风,常用药如羚羊角、钩藤之类。常用方如羚羊钩藤汤、镇肝熄风汤等。

疏肝行气之药多辛燥,用量不宜过重,并宜适当配伍清润平肝之品,如芍药、玉竹之属。育阴药容易滋腻,宜稍佐以行气药物,如枳壳、砂仁之类。肝郁气盛者,容易肝气横逆犯胃,木盛则克土,"见肝之为病,当先实脾",故疏肝方中,宜佐以健脾之品,如逍遥散配伍白术、茯苓,即是此意。若肝气挟冲脉之气上逆者,则宜平肝降逆,引血下行,常用药物如芍药、代赭石、牛膝、丹参之类。

5·3　健脾和胃

脾胃为后天之本,气血生化之源。五脏六腑,四肢百骸,均赖之以濡养。又冲脉隶属于阳明,阳明为多气多血之府,脾胃健旺,精微充足,则气血旺盛、冲任充沛,经、孕、产、乳正常。脾主运化、升清,喜燥而恶湿;胃主受纳、降浊,喜润而恶燥。一阴一阳,相为表里,升降出纳,互相支持,以完成其益气、生血、统血等功能。若脾胃失调,可引起多种疾病,故健脾和胃,亦为妇科病常用治法。

脾虚不运或失于统摄者,宜健脾补气,常用药物如人参、白术、茯苓、山药、甘草、大枣等。常用方如四君子汤、参苓白术散、完带汤等。胃失和降而致胀满呕逆者,宜安胃和中,行气降逆,常用药物如陈皮、法夏、砂仁、佛手之类。常用方如香砂六君子汤、陈夏六君子汤等。若胃热上逆者,宜清热降逆,常用药物如竹茹、黄芩、柿蒂之类,常用方如橘皮竹茹汤。若胃寒而逆者,宜温中降逆,常用药如白蔻仁、生姜、干姜、吴茱萸之类,常用方如干姜半夏人参汤等。若脾虚而夹食滞者,可于陈夏六君子汤中加入鸡内金、炒谷芽、炒麦芽、炒山楂等以消食。若脾虚夹湿者,可于陈夏六君子汤加入苍术、藿香、厚朴、炒薏仁之类。若脾虚甚而中气下陷者,宜补中益气,升阳举陷,可重用黄芪、人参、白术等,少佐以升麻、柴胡,以升举阳气,常用方如举元煎、补中益气汤。若气虚而失于统摄营血者,当于健脾补气方药中加入收涩止血之品,如荆芥炭、姜炭、艾叶、赤石脂、五倍子等,常用方如固本止崩汤。若心脾两虚而致崩中漏下,体倦怔忡,少食失眠等证者,宜健脾养心,益气补血,当于补气健脾药中,加入酸枣仁、远志、龙眼肉、茯苓神之类,常用方如归脾汤。

临证用药时,应注意对脾胃的调护,补益不宜过于滋腻,温脾不宜过于辛燥。更不宜妄用克伐之品,以免耗损中气,影响运化之功。

5·4　补益气血

气血是维持人体生命活动的物质和动力,藉经络以运行周身,循环不息,以供应机体的需要和维持正常的生理活动。妇人以血为本,但血赖气行。如气血充沛,互相协调,则五脏安和,经脉通畅,冲任充盛,经、孕、产、乳正常。若气血虚衰,则任脉虚太冲脉衰少,而经、带、胎、产诸疾迭至。因此,补益气血为妇科常用的重要治法。血虚者,以补血为主,佐以益气。常用药物如当归、熟地、制首乌、枸杞子、阿胶、黄精、黑豆衣之类。常用方如四物汤、当归补血汤、当归生姜羊肉汤之类。

气虚者,以补气为主,佐以养血。若中气虚陷,则宜于补气中佐以升提。常用药如人参、黄芪、白术等。常用方如四君子汤、补中益气汤、举元煎等。

气血可以互相资生,补气足以生血,养血亦能益气。这应随证随人,灵活运用。

5·5　活血化瘀

营血是重要体液之一,运行于脉道之中,循环不休,以营养全身。《灵枢·痈疽》篇说:"夫血脉营卫,周流不休。"《灵枢·邪客》篇说:"营气者,泌其津液,注之于脉,化以为血,以荣四末,内注五脏六腑。"人体血的正常状态,应在脉管内有规律地运行不息。所谓"血脉流通,病不得生。"若血液的稀稠度有所改变,呈现浓、黏、凝、聚、以致流动阻滞,或渗出血管之外而成离经之血,均属血瘀。因血瘀而致妇产科病者较为常见,临床证候可出现血证、痛证、癥瘕肿块、月经不调、闭经等。血瘀的原因,有因于气滞,有由于寒凝,有由于气虚,有由于热灼,临证时应加诊别。血瘀本属实证,治法应以活血化瘀为主,佐以行气之品。《素问·阴阳应象大论》说:"血实宜决之。"常用药物如桃仁、红花、泽兰、灵脂、蒲黄、三棱、莪术、赤芍、水蛭、虻虫等,并根据寒、热、虚、实不同的成因,适当选择运用及加以配伍佐使,才易收效。常用方如失笑散、桃红四物汤、血府逐瘀汤、少腹逐瘀汤、膈下逐瘀汤、生化汤、大黄䗪虫丸等。可根据不同见证而选用。

5·6　理气行滞

人体之气血,要运行而怕郁滞。《校注妇人良方·产宝方序论》说:"血气宜行,其神自清,月水如期,血凝成孕。"故气血畅行,则经、孕、产、乳均可正常。反之,妇产科诸疾便可发生。上述血瘀,乃血液阻滞之病机;人体之气,亦须流畅不息,才能维持正常生理功能。若气机郁滞,或气逆上壅,甚或气结积聚,往往出现月经失调、痛经、癥瘕等病。治法应以解郁、行气、散结、降逆为主,佐以通络,常用药物如香附、川朴、郁金、橘核、荔枝核、沉香、乌药等。常用方如乌药汤、越鞠丸、金铃子散、香棱丸之类。

理气行滞,常与疏肝解郁之法配合运用。同时,气滞与血瘀往往合并出现,因"气运乎血,血本随气以周流",气滞则血亦滞也,气凝则血亦凝矣。故行气之法,亦常与活血法同用。总之,气血互相紧密联系,气病可以及血,血病可以及气,临证用药时应适当兼顾。

5·7　清热凉血

感受邪热,影响冲任。或热邪入血,以致血内蕴热,热伤冲任,迫血妄行,可见月经过多、血崩、经行吐衄、胎漏、恶露不绝、产后发热等。热邪在下,若未影响营血者,治宜苦寒清热或甘凉清热,常用药物如黄芩、黄连、栀子、金银花、连翘、黄柏、鱼腥草、败酱草、白薇、紫地丁等。常用方如清经汤、保阴煎等。血中蕴热者,宜清热凉血,常用药物如生地、丹皮、赤芍。

常用方如芩连四物汤、清热固经汤等。

热为阳邪,易伤阴分,故清热之中,应注意养阴。且妇产科疾病,即令有热,亦以虚热较多,故宜慎用苦寒,更不能过用苦寒,以免耗损真阴。热邪炽盛者,可蕴积成毒,应及时清热解毒,以免贻误病机。

5·8 温经散寒

寒有内寒、外寒、虚寒、实寒之分,寒邪客于胞中,阻碍胞脉、胞络,以致冲任壅阻,血气运行不畅,因而出现经、带、胎、产诸疾。临床上常见月经不调、痛经、闭经、不孕、带下等,治宜温经散寒,常用药物如肉桂、附子、艾叶、吴茱萸、干姜、补骨脂、小茴香、川椒等。常用方如金匮温经汤、良方温经汤、艾附暖宫丸、附桂理中丸、吴茱萸汤、当归四逆汤等。

寒证有实有虚,但在妇产科临证上以虚寒较多,故常与温阳补气和补血之药同用;若寒凝血瘀之实证,则应与活血去瘀之法配合。

5·9 利湿除痰

湿有寒湿和湿热之分。水湿停滞不化,阻遏阳气则为寒湿,可见带下病、经前泄泻、子肿等,治宜温化水湿,可在利湿药中加入温化之品,常用药物如苍术、草果、生姜皮等,常用方如健固汤、茯苓导水汤、苓桂术甘汤、全生白术散等。湿郁日久可以化热,则为湿热,可见带下病、阴痒等;治宜清热利湿,常用药如绵茵陈、败酱草、车前草、川萆薢等,常用方如萆薢渗湿汤、止带汤等。

脾气不运,聚液可以成痰,痰湿内留,下注胞宫,影响胞脉、胞络,往往导致机体肥胖,常见于带下病、不孕症等,治法宜燥湿化痰,常用药物如胆星、法夏、橘皮、白芥子等,常用方如苍附导痰丸、涤痰汤等。

5·10 解毒杀虫(含外治法)

湿热蕴郁,浸淫阴中,日久不愈,可以成毒。热淫于内,与血相结,瘀热壅积,亦可成毒。毒邪为害,可致崩中漏下,带下五色,臭秽难闻,甚或腐蚀肌体,脓血俱下,疼痛难忍。湿毒蕴郁可致阴中生虫,治宜清热解毒,去湿杀虫。

邪毒虫积为害,既关系整体,也可影响于局部。故治疗之法,既要考虑用内治法进行整体调治,亦可采取局部外疗,或内外合治,这在乎医者临证时的抉择。解毒的常用药如败酱草、白花蛇舌草、半枝莲、土茯苓、蒲公英、金银花等,杀虫的常用药如蛇床子、百部、雄黄、硫黄、苦参等。一般来说,解毒药多用于内服,杀虫药多用于外治,并须配伍清热解毒之品,效果较显。

妇科的外治法有多种,如外阴熏洗、阴道冲洗、阴道纳药、肛门导入、处敷、热熨、切开排脓、药物离子导入、推拿、针灸、割治、拔火罐等。这些外治法,可以达到杀虫、止痒、清热解毒、止血、止痛、祛寒、止带、消肿、排脓、生肌等功效。

妇科外治法我国很早已有应用。《金匮要略·妇人杂病》篇云:"少阴脉滑而数者,阴中即生疮,阴中蚀疮烂者,狼牙汤洗之。"方后云:"以水四升,煮取半升,以绵缠箸如茧,浸汤沥阴中,日四遍。"《医宗金鉴》注释云:"生疮蚀烂,乃湿热不洁而生蛋也,用狼牙汤洗之,以除湿热杀蜃也。"《金匮要略》有"温阴中坐药,蛇床子散",以白粉和蛇床子如枣大、绵裹纳之。治阴吹,也可用膏发煎导之。可见汉代已有各种外治法以治妇科病。《景岳全书·妇人规》有"痔虫下蚀阴部"及"妇人阴痒虫蚀"之记载,认为阴痒往往是由于虫蚀所致,用外治法。常用方如塌痒汤等。

6 预防与保健

妇女保健工作是我国人民卫生事业的一个重要组成部分。由于妇女有经、孕、产、乳等生理特点,需特别注重经期、孕期、产褥期、哺乳期及绝经前后期的卫生,以预防和减少其疾病的发生,保护妇女健康。

6·1 经期卫生

月经是妇女特有的生理现象。在行经期间,血室正开,邪气易于入侵,若调摄不当,则每易致病。《校注妇人良方》已提出:"若遇经行,最宜谨慎,否则与产后证相类。若被惊怒劳役,则血气错乱,经脉不行,多致劳瘵等疾。"月经期间,当注意以下几点:

(1)保持清洁 月经期血室正开,易感外邪,须保持外阴清洁,以防病邪侵入。同时要禁止房事、盆浴及游泳。

(2)劳逸结合 劳倦过度,则耗气动血,可致月经过多或经期延长。故行经期应避免剧烈运动和重体力劳动。

(3)防御外邪 经行之际,血脉易为寒湿凝滞,而致月经不调、痛经等疾。故要注意保暖,避免受寒,不宜洗冷水浴,避免涉水、雨淋、曝热。

(4)饮食有节 经期过食辛热香燥之品,每易耗损阴津,致血分蕴热,迫血妄行;若过食寒凉生冷,可致经脉凝涩,血行受阻。

(5)调和情志 月经期阴血偏虚而肝气容易偏旺,若伤于七情,可加重经期的不适或导致月经不调。故应保持心情舒畅,消除紧张烦闷或恐惧心理。

6·2 孕期卫生

妊娠以后,由于生理上的特殊情况,更应注意摄生,以保障孕妇的健康和胎儿的正常发育。

(1)劳逸有节 《产孕集》云:"凡妊娠,起居饮食,惟以和平为上,不可太逸,逸则气滞;不可太劳,劳则气衰。"孕妇生活要有规律,不宜过度劳累或负重、攀高,慎防跌仆,以免伤胎。但也要适当活动,以免气滞难产。故《叶氏女科证治》说:"于未产之前,亦须常为运动,庶使气血流畅,胎易转动,则产亦易矣。"

(2)饮食适宜 饮食宜清淡平和而富于营养,勿令过饥过饱,致伤脾胃。妊娠七个月后,饮食不宜过咸,以防子肿、子满。

(3)注意胎教 妇人怀孕,其思想、视听、言行,均应端正,则胎儿可得到感化,古称胎教。胎教,首见于《大戴礼记》和汉代刘向的《列女传》,向来得到群众和医家的重视。《叶氏女科证治》云:"胎前静养,乃第一妙法,不较是非,则气不伤矣。不争得失,则神不劳矣。心不嫉妒,则血自充矣,情无淫荡,则精自足矣。安闲宁静,即是胎教。"孕妇的生活、思想、言行,足以影响胎儿,已为现代医学所注意。

(4)慎戒房事 妊娠三个月以内和七个月以后,必须避免房事,以防引致流产或早产。

（5）定期检查　产前检查是保障母子健康的重要措施。应从妊娠中期开始定期进行产前检查，并向孕妇指导孕期保健，包括乳头清洁方法等。妊娠七个月后，产前检查更为重要，这可及时发现和处理异常情况，预防难产。

6·3　产褥期卫生

由于分娩时耗气失血，以致阴血骤虚，营卫不固，故产后最易受病，此期的调摄尤为重要。

（1）慎起居　产妇应充分休息，不宜过早及过度操劳，以免产后血崩、阴挺下脱等。但亦需适当活动，促进身体的复原。居室应注意保暖和空气流通，衣着厚薄得宜，以防感冒。饮食要富于营养而易消化，忌肥腻、生冷、辛燥之品。产褥期内要谨戒房事，以免邪毒侵入。

（2）勤清洁　产褥期因有恶露排出，血室正开，易感外邪，故需特别注意外阴清洁。同时，产后汗出较多，也要经常擦浴及换洗内衣。

6·4　哺乳期卫生

母乳养料丰富，温度适中，最适合婴儿的营养、消化与吸收，故应鼓励用母乳喂养。

（1）保持乳房卫生　每次哺乳前要用温开水清洗乳头，乳母哺乳前要洗手，避免婴儿吮入不洁之物。蒸乳时，可作热敷或用吸奶器将乳汁吸空，以免壅积成痈。如出现乳头皲裂或乳痈，应及时处理。

（2）定时哺乳　在产后 12 小时后即可哺乳，一般每隔 3～4 小时 1 次，哺乳期常为 6 个月至 10 个月。

哺乳期还应保持情志舒畅，劳逸适度，以保证乳汁正常分泌，同时要落实避孕措施，不可误以延长哺乳期作为避孕方式。

6·5　绝经期卫生

绝经期前后肾气渐衰，冲任二脉虚惫，每可致阴阳不相协调，常见有头晕耳鸣、心悸失眠、烦躁易怒、烘热汗出等症，这属绝经前后诸证。轻重因人而异。在此时期应消除紧张情绪，保持心情舒畅，并要慎起居，节饮食，注意调理脾胃，补养后天。

绝经前常有月经紊乱，此期亦为女性生殖器肿瘤的好发年龄，应定期作妇科防癌普查。绝经后若出现阴道流血，更应及早检查，及时处理。

各论

7 月经病

月经病是指月经的周期、经期、经量、经色、经质的异常,或伴随月经周期出现的症状为特征的疾病。常见的有:月经先期、月经后期、月经先后无定期、月经过多、月经过少、经期延长、经间期出血、崩漏、痛经、闭经、经行眩晕、经行泄泻、经行浮肿、经行风疹块、经行乳房胀痛、经行头痛、经行身痛、经行情志异常、经断前后诸证等。

月经病是妇科最常见的疾病。月经的异常往往是机体受病的反映。

月经病的病因病机,主要是七情所伤或外感六淫,或先天肾气不足,多产房劳,劳倦过度,使脏气受损,肾肝脾功能失常,气血失调,致冲任二脉损伤,发为月经病。

月经病的诊断要点:主要是月经的期和量的异常变化,特别要注意月经后期、闭经等与生理性停经(如妊娠)相鉴别;经期延长,月经过多,崩漏等与胎、产、杂病等下血证相鉴别。

月经病的辨证,着重月经的期、量、色、质、臭气及伴随月经而出现的其他症状,结合形、气、色、脉来诊别。临床上月经异常虽有期和量的不同变化,但两者又常可并见,如月经先期常伴经量过多,月经后期常伴经量过少,也有先期量少或后期量多者。虚、实、寒、热均可导致月经病。其具体辨证,将在有关章节中叙述。

月经病的治疗原则重在调经。调经之法,应遵循《内经》"谨守病机"及"谨察阴阳所在而调之,以平为期"的宗旨。调经的具体原则,有调理气血、补肾、扶脾、疏肝之异。调理气血,首先辨清在气在血。病在气者,当以治气为主,佐以养血活血;病在血者,则以治血为主,佐以补气行气。"经水出诸肾",故调经之本在肾。补肾以填补精血为主,并佐以助阳之品,即"滋水更当养火"之意,使肾中阴平阳秘,精血俱旺,则月经自调。扶脾在于益血之源,以健脾升阳为主,不宜过用辛燥或甘润之品,以免耗伤脾阴或困阻脾阳。疏肝以条达肝气为主,意在调其疏泄之功,但不宜过用辛香燥烈之品,以免劫津伤阴,耗损肝血。但上述诸法,又常以补肾扶脾为要。如《景岳全书·妇人规》说:"故调经之要,贵在补脾胃以资血之源,养肾气以安血之室,知斯二者,则尽善矣。"此外,调经又当分清先病后病:经不调而后生诸病者,当先调经;因他病而后致经不调者,当先治他病。同时还要注意急则治其标,缓则治其本,以及适当照顾平时与经期不同时间和不同年龄等特点,全面考虑,灵活运用。

7·1 月经先期

月经周期提前七天以上,甚至十余天一行者称为"月经先期",亦称"经期超前""经行先期",或"经早"。如仅提前三五天,且无其他明显症状者,属正常范围。或偶然超前一次者,亦不作月经先期病论。《景岳全书·妇人规》说:"所谓经早者,当以每月大概论……勿以素多不调,而偶见先期为早。"本病在历代医籍中与月经后期、月经先后无定期、经期延长、月经过多、月经过少等,同属于月经不调的范畴。如宋代的《圣济总录·妇人月水不调》云:"月水不调者,经血或多或少,或清或浊,或先期而来,或后期而至是也。"明代万全在《妇人秘科》中分别将"不及期而经先行者""过期而经后行者""一月而经再行者""数月而经一行者""经闭不行者"逐一辨证施治,为月经先期作为一个病证开创了先例。

【病因病机】

本病的病因病机,主要是气虚和血热。因为气能摄血,气虚则统摄无权,冲任失固;血热则流行散溢,以致血海不宁,均可使月经提前而至。

1. 气虚　饮食失节,或劳倦过度,或思虑过极,损伤脾气。因而中气虚弱,统摄无权,冲任不固,经血失统,以致月经先期来潮。脾为心之子,脾气既虚,则赖心气以自救。久则心气亦伤,以致心脾气虚。或病延日久,脾损及肾,使肾气渐衰,又可成为脾肾气虚。临证时应予注意。

2. 血热,又可分为实热和虚热。

(1) 实热　常见的有阳盛血热和肝郁血热。

阳盛血热　素体阳盛,或过食辛燥助阳之品,热伏冲任,迫血下行,以致月经提前而至。《万氏女科》说:"如曾误服辛热暖宫之药者,责其冲任伏火也。"指明阳盛血热而致月经先期的病理。

肝郁血热　郁怒伤肝,木火妄动,下扰血海,迫血下行,致使月经先期来潮。《万氏女科·不及期而经先行》说:"如性急躁,多怒多妒者,责其气血俱热,且有郁也。"

(2) 虚热　素体阴虚,或因久病阴亏,或因失血伤阴,水亏火旺,热扰冲任,血海不宁,经血因而下行,故使月经提前而至。《傅青主女科》说:"先期而来少者,火热而水不足也。"正是对阴虚血热致月经先期而言。

【诊断要点】

本病的临床特征以周期提前七天以上,并非偶然一次者作为诊断依据。如提前到十余天,便有阴道出血者,应注意与经间期出血鉴别。

月经先期的量、色、质和持续时间一般与正常月经基本相同。而经间期出血常发生在月经周期的 12~16 天(但不一定每次月经中间均出血,持续 1~2 小时至 2~3 天;流血量一般较少)。

【辨证论治】

月经先期的辨证,着重于周期的提前及经量、经色、经质的情况,结合形、气、色、脉,辨其属虚、属热。一般以周期提前或兼量多,色淡,质清稀,唇舌淡,脉弱的属气虚。周期提前或兼量多,经色紫红或深红,质稠,舌质红,脉数者为血热;脉虚而数者为虚热。如仅见周期提前而量、色、质不变的,还可根据素体情况、全身证候及舌、脉等进行辨证。本病若伴经量过多,可发展为崩漏。临证时应重视经量的变化。

本病的治疗原则,应按其疾病的性属,或补或泻,或养或清。如虚而挟火,则重在补虚,当以养营安血为主。或脉证无火,而经来先期者,则应视病位所在,或补中气,或固命门,或心脾同治,或脾肾双补,切勿妄用寒凉,致犯虚虚之戒。

1. 气虚

［主要证候］　月经周期提前,经量增多,色淡,质稀,神疲肢倦,或小腹空坠,纳少便溏。舌质淡,脉细弱。

［证候分析］　中气虚弱,统摄无权,冲任不固,则经来先期,量多。脾虚化源不足,不能奉心化赤,则经色淡而质清稀。中气不足,失于旁达升举,则神疲肢倦,小腹空坠。脾虚运化无力,则纳少便溏。舌淡,脉细弱,均为脾气虚衰中阳不振之候。

［治法］　补气摄血调经。

［方药］　补中益气汤(《脾胃论》)。

人参　黄芪　炙甘草　当归　陈皮　升麻　柴胡　白术

本方以人参、黄芪益气为君;甘草、白术补中健脾为臣;当归补血,陈皮理气为佐;升麻、柴胡升阳为使。共奏益气补中、升阳举陷、摄血归经之效,使月经自调。

如兼怔忡心悸,眠差梦多,为心脾气虚,可于前方去升麻、柴胡、陈皮,加茯神、枣仁、远志、桂圆肉、木香、生姜、大枣。方中桂圆肉补脾益血;茯神、远志养心安神宁血,木香宣畅三焦滞气,调气健脾。使全方补而不滞,气固血宁,归脾所统,则经调如期。

如伴量少,色黯淡,质稀薄,或腰骶痠痛,或溲多便溏,舌淡而嫩,为脾肾气虚,又宜脾肾双补。可予补中益气汤去升麻、柴胡、陈皮,加鹿角胶、菟丝子、杜仲、制附片等以温肾阳,益精气。溲多便溏者,再加益智仁、补骨脂以温补脾肾,以止泻缩小便。

2. 血热

(1) 实热

阳盛血热

［主要证候］　经来先期,量多,色深红或紫,质稠黏。或伴心胸烦躁,面红口干,小便短黄,大便燥结。舌红,苔黄,脉数。

［证候分析］　邪热伏于冲任,迫血妄行,致经来先期、量多。血为热灼,故经色鲜红或紫红而质稠黏。热邪扰心,则心胸烦躁。热伤津液,则口干,小便短,大便燥。面赤,舌红,苔黄,脉数,均为热盛于里之象。

［治法］　清热凉血调经。

［方药］　清经散(《傅青主女科》)。

丹皮　地骨皮　白芍　熟地(可改生地)　青蒿　黄柏　茯苓

方中丹皮、青蒿、黄柏清热泄火,生地、地骨皮清热凉血,白芍柔肝和阴,茯苓行水泄热。全方虽属清热泄火之剂,但有养阴凉血之品,使热去而阴不伤,血安而经自调。

经量多者,去茯苓之渗利,以免伤阴,酌加炒地榆、炒槐花,以清热凉血止血。

肝郁血热

［主要证候］　月经提前,量或多或少,色紫红有块。或少腹胀痛,或胸闷胁胀,乳房胀痛,或心烦易怒,或口苦咽干。舌红,苔薄黄,脉弦数。

［证候分析］　肝郁化热,热迫血行,则月经提前,经色紫红。疏泄失调,故经量或多或少。气郁血滞,则有瘀块。气滞肝经,则乳房、胸胁、少腹胀痛。心烦易怒,口苦咽干,舌红,苔薄黄,脉弦数,均为肝郁化热之象。

［治法］　清肝解郁调经。

［方药］　丹栀逍遥散(《内科摘要》)。

丹皮　炒栀子　当归　芍药　柴胡　白术　茯苓　炙甘草

方中丹皮、栀子、柴胡疏肝解郁散热为君,当归、白芍柔肝养血为臣,白术、茯苓培脾为佐,薄荷助柴胡疏达肝气为使。煨姜辛燥,非血热所宜,故去而不用。肝气疏达,热清血宁,经自如期。

（2）虚热

[主要证候]　经来先期,量少或量多,色红,质稠。或伴两颧潮红,手足心热。舌红,苔少,脉细数。

[证候分析]　本证可由素体阴虚,或久病伤阴,或上述各型血热先期,热盛伤阴发展而来。阴虚内热,热扰血海,迫血流行,故月经先期而至。水亏火旺,故量少、色红而质稠。若虚热伤络,血受热迫,则经量可多。虚热上浮则两颧潮红。手足心热,舌红,苔少,脉细数,均为阴虚内热之征。

[治法]　养阴清热调经。

[方药]　两地汤(《傅青主女科》)。

生地　地骨皮　玄参　麦冬　阿胶　白芍

方中生地滋阴清热凉血;地骨皮泻肾火,清骨中之热;玄参、麦冬滋阴壮水;阿胶滋阴补血;白芍养血敛阴。全方重在滋水,使水足而火自平,阴生而阳自秘,则经行如期矣。

【文献摘要】

《傅青主女科》:夫同是先期而来,何以分虚实之异……先期者火气之冲,多寡者水气之验。故先期而来多者,火热而水有余也;先期而来少者,火热而水不足也。倘一见先期之来,俱以为有余之热,但泄火而不补水,或水火两泄之,有不更增其病者乎!

《景岳全书·妇人规》:凡血热者,多有先期而至,然必察其阴气之虚实。若形色多赤,或紫而浓,或去多其脉洪滑,其脏气饮食喜冷畏热,皆火之类也。

先期而至,虽曰有火,若虚而挟火,则所重在虚,当以养营安血为主。矧亦有无火而先期者,则或补中气,或固命门,皆不宜过用寒凉。

《医学心悟·月经不调》:方书以趱前为热,退后为寒,其理近似,然亦不可尽拘也。假如脏腑空虚,经水淋漓不断,频频数见,岂可便断为热?又如内热血枯,经脉迟滞不来,岂可便断为寒?必须察其兼证。如果脉数内热,唇焦口燥,畏热喜冷,斯为有热。如果脉迟腹冷,唇淡口和,喜热畏寒,斯为有寒。阳脏阴脏,于斯而别。

《沈氏女科辑要笺正·月事不调》:先期有火,后期火衰,是固有之,然持其一端耳。如虚不能摄,则虽无火,亦必先期。或血液渐枯,则虽有火,亦必后期。

【医案选】

案一　卜×,女14岁,门诊简易病历。初诊日期:1974年3月4日。

主诉:月经先期量多4月余。

现病史:12岁月经初潮。开始周期不准,半年后月经先期而至,每次提前10多天,量多色红,有少量血块。曾经治疗,近4个月又出现月经先期量多,每月均提前10余天。

舌象:舌尖红。脉象:弦滑。

西医诊断:月经失调。

中医辨证:阴虚血热,冲任不固。

治法:养阴清热,固摄冲任。

方药:地骨皮9g　生熟地各12g　生白芍9g　黄芩9g　椿根白皮9g　旱莲草12g　川断9g　生牡蛎24g　乌贼骨12g　生山药15g

治疗经过：4月26日，服上方7剂后，月经周期正常，经量仍多。今日月经来潮，第一天下腹胀痛，痛时头晕，恶心，舌质淡，脉弦滑。因兼见气滞血瘀，拟以疏肝理气为法，方药如下：

当归9g　白芍12g　柴胡4.5g　木香4.5g　香附9g　延胡索9g　没药3g　藿香9g　陈皮6g　五灵脂9g

4月30日，服上方3剂后，月经基本正常，上述症状消失。1975年2月10日随访，月经周期一直正常，行经6～8天，量略多，经期偶有头晕，经来小腹微胀，其他情况良好。

按语　本例证属阴虚血热，冲任不固。故以养阴清热，固冲任为法。方中地骨皮、生地、黄芩清热；白芍养血柔肝；山药健脾；旱莲草、川断、熟地补肾；椿根白皮、牡蛎、乌贼骨固冲任。药后月经周期正常后，又出现肝郁气滞，胃气不和等症，故停用固冲之法，改用疏肝理气。用柴胡舒肝；陈皮、藿香和胃；当归、白芍养血柔肝；木香、香附、延胡索、五灵脂、没药理气活血以调其善后。（《刘奉五妇科经验》）

案二　韦××，女，31岁，已婚，1977年1月30日初诊。

婚后三年，迄未孕育，常以嗣续为念。一年来，月事不经，一月二三至，颜色紫红，时夹血块，量一般。素多白带，间或色黄。刻诊正值经期，腰疫背楚，小腹胀坠，头晕，心烦，口干不欲饮，舌红少津，脉弦细数。诊为肝郁化热，蕴伏于血分，热迫血行，久损及肾。治拟清热凉血，兼益肝肾为法。

处方：秦当归12g　粉丹皮12g　凌霄花4.5g　黄芩炭9g　细生地、东白薇各15g　刘寄奴12g　川茜草、香附米各9g　台乌药6g　海螵蛸12g　炒杜仲12g　3剂，水煎服。

嘱经期过后，即服加味逍遥丸，六味地黄丸各一付，上、下午分服。白带多则以蛇床子9g，淡吴萸3g，川黄柏6g，布包，泡水坐浴熏洗，日2次。

二诊　（2月20日）

服上药后，诸症均较轻减，昨日月经来潮（距上次月经为20天），血块较既往减少，小腹胀坠亦较前为经，白带已少，心烦、头晕悉减，惟血量仍多，膝胫疫软，舌红少苔，脉弦细。继守原意，并加重补益肝肾之品。

处方：秦当归、厚杜仲、桑寄生各12g　川续断、粉丹皮、乌梅炭、白僵蚕、香附米、赤芍药、刘寄奴、川楝子各9g　延胡索4.5g　川黄柏6g　4剂。药后仍服丸剂，并外用药，同前。

三诊　（3月21日）

月汛再潮，此次为28天。月经周期已趋正常，无须再服汤剂，所谓"衰其大半而止"。令其做妇科检查，诸无异常，嘱服丸剂一个月，药同前。

一年后，其母以高血压病来诊，谈及其女，喜形于色，谓自服药后月经一直正常，而今珠胎已结，期将六月矣。

按　本例月经先期，色紫夹块，小腹胀坠，头晕心烦，显为肝郁化热，迫血妄行。血去频仍，不能归精于肾，肾精不充，致腰疫背楚；带脉失约，故带下量多。治用丹皮、生地、黄芩炭、东白薇、凌霄花等，清热凉血，正本清源；香附、陈皮、茜草、刘寄奴等，理气化瘀，以调经候；当归、杜仲养血补肾，兼顾其虚；海螵蛸固带止血，并以塞流。全方凉而不凝，止而不涩，调经养血，两为周全。二诊侧重补肝益肾，并以乌梅炭敛阴，僵蚕散肝，一敛一散，俾致和平。俟经期匡正，复以丸剂收功。治疗过程中，或疏或调，或清或补，悉随病机以赴，遂得如愿以偿矣。（《哈荔田妇科医案医话选》）

7·2　月经后期

月经周期延后七天以上，甚或四五十天一至的，称"月经后期"，亦称"经行后期"或"经期错后""经迟"。如仅延后三五天，且无其他不适者，不作月经后期病论。若偶见一次延期，下次仍然如期来潮者；或青春期初潮后数月内或于更年期月经时有延后，无伴其他证候者，一般不属病征。

本病首见于《金匮要略》，谓"至期不来"。其后在《备急千金要方·月经不调第四》中，亦有"治月经不调……或月后"的记载。《丹溪心法》始将月经后期作为一个病证来研究,称为"经水过期",并从不同的期、量、色、质提出了辨证要点和治疗方药,将月经疾病的辨证、治疗推进了一大步。

【病因病机】

本病发病机理有虚有实。虚者或因营血亏损;或因阳气虚衰,以致血源不足,血海不能按时满溢。实者或因气郁血滞,冲任受阻;或因寒凝血瘀,冲任不畅,致使经期延后。

月经后期如伴经量过少,无论虚实,常可发展成为闭经。

1. 血寒　经行产后,外感寒邪或过食寒凉,寒搏于血,血为寒凝,运行涩滞,冲任欠通,血海不能如期满溢,遂使经期延后。

2. 虚寒　素体阳虚,或久病伤阳,阳虚阴盛,脏腑失于温养,影响血的生化运行,使血海不能按时满溢,而致经行后期。

3. 血虚　久病体虚,营血不足;或产乳过多,或长期慢性失血,数伤于血;或饮食劳倦,思虑伤脾,生化之源不足,致使冲任血虚,经水因而后期。

4. 气滞　素多忧思抑郁,气不宣达,血为气滞,运行不畅,阻滞冲任,血海不能如期满溢,因而经期延后。

【诊断要点】

以本病的临床特征,为周期延后超过七天,并连续出现两个月经周期以上作为诊断依据。育龄期妇女周期延后,应注意是否妊娠。若以往周期正常,月经延后半月以上而有阴道出血,或伴小腹疼痛者,应注意排除妊娠出血病证。

【辨证论治】

本病辨证,应从经色、经量、经质及全身证候,辨其虚实。一般以后期,量少,色黯有块,小腹冷痛拒按为血寒。量少,色淡黯,质清稀,小腹冷痛,喜暖喜按为虚寒。量少,色淡,质稀薄属血虚。后期,量少或正常,色黯红或有小块,小腹胀满而痛者,属气滞。

本病治疗原则在于温经养血,活血行滞。属虚属寒者,宜温经养血;属瘀属滞者,宜活血行滞;虚实相兼者,则分别其主次而兼治之。并根据在肝、在脾、在肾选用适当方药。

1. 血寒

［主要证候］　经期延后,量少,色黯有血块,小腹冷痛,得热减轻,畏寒肢冷。苔白,脉沉紧。

［证候分析］　外感寒邪或过食寒凉,血为寒凝,运行不畅,则经期延后,量少,色黯。寒邪客于胞中,与血相结,故经来有块,小腹冷痛,得热则减。寒为阴邪,易伤阳气,阳不外达,故畏寒肢冷。苔白,脉沉紧,为寒邪在里之象。

［治法］　温经散寒调经。

［方药］　温经汤(《校注妇人良方》)。

人参　当归　川芎　白芍　桂心　莪术　丹皮　甘草　牛膝

方中桂心温经散寒,当归养血调经,川芎行血中之气,三药配伍有温经散寒调经的作用;人参益气扶正,助三药宣通阳气而散寒邪;莪术、丹皮、牛膝活血祛瘀;白芍、甘草缓急止痛。全方有温经散寒,益气通阳调经之效。宜于寒邪阻滞胞脉所致的月经后期、经量过少、痛经等证。如经量多,则去莪术、牛膝活血祛瘀之品,酌加炮姜、焦艾叶温经止血。如腹痛拒按,时下血块者,加蒲黄、五灵脂以化瘀止痛。

2. 虚寒

[主要证候]　经期延后,量少,色淡红,质清稀,无血块,小腹隐痛,喜热喜按,腰痠无力,小便清长,大便稀溏。舌淡,苔白,脉沉迟或细弱。

[证候分析]　阳气不足,阴寒内盛,使气血生化不足,运行无力,故经行后期,量少,色淡红,质清稀。阳虚胞失温煦,故小腹隐痛,喜热喜按。阳虚肾气不足,外府失养,故腰痠无力。膀胱失煦,故小便清长。阳虚脾失健运,清气不升,故便溏。舌淡,脉沉迟细弱,均为阳虚不能生血行血,血脉不充之象。

[治法]　扶阳祛寒调经。

[方药]　艾附暖宫丸(《沈氏尊生书》)。

艾叶　香附　当归　续断　吴茱萸　川芎　白芍　黄芪　生地黄　肉桂

方中四物汤养血调经;黄芪配肉桂补气扶阳,以消阴寒而助气血生化;艾叶、吴茱萸引桂、芪入冲任,温经暖宫;香附疏肝理气调经,使气行血行;续断补肝肾,强腰膝而止腰痛。全方扶阳祛寒,调经暖宫,原治子宫虚寒不孕,今用以治虚寒月经后期、量少、痛经等。如兼溲清、便溏者,加补骨脂、白术。

3. 血虚

[主要证候]　经期延后,量少,色淡红,无块,或少腹疞痛;或头晕眼花,心悸少寐,面色苍白或萎黄。舌淡红,脉细弱。

[证候分析]　营血虚少,冲任血虚,血海不能如期而满溢,故经期延后,量少。血虚气弱,胞脉失养,运行无力,故少腹疞痛。血虚不能上荣于头,故头晕眼花,面色苍白或萎黄。血虚不能养心,故心悸少寐,舌淡。血不充于脉,故脉细弱。

[治法]　补血调经。

[方药]　大补元煎(《景岳全书》)。

人参　山药　熟地　杜仲　当归　山茱萸　枸杞　炙甘草。

方中人参大补元气为君,气生则血长;山药、甘草补脾气,佐人参以益生化之源;熟地、当归、枸杞、山萸肉滋肝肾,益精血,补天一之真水,乃补血贵在滋水之意。若脾虚不运,食少便溏,去当归,加白术、扁豆、砂仁以增强健脾和胃之力。心悸少寐,加远志、五味子以交通心肾,宁心安神。如血虚阴亏,兼有潮热、盗汗、心烦,加女贞子、旱莲草、何首乌、地骨皮以养阴清虚热。

4. 气滞

[主要证候]　经期延后,量少,色黯红,或有小块,小腹作胀,或胸腹、两胁、乳房胀痛。舌苔正常,脉弦。

[证候分析]　忧思郁怒,以致气机郁结,血为气滞,血海不能按时满溢,故月经后期,量少,色黯红或有小血块。肝郁气滞,经脉壅阻,故小腹、胸胁、乳房胀痛。病因气滞,内无寒热,故舌苔正常。弦为肝脉,肝气郁滞,故脉弦。

[治法]　理气调经。

[方药]　乌药汤(《兰室秘藏》)。

乌药　香附　木香　当归　甘草

方中乌药理气行滞为君;香附疏肝理气,木香行脾胃滞气为臣;当归养血调经为佐;甘草调和诸药。量少有血块者,加川芎以活血调经。胁痛甚者,加柴胡、郁金以疏肝解郁。小腹痛甚者,加玄胡以行气活血止痛。如气郁化火,除以上主证处,兼量多、色红,心烦,舌红苔薄,脉弦数者,加丹皮、栀子凉血清热。

【文献摘要】

《景岳全书·妇人规》:血热者,经期常早,此营血流利及未甚亏者多有之,其有阴火内灼,血本热而亦每期者,此水亏血少,燥涩而然,治宜清火滋阴,以加味四物汤、加减一阴煎、滋阴八味丸之类主之。

凡血寒者,经必后期而至。然血何以寒?亦惟阳气不足,寒从中生而生化失期,是即所谓寒也。至若阴寒由外而入,生冷由内而伤。或致血逆,或为疼痛,是又寒滞之证,非血寒经迟之谓也,当详辨之。

凡阳气不足,血寒经迟者,色多不鲜,或色见沉黑,或涩滞而少;其脉或微或细,或沉迟弦涩;其脏气形气必恶寒喜暖。凡此者皆无火之证,治宜温养气血,以大营煎、理阴煎之类加减主之。大约寒则多滞,宜加姜、桂、吴萸、荜茇之类,甚者须加附子。

《妇科玉尺》:惟忧愁思虑,心气受伤,则脾气失养,郁结不通,腐化不行,饮食减少,斯有血枯血闭,及血少色淡,过期或数月一行也。

【医案选】

案一 吴××,23岁,已婚,工人。

结婚二年未育,身体素虚,经事常二月一转,头眩腰瘘,肢软神弱,兼有白带,于1961年7月前来门诊。共诊疗3次,现将当时脉案录后:

初诊:经水惯后,本次又二月一转,瘀下颇多,腰瘘殊甚,精神疲乏,脉象沉细,舌淡苔薄白。证属肾气不足血虚气滞。治拟固肾理气,调经养血。

当归6g 制香附9g 杜仲9g 大熟地9g 白芍6g 白术6g 陈皮6g 枳壳4.5g 狗脊9g 巴戟天9g 续断9g

二诊:经水已净,白带连绵,四肢瘘痛,心翳气促,腰瘘膝软,脉象沉细,舌淡少苔。此乃肾气虚弱,奇经不固。治拟固肾养血,健脾束带。

淮山药9g 菟丝饼9g 金樱子9g 杜仲9g 黄芪9g 白术9g 桑寄生9g 巴戟天9g 陈皮6g 樗白皮12g 海螵蛸9g

三诊:服药后白带已少,精力稍充,腰瘘亦瘥,胃纳不佳,脉象虚细,舌质淡苔薄白。脾胃为后天之本,气血之源。纳谷不香,当以健脾为先。

潞党参9g 淮山药9g 焦白术6g 陈皮6g 茯苓9g 巴戟天9g 淡苁蓉9g 当归6g 金樱子9g 覆盆子9g 樗白皮9g

次年来复诊据告:"去岁调理后,一年来月经已准,白带亦少"。(《朱小南妇科经验选》)

案二 王××,女,24岁,未婚,1975年10月26日初诊。

患者夙性质讷,寡于言笑,常有胁腹窜痛之候。年来经事不调,或五旬一至,或间月一行,量少有块,颜色深紫,少腹胀痛,不喜按柔。平日白带量多,质稠气秽。近两个月来,每感日晡形凛,面热心烦,喜握凉物,体倦神疲,自试体温,腋下37.6~38℃,西医诊为"低烧待查",予对症疗法,迄无显著效果。观其面色晦滞,舌质暗红少苔,按脉细弦略数,诊为气滞血瘀,营阴亏损。治拟养血调经,兼退蒸热。

处方:秦当归、紫丹参、赤芍药、刘寄奴各12g 香附米、净苏木、怀牛膝各9g 川茜草9g 云茯苓9g 紫苏梗4.5g 青蒿12g 醋鳖甲18g 银柴胡6g 6剂,间日1剂。

又予成药七制香附丸、加味逍遥丸各6付,每日各一付,上、下午分服。丸剂与汤剂交替服用。另以蛇床子9g,吴萸3g,黄柏6g,布包,泡水,坐浴,一天2次。

二诊 (11月9日)

服药8天,月汛来潮,此次距上次月经为32天,量仍少,所下多块。胁肋窜痛,腹部胀感,带下已少而未净,热势虽降而未清,体温,腋下37.4℃。再依前意,原方出入予服。

处方:怀牛膝、刘寄奴、秦当归各12g 赤芍药、川茜草、泽兰叶各9g 川芎片、淡青蒿、粉丹皮各9g 地骨皮12g 胡黄连6g 炒青皮4.5g 6剂。外用药同前。

并嘱药后每日服丸剂同上,至月经来潮停药。

三诊　　(12月8日)

诉上诊后,汤药服未尽剂,体温即已复常,一直稳定在36.8℃而未反复,自感精神体力有加。昨天月事届期来潮,色、量俱较前为好,略有小块。按脉弦细,舌质淡红,嘱服加味逍遥丸20天,每天上、下午各一付,以资调理。

按　　本例患者,素禀沉郁,肝木难遂条达之性,故常有胁腹窜痛。气滞不能行血,经脉滞涩,久必成瘀,遂致经行后期,血下多块,腹痛拒按。瘀血内阻,延久不去,营阴暗耗,虚热内炽,因有低烧缠绵不已。《金匮要略》谓:"病者如热状,烦满、口干燥而渴,其脉反无热,此为阴伏,是瘀血也,"殆即指此。故治以化瘀通经为主,方用当归养血和血,香附、苏木理气行血以止痛,丹参、刘寄奴、赤芍、茜草、牛膝等,活血化瘀以通经,又以青蒿、鳖甲、银柴胡滋阴清热,兼予除蒸。方中少用苏梗理脾胃之滞,而启运中焦,俾中州得持,自能斡旋有机。初诊获效后,由于瘀血伏匿,刘除未尽,故月事虽下而低烧不清。再诊则专事搜剔,且汤、丸并投,缓急相济,病遂悉已。(《哈荔田妇科医案医话选》)

7·3　月经先后无定期

月经周期时或提前时或延后七天以上者,称为"月经先后无定期",或称"经水先后无定期"。

本病早在宋代《圣济总录》即有"经水无定"之说。明代万全《万氏女科》称为"经行或前或后",并指出应"悉从虚治,加减八物汤主之"。《景岳全书·妇人规》则称为"经乱",分"血虚经乱"和"肾虚经乱",较详尽地论述了病因病机、治法、方药以及预后和调养方法,为临床论治提示了法则,很受后世推崇。

【病因病机】

本病发病机理,在于气血失于调节而导致血海蓄溢失常。其病因多由肝气郁滞或肾气虚衰所致,而以肝郁为主。肝为肾之子,肝气郁滞,疏泄失调,子病及母,使肾气的闭藏失司,故常发展为肝肾同病,临证时应予注意。

1. **肝郁**　　肝藏血,主疏泄,司血海。肝气条达,疏泄正常,血海按时满溢,则月经周期正常。若情志抑郁,或忿怒伤肝,以致疏泄失司,气血失调,血海蓄溢失常。如疏泄过度,则月经先期而至;疏泄不及,则月经后期而来。遂使月经先后无定。

2. **肾虚**　　素体肾气不足,或年少肾气未充;或因久病失养;或因多产房劳,损伤肾气;或老年肾气渐衰,使肾气亏损,藏泄失司,冲任失调,血海蓄溢失常,以致月经周期紊乱。

【诊断要点】

月经周期不固定,时或提前时或退后七天以上,并连续出现三个月经周期以上者,可诊断为本病。

本病一般经量不多,经期不长,如出现经量过多,或经期延长者,常发展成为崩漏,应予重视。

【辨证论治】

本病辨证应结合月经的量、色、质及脉证综合分析。一般以量或多或少,有块、色黯红,小腹胀甚,连及胸胁者多属肝郁。量中等或少,色淡质清,腰部痠痛者多属肾虚。治法贵在疏肝补肾,调理气血、冲任,肝气郁滞的宜疏肝理气,肾气亏损的宜补肾调经。总宜使气血调顺,冲任安和,则经期自和。

1. 肝郁

[主要证候] 月经周期不定,经量或多或少,色紫红,有块,经行不畅,或有胸胁、乳房、少腹胀痛,脘闷不舒,时叹息,嗳气食少。苔薄白或薄黄,脉弦。

[证候分析] 郁怒伤肝,疏泄失常,血海蓄溢失度,故经行先后无定、经量或多或少。肝郁气滞,经脉不利,故可有胸胁、乳房、少腹等肝经循行之处胀痛。肝气欲疏,则叹息;肝气犯胃,则嗳气食少。气郁血滞则经行不畅、有块。气郁化火,可见经色紫红,苔薄黄等症。脉弦为肝郁气滞之象。

[治法] 疏肝理气调经。

[方药] 逍遥散(《和剂局方》)。

柴胡 白术 茯苓 当归 白芍 甘草 薄荷 煨姜

方中柴胡疏肝解郁,薄荷助柴胡疏达之力,当归、白芍养血调经,白术、茯苓、甘草和中健脾,煨姜温胃行气。全方重在疏肝理脾,使肝气得疏,脾气健旺,则经自调。若肝血不足,肝阳偏盛而见头晕目眩,舌红口干者,宜去煨姜、薄荷之辛散。若因肝郁致瘀,经期小腹胀痛,经血有块的,酌加丹参、益母草、延胡索、蒲黄之类。肝郁化热而经多、色红、质稠者,加丹皮、栀子,亦可暂去当归、煨姜。肝郁木不疏土,纳呆,脘闷显著者,加厚朴、陈皮。

2. 肾虚

[主要证候] 经来先后无定,量少,色淡黯,质清。或腰骶痠痛,或头晕耳鸣。舌淡苔少,脉细尺弱。

[证候分析] 肾气虚弱,封藏失司,冲任不调,而血海蓄溢失常,以致月经错乱,先后不定。肾气不足,阴阳两虚,阴不足则经血少,阳不足则经色淡而清。肾虚则髓海不足,孔窍不利,故头晕耳鸣。腰为肾之府,而胞脉又系于肾,肾虚失养,则腰骶痠痛。舌淡苔薄,脉细尺弱,皆为肾气不足之象。

[治法] 补肾调经。

[方药] 固阴煎(《景岳全书》)。

人参 熟地 山药 山茱萸 菟丝子 远志 五味子 炙甘草

方中熟地、山茱萸、菟丝子补肾益精,人参、山药、甘草益气健脾,五味子、远志交通心肾。

如证见肝肾同病,则肝肾同治,用定经汤(《傅青主女科》)

柴胡 炒荆芥 当归 白芍 山药 茯苓 菟丝子 熟地

本方柴胡、荆芥疏肝解郁,当归、白芍柔肝养血调经,山药、茯苓健脾和中,菟丝子、熟地补肾而益精血。全方疏肝肾之气,补肝肾之精血。肝肾之气疏,肝肾之精血旺,则经水自能定期。

[文献摘要]

《景岳全书·妇人规》:凡欲念不遂,沉思积郁,心脾气结,致伤冲任之源,而肾气日消,轻则或早或迟,重则渐成枯闭。

凡女人血虚者,或迟或早,经多不调。

《傅青主女科》:妇人有经来断续,或前或后无定期,人以为气血之虚也,谁知是肝气之郁结乎!夫经水出诸肾,而肝为肾为子,肝郁则肾亦郁矣。肾郁而气必不宣,前后之或断或续,正肾气之或通或闭耳。或曰肝气郁而肾气不应,未必至于如此。殊不知子母关切,子病而母必有顾复之情,肝郁而肾不无缱绻之谊。肝气之或开或闭,即肾气之或去或留,相因而致,又何疑焉。治法宜疏肝之郁,即开肾之郁也。肝肾之郁既开,而经水自有一定之期矣。方用定经汤。

【医案选】

案一　刘××,34岁。

初诊:多产体虚,已扎管,经期先后无定,本次迟10天而行,行则量少即止,隔10天又复行。

胸闷腹胀,纳谷不香,周身骨节痠楚。按脉虚细而弦,舌苔薄白,症属肝郁脾虚,气血不调。治疗采用理气解郁,扶土益血法。

当归9g　川芎4.5g　白芍6g　制香附9g　郁金6g　枳壳4.5g　合欢皮9g　丹参9g　巴戟天9g　焦白术6g　汉防己6g　秦艽9g

复诊:用上方加减法治后,脉象虚细而数,舌质绛而苔薄黄。诊后认为多产伤肾,肾水不足以涵木,肝郁化火,阴虚内热,乃采用固肾疏肝,养血清热法。

当归9g　白芍9g　山萸肉9g　女贞子9g　玄参9g　合欢皮9g　制香附9g　白术6g　陈皮6g　柴胡4.5g　青蒿6g

服药后,阴虚火旺的症状日减。而经水已调。

按:月经不定期,病因不一,但以肝郁的因素占多数,上例即为典型的病例。忽早忽迟。参差不一,盖肝郁能影响气血,气为血帅,气行则血行。气郁则血滞,治疗用香附、郁金、合欢皮以疏肝理气,归、芎、丹参调经养血,能使郁滞的经水得以通畅,以消除量少而腹痛的证象,更用白术健脾,防己、秦艽疏通经络、活血镇痛,解除因气血不调而引起的骨节痠痛。

服药后经水稍调,骨节疼痛已好,而阴虚火旺的脉象显著,因患者肝血虚亏,肾水不足,因而不能涵木,肝木郁而偏亢,发生咽干口燥现象,治疗以当归调经养血;芍、萸肉、女贞子以补肾阴;香附、合欢皮以理气解郁;术、陈皮健脾胃以充气血之源,复合玄参养阴津以清热,柴胡疏肝郁以清热,青蒿清肝经郁热,标本并治。

(《朱小南妇科经验选》)

7·4　月经过多

月经量较以往明显增多,周期基本正常者,称为"月经过多",亦称"经水过多"。

月经过多,早在《金匮要略》温经汤方下即有"月水来过多……"的记载。其后,宋代的《圣济总录·论室女经候不调》中又载"室女经水过多,连绵不绝……",但仅是作为月经不调的一个证候。清代《傅青主女科》始将"经水过多"作为一个病证来论述,为后世开创了先例。

【病因病机】

本病的病因病机与月经先期基本相同。主要是气虚统摄无权,或血热流行散溢,使冲任不固,血随经泄所致。此外,尚有瘀血内阻,以致经量过多者。

1. 气虚　体质素弱,或饮食劳倦,久病伤脾,使中气虚弱。经行之际,气随血泄,其虚益甚,不能摄血固冲,以致出血量多。

2. 血热　素体阳盛,或七情过极,五志化火,或过食辛燥动血之品,或外感热邪,使血分伏热,扰动血海,因而经量增多。

3. 血瘀　久郁血滞,或经、产(堕胎、小产、人流)之后,瘀血停留,积于冲任,瘀血不去,新血不得归经,月经因而量多。

本病在发展过程中,由于病程日久,常致气随血耗,阴随血伤,或热随血泄而出现由实转虚或虚实兼夹之象,如气虚血热、气阴两虚而夹血瘀等证。

【诊断要点】

经量明显增多,在一定时间内能自然停止,是本病的诊断要点。但临床上有与周期提前同时出现,如月经先期量多证。有与后期同时出现的,也有仅经量增多而周期正常的。如经量特多,暴下如注,或下血日久不止,或伴有周期紊乱,则已发展为"崩中"之证。

【辨证论治】

本病辨证,以量多为特征。辨证重在经色、经质。通常以量多、色淡、质薄的属气虚;量多、色鲜红或紫而稠黏的属血热;色紫黑有块,伴小腹疼痛的属血瘀。同时结合其他伴随证候审辨虚实。治疗大法,经期以摄血止血为主,目的在于减少血量,防止失血伤阴。平时宜安冲固冲以治本。血瘀者重在化瘀以止血。总宜慎用温燥走而不守之品,以免动血耗血。

1. 气虚

[主要证候] 经来量多,色淡红,质清稀。或兼见面色㿠白,气短懒言,肢软无力;或小腹空坠;或心悸怔忡。舌淡,脉细弱。

[证候分析] 气虚则冲任不固,经血失约,故量多。气虚火衰不能化血为赤,故经色淡而清稀。气虚阳气不布,故面色㿠白,气短懒言,肢软无力。气虚失于升举,故小腹空坠。气虚血少不能养心,故心悸怔忡。舌淡,脉虚弱,均为气血虚弱之征。

[治法] 补气摄血固冲。

[方药] 举元煎(《景岳全书》)。

人参 黄芪 白术 升麻 炙甘草

方中人参、黄芪、白术、甘草补中益气;升麻助黄芪升阳举陷,气升则血升,不治血而自有摄血固冲之效。方中人参临床可用大量党参代替。如正值经期量多,加阿胶、焦艾叶、乌贼骨、炮姜炭以固涩止血。经期过长,日久不断,加炒蒲黄、益母草以活血止血。腰腹冷痛,加续断、破故纸、艾叶补肝肾,固冲任,温经止血。

2. 血热

[主要证候] 经来量多,色鲜红或深红,质稠黏,或有小血块,常伴心烦口渴、尿黄、便结。舌红,苔黄脉滑数。

[证候分析] 热盛于里,扰及血海,乘经行之际,迫血下行,故使经量增多。血为热灼,则色深红或鲜红而质稠。热壅气滞,经血行而不畅,故有小血块。邪热扰心则心烦,伤津则口渴,尿黄便结。舌红,苔黄,脉滑数,皆邪热内盛之象。

[治法] 凉血清热止血。

[方药] 保阴煎(《景岳全书》)加地榆、槐花。

生地 熟地 黄芩 黄柏 白芍 山药 续断 甘草

方中熟地、白芍益血敛阴;生地清热凉血,养阴生津;黄芩、黄柏清热泄火,直折热邪;地榆、槐花凉血止血;续断固肾止血;甘草调和诸药。

若有以上血热主证,又伴见倦怠乏力,气短懒言,或心悸少寐等证,乃失血伤气耗阴,气虚血热之象。治宜益气养阴凉血止血;方用安冲汤(《医学衷中参西录》)加党参。

白术 黄芪 生龙骨 生牡蛎 大生地 生白芍 海螵蛸 茜草 川续断

方中白术、黄芪、党参补益中气,生地、白芍滋阴养血,生龙骨、生牡蛎、海螵蛸收敛止血,川续断固肾安冲止血,茜草凉血止血。

若外感热邪化火成毒,经量多,经色黯红,臭秽,发热恶寒,少腹硬痛拒按,又宜清热解毒化瘀。方用解毒四物汤(《沈氏尊生书》)酌加败酱草、红藤、桃仁、丹皮。

黄连　黄芩　黄柏　栀子　生地黄　当归　白芍药　川芎

方中黄连、黄芩、黄柏、栀子清热泄火解毒,直折热邪;生地黄滋阴凉血;白芍敛阴缓急止痛;当归、川芎养血活血;加红藤、败酱草、桃仁、丹皮,以增强清热解毒、活血散瘀止痛之效。

3. 血瘀

[主要证候]　经行量多,或持续难净,色紫黑,有血块,或伴小腹疼痛拒按。舌有瘀点,或舌紫黯,脉细涩。

[证候分析]　瘀血内阻,络伤血溢,故经量增多。瘀阻胞络,新血难安,则经来持续难净;瘀血凝结,则色黯有块;阻滞胞宫,则小腹疼痛拒按。舌紫黯,或有瘀点,脉细涩,亦为瘀血阻滞之征。

[治法]　活血化瘀止血。

[方药]　失笑散(《和剂局方》)加血余炭、茜草、益母草。

蒲黄　五灵脂

方中蒲黄活血止血,五灵脂散瘀止痛,二药合用,有活血散瘀,止痛止血之效。加血余炭止血消瘀;茜草、益母草活血祛瘀止血,以增强活血止血之效。如见舌红无苔,口干咽燥,五心烦热,自汗盗汗等阴虚证候者,酌加沙参、麦冬、五味子或女贞子、旱莲草等。

【文献摘要】

《证治准绳·女科》:经水过多,为虚热,为气虚不能摄血。

《傅青主女科》:妇人有经水过多,行后复行,面色萎黄,身体倦怠,而困乏愈甚者,人以为血热有余之故,谁知是血虚而不归经乎……血不归经,虽衰而经亦不少……惟经多是血之虚,故再行而不胜其困乏,血损精散,骨中髓空,所以不能色华于面也。治法宜大补血而引之归经。

《妇科玉尺》:经水过多不止,平日肥壮,不发热者,体虚寒也。

经水过多不止,平时瘦弱,常发热者,由火旺也。

妇人四十九岁,经当止,今每月却行过多,及五旬外,月事比少时更多者,血热或血不归经也。

【医案选】

曹××,女,24岁,未婚,1975年8月21日初诊。

五月前患外感发热,头痛身疼,自服解热止痛片、银翘解毒片之类,渐觉好转。兹后每有日夕疲困倦怠、烦热口干,掌心如灼等症,初未介意,久之始发现为低烧,自试体温,腋下37.6~37.8℃,曾经胸透、心电图及各项常规检查,均无异常发现,西医诊为低烧待查,选服中西药物,时或有效但不巩固。近三月来,形困益加,纳谷不馨,行经量多,色红有块,每次用纸约三四包,伴见腰腹胀痛,口干不喜饮。现正值经期,诸症如前,舌红少苔,脉细弦略数。揆度此证,当属肝肾阴虚,相火妄动,冲任为损者,颇有人怯途之虑,拟滋阴清热、养血固经为法。

处方:秦当归15 g　炒白芍、细生地、棕榈炭各9 g　陈阿胶9 g(烊化冲服)　生侧柏12 g　紫丹参、淡青蒿各9 g　地骨皮9 g　延胡索4.5 g　香附米、炙甘草各6 g　3剂,水煎服。

二诊　(8月24日)

服上方1剂经量减少,3剂经止。此次带经五天,用纸两包余,惟潮热未清,脉呈弦细。此血去阴虚,再拟滋养肝肾,以丽奇经。

处方:杭白芍、女贞子、旱莲草、炙鳖甲、地骨皮各9 g　淡青蒿、细生地各10 g　原寸冬9 g　云茯苓12 g　香附米、银柴胡各6 g　6剂,水煎服。

嘱药后每日上午服知柏地黄丸一付,下午服二至丸20粒,二十天。

三诊　(9月17日)

药后低热已退,余恙悉解。昨天汛至,经期正常,色量均可,惟少腹胀痛,食纳尚差,舌淡红,苔薄白,脉弦滑。拟养血调经并益肝肾。

处方：秦当归、杭白芍各15 g　炒杜仲、桑寄生各9 g　刘寄奴10 g　香附米、软柴胡、川芎片各6 g　川楝子10 g　延胡索、广陈皮、粉甘草各6 g　炒神粬10 g　4剂，水煎服。

嘱药后每天上午服八宝坤顺丹一付，下午服二至丸20粒，连服二十天。

历数月，患者见访，谓药后经事一直正常。

按　本例因外邪未尽，内迫化热，消灼阴血，虚火妄动，故低热绵延不已；胃阴不足，和降失司，故纳谷不佳；热蕴血分，血不循经，是以汛水色红量多，热蕴气滞，经脉不畅，故腰腹胀痛。《妇科玉尺》谓："经水过多不止，平日瘦弱，常发热者，由火旺也。"颇与本例病机洽合，然病延既久，营阴暗耗，已有入损之虞，非实热而可以徒执寒凉者。因以归、芍、阿胶养血，生地、骨皮、青蒿等，滋阴清热退蒸；香附、元胡、丹参等，理气行血，引血归经；又以生侧柏、棕榈炭固涩止血。再诊则益肝肾以固本，清虚热以治标，俟经止热清，复以陈皮、甘草、神粬等理胃和中，启运后天，病遂获愈。（《哈荔田妇科医案医话选》）

7·5　月经过少

月经周期基本正常，经量明显减少，甚或点滴即净；或经期缩短不足两天，经量亦少者，称为"月经过少"，亦称"经水涩少"。

本病在《诸病源候论·月水不调候》有"月水……乍少"的记载。说明当时医家已对月经过少有所注意。其后历代医家如刘河间、朱丹溪、万全、李梴、王肯堂等或从治法方药，或从病因病理，不断提出新的见解，丰富了月经过少的内容。

【病因病机】

月经过少，有虚有实。虚者或因化源不足血海亏虚；或因精血衰少，血海不盈。实者多由瘀血内停；或痰湿阴滞，经脉壅阻，血不畅行。

1. 血虚　素体血虚；或大病久病伤血，营血亏虚；或饮食劳倦，思虑伤脾，脾虚化源不足，均使血海不充而致经量减少。

2. 肾虚　禀赋素弱，或少年肾气未充，或多产（含人工流产、屡孕屡堕）房劳伤肾，以致肾气不足，精血不充，血海不盈因而经量过少。

3. 血瘀　感受寒邪，寒客胞宫，血为寒凝；或气滞血瘀，阻滞胞脉，均使血行不畅，故月经量少。

4. 痰湿　素多痰湿，或脾失健运，湿聚成痰，痰阻经脉，血不畅行，致经量减少。

【诊断要点】

月经周期基本正常，经量很少，甚或点滴即净，为本病的诊断特点。如属已婚育龄妇女应注意因服避孕药而致的月经过少。早孕而有激经者，常易与月经量少混淆而被忽视，当注意鉴别。

【辨证论治】

月经过少应从色、质及有无腹痛以辨虚实。一般以色淡、质清、腹无胀痛者为虚；色紫黯夹血块，腹痛拒按者为血瘀；色淡红、质黏腻如痰者为痰湿。经量逐渐减少者多属虚；骤然减少者多属实。并应结合全身证候辨证。治法重在濡养精血，以本病虚多实少，即使是瘀滞亦多属气血有伤，慎不可恣投攻破，以免重伤气血，使经血难复。月经过少，常伴后期，并可发展为闭经，应积极治疗。

1. 血虚

[主要证候]　月经量少，或点滴即净，色淡无块，或伴头晕眼花，心悸怔忡，面色萎黄，小

腹空坠。舌淡红,脉细。

[证候分析]　营血衰少,血海满溢不足,则经行量少色淡。血虚不能上荣于脑,则头晕眼花。血不养心,则心悸怔忡。血不营于肌肤,则面色萎黄。血虚胞脉失养,则小腹空坠。舌淡红,脉细,均为血虚之象。

[治法]　养血调经。

[方药]　滋血汤(《证治准绳·女科》)。

人参　山药　黄芪　白茯苓(去皮)　川芎　当归　白芍　熟地

方中人参、山药、黄芪益气健脾以资生化之源,使气生血长;四物汤补营养血,佐参、芪以生血,气充血足,则经自调。如经来过少,点滴即止者,为精血亏虚将成闭经之象,加枸杞,山茱萸以滋养肝肾,填精益血。如脾虚食少者,滋血汤加砂仁、陈皮以行气健脾。

2. 肾虚

[主要证候]　月经量少,色淡红或黯红,质薄,腰脊痠软,足跟痛,头晕耳鸣,或小腹冷,或夜尿多。舌淡,脉沉弱或沉迟。

[证候分析]　肾气亏虚,精血不足,故经来量少,色淡红。肾阳虚,血不化赤,则经色淡黯、质薄。肾主骨生髓,脑为髓海,督脉贯脊络肾,肾,督阳虚,则头晕耳鸣,腰脊痠软,足跟痛。胞系于肾,肾阳不足,胞失温煦,故小腹冷。肾虚,膀胱之气不固,故夜尿多。舌淡,脉沉弱或沉迟,为肾虚阳气不足之象。

[治法]　补肾养血调经。

[方药]　归肾丸(《景岳全书》)。

菟丝子　杜仲　枸杞　山萸肉　当归　熟地　山药　茯苓

本方菟丝子、杜仲补益肾气,熟地、山萸肉、枸杞滋肾养肝,山药、茯苓健脾和中,当归养血调经。全方治肾而兼顾肝脾,冲任得养,经自如期。

本方肾阴肾阳双补,重在益精养血。若以经色黯红,小腹冷痛,夜尿多等肾阳虚证候为主者,选加温肾阳药,如仙灵脾、巴戟、仙茅、补骨脂、益智仁等。若以经色红,手足心热,咽干口燥,舌红,苔少,脉细数等血虚阴亏、肾阴不足为主证者,则加生地、玄参、女贞子等滋养肾阴药。阴虚火盛者去杜仲、菟丝子,加丹皮、知母。

3. 血瘀

[主要证候]　经行量少,色紫黑,有血块,小腹胀痛拒按,血块排出后胀痛减轻。舌质正常或紫黯,或有小瘀点,脉细涩或弦涩。

[证候分析]　瘀血内停,经隧阻滞,血不畅行,故经来量少有块,小腹胀痛拒按。血块排出则瘀滞稍通,故胀痛减轻。舌紫黯,或有瘀点,脉涩,乃瘀血内停之征。

[治法]　活血化瘀调经。

[方药]　桃红四物汤(《医宗金鉴》)。

桃仁　红花　川芎　当归　白芍　熟地

方中桃仁、红花、川芎活血祛瘀;当归养血调经,活血止痛;白芍柔肝缓急止痛;熟地补血滋阴。全方有活血化瘀,调经养血之效。如小腹胀痛以胀为甚,或兼胸胁胀满者,为气滞血瘀,原方加香附、台乌以理气行滞。如小腹冷痛,得热痛减,为寒凝血瘀,原方加桂枝、吴茱萸以温通血脉。

4. 痰湿

[主要证候]　月经量少,色淡红,质黏腻如痰;形体肥胖,胸闷呕恶,或带多黏腻。舌淡,

苔白腻,脉滑。

［证候分析］ 痰湿内停,阻滞经络,与血相结,使气血运行不畅,血海满盈不足,故经量减少,色淡质黏腻。脾失健运,痰浊内停,则胸闷呕恶。痰湿下注,任带二脉受损,则带下量多而黏腻。舌淡,苔腻,脉滑,为痰湿内停之象。

［治法］ 化痰燥湿调经。

［方药］ 苍附导痰丸(《叶天士女科诊治秘方》)。

茯苓 法半夏 陈皮 甘草 苍术 香附 胆南星 枳壳 生姜 神曲

方中二陈汤化痰燥湿,和胃健脾;苍术燥湿健脾;香附、枳壳理气行滞;南星燥湿化痰;生姜温中和胃。全方燥湿健脾,行气消痰,使痰湿消除,则经量可调。

【文献摘要】

《万氏女科》:瘦人经水来少者,责其血虚少也。四物加人参汤主之。

肥人经水来少者,责其痰凝经墜也。用二陈加芎归汤主之。

《证治准绳·女科》:经水涩少,为虚为涩。虚则补之,涩则濡之。

《女科证治约旨》:如因形瘦多火,消烁津液,致成经水衰少之候,宜加味少营煎主之。

【医案选】

案一 吴××,28岁,已婚。

婚后二年未育,平时身体虚弱,时常头眩目花,耳鸣心烦,精神不振,每逢临经超早,经量涩少,色淡,二天即净,近日午后且有潮热,于1960年6月间就诊,经治疗后,在很短时间内经量恢复正常。现将四次脉案记录于下:

初诊:6月2日。经来超早,量少不爽,头目昏眩,平时有带,兼有潮热。上月12日转,脉象虚细而数,舌质红苔薄黄,证属血海不充,阴虚内热。治拟充血源,清虚热。

当归9g 白芍9g 熟地9g 白术6g 陈皮6g 丹参9g 巴戟天9g 樗白皮12g 海螵蛸9g 香附6g 青蒿9g

二诊:6月4日。服药白带已止,精力稍充,刻尚有潮热留恋未清,腰痠心烦,脉细数,舌苔薄黄。证属冲任虚弱,阴虚内热。治拟补肝肾,清虚热。

熟地9g(砂仁2.4g,拌) 白芍9g 黄芪9g 当归9g 杜仲9g 续断9g 巴戟天9g 狗脊9g 白术6g 茯苓9g 青蒿6g 柴胡3g

三诊:6月9日。平时经早量少,约20天一转,上月12日转。服药调理后,低热已退,精神亦爽,经水已隔28日,尚未提前来潮,此佳兆也,营血虚亏。治以调补气血为主。

黄芪9g 熟地12g(砂仁2.4g,拌) 黄精9g 白芍9g 金樱子9g 杜仲9g 续断9g 白术6g 陈皮6g 炒阿胶9g 川芎4.5g

四诊:6月13日。调理后,经水于昨天转,经期以趋准,量亦正常,略有腰痠神疲,舌淡苔正常,脉象稍细。治拟扶土益血,调补冲任。

当归6g 熟地9g(砂仁2.4g,拌) 丹参9g 巴戟天9g 杜仲9g 续断9g 菟丝饼9g 川芎4.5g 白术9g 白芍6g 茯苓6g 陈皮6g

按:月经涩少,如无小腹胀痛及色紫黑瘀块的征象,多属血虚。《丹溪心法》所谓:"经水涩少为虚为涩,虚则补之,涩则濡之。"盖血海不充,经源缺乏,经水量少色淡,排血时间缩短,这是自然之理,此种情况,乃为不足之症,不宜用攻破之药,应以养癸水,充经源为治本之道。(《朱小南妇科经验选》)

案二 赵××,女,30岁,已婚,1972年2月28日初诊。

三月来月经后期,量少不畅,颜色紫黑,夹有血块,少腹作胀,疼痛拒按,又兼下肢窜痛,血块既下,诸痛遂减。舌淡红,苔薄黄,脉弦紧。证属气滞血瘀,阻于经脉,经期将届即以行气活血,化瘀通经为治。

处方：秦当归、赤芍药、刘寄奴、净苏木各 12 g　川茜草、怀牛膝、泽兰叶、香附米、川芎片、炒枳壳各 9 g　台乌药 6 g。4 剂。

二诊　（3 月 10 日）

药后月经如期来潮，经量增多，初系紫黑血块，继则色转鲜红，腿痛，腹痛基本未作，行经五天而止。予七制香附丸 10 付，每日上午服半付；女金丹 20 付，临睡前服一丸。均白水送下，以资巩固。

按　本例经期落后，量少不畅，夹紫黑血块，腹痛拒按，诸系气滞血瘀，冲任不畅之征。《内经》云："血实宜决之。"方用香附、川芎、枳壳、乌药等理气疏肝，使气行血行；赤芍、当归、寄奴、苏木、泽兰等活血化瘀，通经止痛；牛膝引血下行，以通地道。古人谓：实证易治，虚证难疗，信也。（《哈荔田妇科医案医话选》）

7·6　经期延长

月经周期基本正常，行经时间超过七天以上，甚或淋漓半月方净者，称为"经期延长"，亦称"月水不断""月水不绝""经事延长"等。若终月不尽者，则为"漏下"。

本病最早见于《诸病源候论》，称为"月水不断"。指出其病是劳伤冲任经脉，冲任之气虚损，不能制其经血所致。《校注妇人良方》谓："或因劳损气血而伤冲任，或因经行而合阴阳，以致外邪客于胞内，滞于血海故也。"指出本病有虚有实，为后世治疗本病提示了原则。

[病因病机]

本病的发病机理，有实有虚，实者多因瘀血阻滞冲任，新血不得归经，虚者多由阴虚内热，扰动血海以致经期延长。

1. 气滞血瘀　气郁血滞或外邪客于胞内，阻碍气血运行而成瘀，瘀血阻滞胞脉，新血不得归经，以致经水延期不绝。

2. 阴虚内热　素体阴虚，或病久伤阴，或多产房劳，使阴血亏耗，阴虚内热，热扰冲任，血海不宁，经血不能循其常度，而致经期延长。

【诊断要点】

本病月经周期基本正常，以行经期超过七天以上或淋漓半月始净为诊断依据。由于经水延期难尽，应与漏下和赤带鉴别。漏下是经血非时而下，淋漓不断，绵延数十日至数月不等。赤带是月经期量正常，经净后流出似血非血的赤色黏液，或臭秽、绵绵不绝。本病是经血拖延时日或淋漓不尽，所排出者主要是血，不是黏液，与赤带不同。

【辨证论治】

本病辨证仍以月经的量色质为主，结合形、气、舌、脉综合分析。一般以经量少，色鲜红，质稠，舌红，脉细数属阴虚内热。量中等，色紫黯有块，经行不畅，小腹胀痛，拒按，属气滞血瘀。

经期延长的治疗原则，重在缩短经期，使达正常范围，故以止血为要。瘀血阻滞，以通为止，重在活血化瘀。阴虚血热，重在养阴清热，安冲宁血，不宜概用固涩药。

1. 血瘀

[主要证候]　经来淋漓八九天至十余天始净，量少，色黯有块，小腹疼痛拒按。舌紫黯或有瘀点，脉弦涩。

[证候分析]　瘀血内停阻滞胞脉，新血不得归经而妄行，故月经淋漓八九天至十余天，血瘀于内，运行不畅，则经来量少，色黯有块，腹痛拒按。舌黯或有瘀点，脉涩，亦为瘀血阻滞所致。

［治法］ 活血祛瘀止血。

［方药］ 桃红四物汤(方见月经过少)合失笑散(方见月经过多)加益母草、茜草。

方中桃红四物汤养血活血祛瘀,失笑散祛瘀止痛止血,茜草、益母草活血祛瘀止血。

2. 阴虚血热

［主要证候］ 月经持续八九天至十余天,量少,色红,质稠。咽干口燥,或有颧红,潮热,或见手心灼热。舌红少津,苔少或无苔,脉细数。

［证候分析］ 阴虚内热,扰及冲任,血海不宁,故经血过期未尽。火旺则面色红,水亏则经量少,质稠。津液不能上承则咽干口燥。颧红潮热或手心灼热,舌红苔少,脉细数,亦为阴虚内热之象。

［治法］ 养阴清热止血。

［方药］ 两地汤(方见月经先期)合二至丸(《医方集解》)加茜草、乌贼骨、益母草。

女贞子 旱莲草

方中两地汤滋阴壮水以平抑虚火,女贞子、旱莲草滋养肝肾而止血,茜草活血祛瘀,乌贼骨固涩止血,益母草祛瘀止血。全方滋阴而不滞血,止血而不留瘀。

【文献摘要】

《诸病源候论》:妇人月水不断者,由损伤经血,冲脉任脉虚损故也,冲任之脉,为经脉之海,手太阳小肠之经也,手少阴心之经也,此二经为表里,主下为月水,劳伤经脉,冲任之气虚损,故不能制其经血,故令月水不断也。凡月水不止,而合阴阳,冷气上入藏,令人身体面目萎黄,亦令绝子不产也。

《校注妇人良方》:妇人月水不断,淋漓腹痛,或因劳损气血而伤冲任,或因经行而合阴阳,以致外邪客于胞内,滞于血海故也。但调养元气,而病邪自愈。若攻其邪则元气反伤矣。

《沈氏女科辑要笺正》:经事延长,淋漓不断,下元无固摄之权,虚象显然。

7·7 痛经

妇女正值经期或行经前后,出现周期性小腹疼痛,或痛引腰骶,甚则剧痛昏厥者,称为“痛经”。亦称“经行腹痛”。

本病以青年妇女较为多见。

有关痛经的记载,最早见于《金匮要略·妇人杂病脉证并治》:“带下,经水不利,少腹满痛,经一月再见。”《诸病源候论》则首立“月水来腹痛候”,认为“妇人月水来腹痛者,由劳伤血气,以致体虚,受风冷之气客于胞络,损伤冲任之脉”,为研究痛经奠下了理论基础。后世医家为探索痛经的辨证规律作了进一步的论述。如《景岳全书·妇人规》说:“凡妇人经行作痛,挟虚者多,全实者少,即如以可按拒按及经前经后经辨虚实,固其大法也,然有气血本虚而血未得行者亦每拒按,故于经前亦常有此证,此以气虚血滞无力流通而然。”这些论述,具有临床指导意义。

【病因病机】

痛经发病有情志所伤,起居不慎或六淫为害等不同病因,并与素体及经期、经期前后特殊的生理环境有关。其发病机理主要是在这个期间受到致病因素的影响,导致冲任瘀阻或寒凝经脉,使气血运行不畅,胞宫经血流通受碍,以致“不通则痛”;或冲任、胞宫失于濡养,不荣而痛。其病位在冲任、胞宫,变化在气血,表现为证。其所以随月经周期发作,是与经期冲任气血变化有关。非行经期间,冲任气血平和,致病因素尚未能引起冲任、胞宫气血瘀滞或不足,故不发生疼痛,而在经期或经期前后,由于血海由满盈而泻溢,气血变化急骤,致病因素乘时而作,便可发生痛经。临床上常见有气滞血瘀,寒凝胞中,湿热下注,气血虚弱,肝肾虚损等证候。也有因子宫发育不良或畸形,或子宫位置过度不正等而发生痛经的。

1. 气滞血瘀　素多抑郁,经期或经期前后复伤于情志,肝气更为怫郁,郁则气滞,气滞则血亦瘀滞,血海气机不利,经血运行不畅,发为痛经。《沈氏女科辑要笺正》说:"经前腹痛无非厥阴气滞,络脉不疏。"便是指此。

若经期虽无明显情志诱因,但因肝气素郁,以致"经欲行而肝不应,则拂其气而痛生"(《傅青主女科》)。

2. 寒凝胞中　多因经期冒雨、涉水、游泳,或经水临行贪食生冷,内伤于寒,或过于贪凉,或生活于湿地,风冷寒湿客于冲任、胞中,以致经血凝滞不畅;或素禀阳虚,阴寒内盛,冲任虚寒,致使经水运行迟滞。均可使血滞不行,留聚而痛。《傅青主女科》说:"夫寒湿乃邪气也,妇人有冲任之脉居于下焦……经水由二经而外出,而寒湿满二经而内乱,两相争而作疼痛。"

3. 湿热下注　宿有湿热内蕴,流注冲任,阻滞气血;或于经期,产后(包括堕胎、小产后)而感湿热之邪,稽留于冲任,或蕴结于胞中,湿热与经血相搏结,故发为痛经。

4. 气血虚弱　脾胃素弱,化源不足,或大病久病,气血俱虚,冲任气血虚少,行经以后,血海空虚,冲任、胞脉失于濡养,兼之气虚血滞,无力流通,因而发生痛经。《胎产证治》说:"经止而复腰腹痛者,血海空虚气不收也。"

5. 肝肾虚损　多因禀赋素弱,肝肾本虚;或因多产房劳,损及肝肾。精亏血少,冲任不足,胞脉失养,行经之后,精血更虚,冲任、胞宫失于濡养,而致痛经。

【诊断要点】

本病的临床特征是经行小腹疼痛,伴随月经周期而发作。疼痛可引及全腹或腰骶部,或外阴、肛门坠痛。一般疼痛多发生于行经第一、第二天或经期前一二天,随后即逐渐减轻或消失,偶有延续至经净或于经净后始发病的,但亦在一二天内痛可自止。疼痛程度有轻有重,一般无腹肌紧张或反跳痛,经血排出流畅时,疼痛常可缓解。

此外,其他病证所出现的腹痛亦可发生在经期或于经期加重,临证时当详问病史,细查现证,必要时进行全身检查和妇科检查,以资鉴别。

【辨证论治】

痛经辨证首先当识别痛证的属性。根据疼痛发生的时间、性质、部位以及痛的程度,结合月经期,量、色、质及兼证、舌脉,并根据素体情况等辨其寒、热、虚、实。一般痛在经前、经期多属实;痛在经后多属虚。疼痛剧烈拒按多属实;隐隐作痛喜揉喜按多属虚。得热痛减多为寒,得热痛增多为热;痛甚于胀,血块排出则疼痛减轻或刺痛者多为血瘀;胀甚于痛者多为气滞。绞痛、冷痛者属寒;灼痛者属热。痛在两侧少腹病多在肝,痛连腰际病多在肾。

痛经的治疗原则,以调理冲任气血为主。又须根据不同的证候,或行气,或活血,或散寒,或清热,或补虚,或泻实。治法分两步:月经期调血止痛以治标;平时辨证求因而治本。同时,又宜结合素体情况,或调肝、或益肾、或扶脾,使之气顺血和,冲任流通,经血畅行则痛可愈。致于子宫发育不良、畸形或位置过度倾屈等所致的痛经,又当根据不同情况选择治疗方法。

1. 气滞血瘀

［主要证候］ 每于经前一二天或月经期小腹胀痛,拒按,或伴胸胁乳房作胀,或经量少,或经行不畅,经色紫黯有块,血块排出后痛减,经净疼痛消失。舌紫黯或有瘀点,脉弦或弦滑。

［证候分析］ 肝司血海,又主疏泄,肝气条达,则血海通调。因情志拂郁,冲任气血郁滞,气血流行欠畅通,故经前一二天或经期少腹胀痛、拒按,或经量少或行而不畅。经血瘀滞故色黯有块。血块排出,瘀滞减轻,气血暂通,故疼痛缓解。瘀滞随经血而外泄,故经后疼痛自消。若郁滞之因未除,则于下次月经周期又复发作。舌紫黯有瘀点,脉弦,为瘀滞之征。

［治法］ 理气化瘀止痛。

［方药］ 膈下逐瘀汤(《医林改错》)。

当归 川芎 赤芍 桃仁 红花 枳壳 延胡索 五灵脂 丹皮 乌药 香附 甘草

方中以枳壳、乌药、香附理气调肝,当归养血和血,川芎、赤芍、桃仁、红花、丹皮活血行瘀,延胡索、五灵脂化瘀止痛,甘草缓急调和诸药。气顺血调则疼痛自止。若兼口苦,苔黄,月经持续时间延长,经色紫黯,经质稠黏,为肝郁化热之象,当佐以清泄肝热,上方加栀子、夏枯草、益母草。若兼前后二阴坠胀者,加川楝子、柴胡;若肝郁伐脾,症见胸闷、食少者,加炒白术、茯苓、陈皮。若痛甚而见恶心呕吐者,为肝气挟冲气犯胃,当佐以和胃降逆,上方加吴茱萸、黄连、生姜。

2. 寒凝胞中

(1) 阳虚内寒

［主要证候］ 经期或经后小腹冷痛,喜按,得热则舒,经量少,经色黯淡,腰腿痠软,小便清长。脉沉,苔白润。

［证候分析］ 肾为冲任之本,胞脉系于肾而络于胞中,肾阳虚弱,虚寒由生,冲任、胞宫失煦,虚寒滞血,故经期或经后小腹冷痛,经少色黯淡。寒得热化,故得温则舒。非实寒所凝聚,故喜揉按。肾阳不足,故腰腿痠软,小便清长。脉沉,苔白润,为虚寒之象。

［治法］ 温经暖宫止痛。

［方药］ 温经汤(《金匮要略》)加附子、艾叶、小茴香。

吴茱萸 当归 芍药 川芎 人参 生姜 麦门冬 半夏 牡丹皮 阿胶 甘草 桂枝

方中吴茱萸、桂枝温经散寒,兼通血脉以止痛;当归、川芎养血活血调经;阿胶、麦冬合当归以养血益阴;丹皮化瘀行血;芍药、甘草缓急止痛;人参益气;生姜、半夏和中。本方温经散寒,养血祛瘀,加附子、艾叶、小茴香以增强温肾暖宫,散寒止痛之效。

若手足不温,面色青白,舌质淡嫩,宜去麦冬、阿胶,以其阴柔碍阳滞血。

(2) 寒湿凝滞

［主要证候］ 经前数天或经期小腹冷痛,得热痛减,按之痛甚,经量少,经色黯黑有块,或畏冷身疼。苔白腻,脉沉紧。

［证候分析］ 寒湿之邪重浊凝滞,客于冲任、胞中与经血搏结,使经血运行不畅,故于经前一二天或经期小腹冷痛。血为寒凝,故经色不鲜有块。得热则凝滞稍减,故疼痛减缓。苔白腻,脉沉紧,均为寒湿内闭、气血瘀滞之征。

［治法］ 温经散寒除湿,化瘀止痛。

［方药］ 少腹逐瘀汤(《医林改错》)加苍术、茯苓。

小茴香　干姜　延胡索　没药　当归　川芎　肉桂　赤芍　蒲黄　五灵脂

方中肉桂、小茴香、干姜温经散寒除湿;当归、川芎、赤芍养血,活血,行瘀;延胡索、五灵脂、蒲黄、没药化瘀止痛;加苍术燥湿化浊,茯苓健脾渗湿。全方温经散寒,活血祛瘀止痛。痛甚而厥,症见手足不温或冷汗淋漓,为寒邪凝闭阳气之象,宜于方中加附子,以温壮阳气而运血行。

3. 湿热下注

[主要证候]　经前小腹疼痛拒按,有灼热感,或伴腰骶胀痛;或平时少腹时痛,经来疼痛加剧。低热起伏,经色黯红,质稠有块,带下黄稠,小便短黄。舌红苔黄而腻,脉弦数或濡数。

[证候分析]　外感或内蕴湿热之邪,犯及下焦,盘踞冲任、胞中,经前血海气血充盈,湿热与血胶结,故下腹疼痛拒按,或痛连腰骶,或小腹灼热。湿热缠绵,故低热起伏,或平时小腹亦痛。经色黯红有块,瘀热扰血所致。湿热留连冲任,可有月经失调。湿热壅遏下焦,故带下异常,小便短黄。舌红苔黄而腻,脉弦数,均为湿热之象。

[治法]　清热除湿,化瘀止痛。

[方药]　清热调血汤(《古今医鉴》)加红藤、败酱草、苡仁。

牡丹皮　黄连　生地　当归　白芍　川芎　红花　桃仁　莪术　香附　延胡索

本方以丹皮清热凉血化瘀;生地清热凉血;黄连清热解毒,燥湿;当归、白芍养血和血;川芎、红花、桃仁、莪术活血祛瘀;香附、延胡索调气止痛。全方清热化瘀,理气调血。加败酱草、红藤、苡仁以增强清热解毒,除湿消瘀之力。如兼有月经不调或带下异常者,参照有关章节处理。

4. 气血虚弱

[主要证候]　经后一二天或经期小腹隐隐作痛,或小腹及阴部空坠,喜揉按,月经量少色淡质薄,或神疲乏力,或面色不华,或纳少便溏。舌淡,脉细弱。

[证候分析]　气血不足,冲任亦虚,经行之后,血海更虚,血虚濡养不足,气虚运行无力,血行迟滞,故经后一二天小腹隐隐作痛而喜揉按。经后数天,冲任气血渐复,故隐痛自消。若体虚而未复,遇经期失血伤气,则经净腹痛复作。气虚阳气不充,血虚精血不荣,故经量少而色淡质薄,面色萎黄不华。气血虚弱,脾阳不振,故神疲,纳少便溏。舌淡,脉细弱,为气血两虚之象。

[治法]　益气补血止痛。

[方药]　圣愈汤(《兰室秘藏》)去生地,加白芍、香附、延胡索。

人参　黄芪　当归　川芎　熟地黄　生地黄

人参、黄芪补气,四物养血调血,香附、延胡索调气止痛。气血充盈,血脉流畅则痛自除。

血虚肝郁,症见胁痛、乳胀、小腹胀痛,上方加川楝子、柴胡、小茴香、台乌药。血虚甚,症见头晕、心悸、眠差者,加鸡血藤、大枣、酸枣仁。兼肾虚,症见腰腿痠软者,加菟丝子、续断、桑寄生。

5. 肝肾虚损

[主要证候]　经行后一二天内小腹绵绵作痛,腰部痠胀,经色黯淡,量少,质稀薄,或有潮热,或耳鸣。脉细弱,苔薄白或薄黄。

[证候分析]　肝肾不足或亏损,冲任俱虚,精血本已不足,经行之后,血海空虚,胞脉更

失濡养,故经后小腹疼痛绵绵,经量少而色黯淡,质稀薄。肾虚故腰痠耳鸣。阴虚生内热,可见潮热,苔薄黄。脉细弱为精血有亏之象。

〔治法〕 益肾养肝止痛。

〔方药〕 调肝汤(《傅青主女科》)。

当归 白芍 山茱萸 巴戟 阿胶 山药 甘草

方中当归、白芍养血柔肝,山茱萸益精气养肝肾,巴戟温肾益冲任,阿胶滋阴益血,山药健脾补中。

痛及腰骶加续断、杜仲。兼少腹两侧或两胁胀痛,乃挟肝郁所致,宜佐以调气,上方加川楝子、延胡索,或加小茴香、橘核、郁金等。

诊治痛经,在辨证论治的同时,常选择相应的止痛药配伍以协助止痛。如寒者,选用艾叶、小茴香、炮姜、肉桂、台乌、吴茱萸等温经止痛药;气郁者,选用香附、川楝子、延胡索、姜黄、木香、枳壳、槟榔等行气止痛药;瘀者,选用川芎、乳香、三七、没药、延胡索、蒲黄、五灵脂等活血止痛药;热者,选用川楝子、丹皮、赤芍等清热止痛药。

此外,痛经患者应注意少吃寒凉生冷或刺激性食物。经期不宜游泳、涉水。切勿预先畏惧疼痛发生。起居生活应有常度。

【其他疗法】

1. 单方验方

(1)云南白药 按说明服。

(2)伤科七厘散 每次一支,一天 2~3 次。于经前及经痛时温开水送服。

(3)田七末 2~3 g,经前及经痛时温开水送服,每天 1~2 次。

2. 针灸 实证用泻法,留针 15~20 min。

(1)体针 中极、次髎、地机,或足三里(双)三阴交(双)。

(2)耳针 子宫、内分泌、交感、肾。每次选 2~4 穴,用中、强刺激,留针 15~20 min,也可用耳穴埋针。

【文献摘要】

《格致余论》:将行而痛者,气之滞也;来后作痛者,气血俱虚也。

《景岳全书·妇人规》:经行腹痛,证有虚实。实者,或因寒滞,或因血滞,或因气滞,或因热滞;虚者,有因血虚,有因气虚。然实痛者,多痛于未行之前,经通而痛自减;虚痛者,于既行之后,血去而痛未止,或血去而痛益甚。大都可按可揉者为虚,拒按拒揉者为实。有滞无滞,于此可察。但实中有虚,虚中亦有实,此当于形气禀质兼而辨之,当以察意,言不能悉也。

【医案选】

案一 石山治一妇瘦小,年二十余,经水紫色,或前或后,临行腹痛,恶寒喜热,或时感寒,腹亦作痛。脉皆细濡近滑,两尺重按,略洪而滑。汪曰:血热也。或谓恶寒如此,何谓为热。曰:热极似寒也。遂用酒煮黄连四两,香附归身尾各二两,五灵脂一两,为末粥丸,空腹吞之而愈。(《名医类案》)

案二 滑伯仁治一妇,年三十岁,每经水将来三五天前,脐下疗痛,如刀刺状,寒热交作,下如黑豆汁,既而水下,因之无娠,脉二尺沉涩欲绝,余部皆弦急。曰:此由下焦寒湿,邪气搏于冲任。冲为血海,任主胞胎,为血室,故经事将来。邪与血争,而作疗痛;寒气生浊,下如豆汁,宜治下焦。遂以辛散苦温理血药为剂,令先经期十天服之,凡三次,而邪去经调。是年有孕。(《名医类案》)

案三 患者孙××,29 岁,已婚。1980 年 5 月 17 日初诊。

痛经四年,曾在西医妇科治疗,诊为膜样痛经,结婚半年痛经未改善。末次月经 5 月 16 日,经水已行,小腹剧痛,腰臀疲楚,经来量不多,经前乳胀,舌苔薄,脉细弦。此乃肝气郁滞,气血瘀阻。治宜理气活血调经。即投以丹参9～15 g,全当归、赤芍、泽兰、三棱、桃仁、红花、牛膝、延胡、制香附、益母草各9 g,川芎6 g,木香、柴胡各4.5 g,续断、菟丝子各9 g,橘叶6 g。另嘱,平时服四制香附丸,逍遥丸,下次月经前来就诊,并测基础体温。

　　6月11日二诊:经水将临,腹痛未作,乳胀已减,舌苔薄,脉细弦,基础体温双相。防有余瘀未化,再按原定方,嘱服5剂。1980年7月27日因月经过期未行而来就诊,神疲肢倦,偶有恶心,查尿妊娠试验阳性。(《新中医》1983年第3期)

7·8　经间期出血

　　凡在两次月经之间,即絪缊之时,有周期性出血者,称为"经间期出血"。

　　《女科准绳》引袁了凡说:"天地生物,必有絪缊之时,万物化生,必有乐育之时……凡妇人一月经行一度,必有一日絪缊之候,于一时晨间……此的候也……顺而施之则成胎矣。"可见在明代以前,已认识月经周期中有一日是受孕的"的候"——絪缊期,即现今所称之"排卵期"。关于这一时期的出血,前人虽无专论,但可参考月经先期、经漏、赤白带下等有关文献。

　　【病因病机】

　　本病发生的病因病机,目前尚未完全明了,多数认为可能与体质因素有关。月经排净以后,血海空虚,冲任衰少,经气逐渐蓄积,由空虚渐充盛。至两次月经之间,为由虚至盛之转折,阴精充实,功能加强,阳气内动而出现絪缊动情之期。若体内阴阳调节功能正常者,自可适应此种变化,无特殊证候。若肾阴不足,受此阳气之冲击,阴络易伤而血溢,出现少量阴道出血;或湿热内蕴,此际可使热与阳气动血,因而出血;又或宿有瘀血内留,此时亦可瘀为阳动易出血。其主要机理,可以认为是由于絪缊期元精充实,阳气内动,加以肾阴不足、湿热内蕴或瘀血内留等因素动血,便可引致阴道出血。

　　1. 肾阴虚　禀赋不足,或房劳多产伤肾,肾阴不足,精亏血损,于絪缊之时,阳气内动,损伤阴络,冲任不固,因而出血。

　　2. 湿热　情怀不畅,肝郁气滞,克伐脾胃,不能化水谷之精微以生精血,反聚而成湿,湿邪下注,蕴而生热,絪缊之时,阳气内动,引动内热,热伤冲任,故出血。

　　3. 血瘀　体质不足,复因经产留瘀,瘀阻胞络,或因七情内伤,气滞冲任,久而成瘀,当此絪缊之时,阳气内动,动乎瘀血,损伤胞络,以致出血。

　　【诊断要点】

　　凡在两次月经之间,絪缊乐育之时出血,持续二三天,血量少于正常月经量,并有周期性者;或伴有腰疲,少腹两侧或一侧作胀作痛,乳房作胀作痒,带下增多,质黏如蛋清者。此外,基础体温示低高温相交替时出血者,可作本病诊断依据。

　　与月经先期的鉴别,月经先期多不在经间期,经量正常或量多;经间期出血,血量偏少,基础体温在高温相之前出血。与月经过少的鉴别,月经过少周期尚正常;而经间期出血常在月经周期的中间。与赤白带、经漏的鉴别,赤白带、经漏无周期;而经间期出血有周期性。一般通过详细问诊及测量基础体温,是可以区别的。

　　【辨证论治】

　　本病虽以肾阴虚证候为主,但仍然要根据形、气、色、脉以及出血的色、质进行分析。在治疗上,滋养肾阴虽为主法,亦要按照辨证结果,分别处理。

1. 肾阴虚

[主要证候] 经间期出血量少,或稍多,色红,无血块,腹不痛,头昏腰疫,夜寐不熟,便艰,尿黄。舌红,脉细弦略数。

[证候分析] 肾阴亏损,在细缊之时,阳气内动,损伤阴络,冲任不固,因而出血。但非因邪热煎迫,故血量不多;阴虚阳动,故色红。肾阴虚,故腰疫头晕难寐。阴液不足,故便难而尿黄。舌红,脉细弦略数,为肾阴虚损之征。

[治法] 滋阴止血。

[方药] 两地汤(方见月经先期)合二至丸(方见经期延长)。

方中生地、地骨皮滋阴清热;元参、麦冬补益肾阴;白芍养阴敛阴;阿胶滋阴养血,且有止血之功。《傅青主女科》谓此方:"只专补水,水既足而火自消矣。"女贞子、旱莲草,不仅有利于滋阴,且有利于控制出血。心肝郁火,上方加醋柴胡、黑栀子。

2. 湿热

[主要证候] 经间期出血量少或多,色红质黏腻,无血块,或如赤白带、赤带,神疲乏力,骨节疫楚,胸闷烦躁,纳食较差,小便短赤,平时带下亦多,质黏腻。舌苔黄白腻,根部稍厚,脉细弦。

[证候分析] 湿热因阳气动而扰动血海,故经间期出血,量少色红;湿浊与血俱下则质黏腻,或如赤带、赤白带;湿热互结,热重于湿者则出血量多,胸闷烦躁,小便短赤;湿重于热则神疲乏力,周身骨节疫楚,纳食较差,平时带多,质黏腻等。舌苔黄白腻,根部稍厚,脉细弦者,为湿热之征。

[治法] 清利湿热。

[方药] 清肝止淋汤(《傅青主女科》)去阿胶、红枣,加小蓟、茯苓。

当归 白芍 生地 丹皮 黄柏 牛膝 制香附 黑豆

本方原治赤带,方中有阿胶、红枣,因纳食较差,苔腻,故去之。傅氏在本方后说:"此方但主补肝之血,全不利脾之湿者,以赤带之为病,火重而湿轻也。夫火之所以旺者,由于血之衰,补血即足以制火,且水与血合而成赤带之症,竟不能辨其是湿非湿,则湿亦化而为血矣,所以治血则湿亦除。"方中白芍、当归、生地、黑豆补肾养血柔肝,丹皮清肝泻火,香附疏肝解郁,黄柏清热燥湿,小蓟清热止血,茯苓利水渗湿,牛膝引药下行。如在方中再加苡仁、苍术等更佳。

3. 血瘀

[主要证候] 经间期出血量少或多,色紫黑或有血块,少腹两侧胀痛或刺痛,胸闷烦躁。舌有紫点,脉细弦。

[证候分析] 血瘀阻滞胞络,因阳气动而血亦动;动则血海不宁,络脉损伤,故出血色紫黑而有血块,且伴有少腹胀痛、刺痛之感觉;气滞不畅,故胸闷烦躁。舌有紫点,脉细弦,为瘀血之象。

[治法] 化瘀止血。

[方药] 逐瘀止血汤(《傅青主女科》)。

生地 大黄 赤芍 丹皮 归尾 枳壳 桃仁 龟版

方中生地、归尾、赤芍养血活血,桃仁、大黄、丹皮活血祛瘀,枳壳行气散结,龟版养阴止血。全方有活血祛瘀,养阴止血的作用。

【医案选】

杨××,女 27 岁,未婚,1973 年 4 月初诊。

两年来每于月经过后十天左右,阴道即见有少量出血,色褐,约持续四五天始止。经期前错,色红,量多,间有小血块,经前小腹胀痛,月经前后,带多质稠,腰疼乏力,眠食俱差,舌红,苔黄薄腻,脉弦滑无力。证属肝热血虚,湿热下注。刻诊经期方过,头晕腰疼,带下量多,拟予清热利湿,养血平肝。

处方:秦当归、杭白芍、女贞子、旱莲草各 9 g　桑寄生 15 g　白蒺藜、杭菊花(后下)各 9 g　车前子 12 g(包煎)　椿根白皮、瞿麦各 15 g　黄芩 9 g　粉甘草 6 g　3 剂,水煎服。

另用蛇床子 9 g　川黄柏 6 g　淡吴萸 3 g　布包,泡水,坐浴,日 2 次。

二诊　(5 月 6 日)

上方续服 8 剂,带下止,经间亦未见出血,腰膝乏力诸皆轻减。今晨月事来潮,量较多,并见腰疼腹坠,脉弦滑略数。再予养阴清热,凉血固经法。

处方　秦当归 15 g　杭白芍 9 g　大生地 15 g　川芎片 4.5 g　粉丹皮 9 g　炒地榆 15 g　川茜草 6 g　刘寄奴 9 g　制香附 6 g　生侧柏 9 g　乌贼骨 15 g　条黄芩 6 g　陈阿胶 9 g(烊化冲服)　3 剂,水煎服。

三诊　(5 月 20 日)

上方服 5 剂,月经已止,此次经量较上次为少,用纸不足两包。舌红苔薄白,脉弦缓。

嘱每日上午服加味逍遥丸一付,下午服二至丸 20 粒,七天后仍服一诊方 5 剂,并于下次经潮时服二诊方 3 至 5 剂。恪守此法调理四个月,经期、经量近常,经间未再出血。

按　本例经期提前,量多,伴见头晕腰疼,证属肝经郁热,肝肾不足;经期前后带多质浓,舌苔黄腻,乃因湿热下注;月经中期,由于湿热蕴积,溃入血络,动血伤血,溢出脉外,故见经间出血。初诊月经方过,精血亏虚,肝木失养,故见头晕腰疼诸症,湿热下注,因而带下稠秽,治用归、芍、女贞、旱莲、寄生等补益肝肾,黄芩、菊花、蒺藜等清热平肝,使肝肾得以滋填,郁热得以清泻,则冲任调和血循经行。又兼车前、瞿麦、椿根皮等清利湿热,使脉道疏瀹,气血通畅,即无动经伤血之虞。(《哈荔田妇科医案医话选》)

7·9　闭经

女子年逾十八周岁月经尚未初潮,或已行经而又中断达三个月以上者,称为闭经。妊娠期、哺乳期暂时性的停经、经绝期的绝经或有些少女初潮后,一段时间内有停经现象等,均属生理现象,不作闭经论。也有妇女由于生活环境的突然改变,偶见一二次月经不潮,又无其他不适者,亦可暂不作病论。至于因先天性生殖器官发育异常或后天器质性损伤而无月经者,非药物治疗所能奏效,不属本节论述范围。

闭经最早记载于《内经》,称为"女子不月""月事不来"。继后,医家对闭经的论述颇多,《景岳全书·妇人规》以"血枯""血隔"分虚实立论,言简理明。

【病因病机】

本病的病因病机较复杂,按"辨证求因"原则可分为虚、实两端。虚者精血不足,血海空虚,无血可下;实者邪气阻隔,脉道不通,经血不得下行。虚者多因肝肾不足,气血虚弱,阴虚血燥而成经闭;实者多由气滞血瘀,痰湿阻滞导致闭经。

1. 肝肾不足　禀赋不足,肾气未盛,精气未充,肝血虚少,冲任失于充养,无以化为经血,乃致经闭。或因多产、堕胎、房劳,或久病及肾,以致肾精亏耗,肝血亦虚,精血匮乏,源断其流,冲任亏损,胞宫无血可下,而成闭经。《医学正传》云:"月经全借肾水施化,肾水既乏,则经血日以干涸。"

也有因肾阳素虚,阳气不达,阳虚生寒,虚寒滞血,而致经闭的。

2. 气血虚弱　脾胃素弱,或饮食劳倦,或忧思过度,损伤心脾,营血不足;或大病、久病,或吐血、下血,堕胎、小产等数脱于血,或哺乳过长过久,或患虫积耗血,以致冲任大虚,血海空乏,无血可下,故成闭经。《兰室秘藏》云:"妇人脾胃久虚,或形羸气血俱衰,而致经水断绝不行。"

3. 阴虚血燥　素体阴虚或失血伤阴,或久病耗血,或过食辛燥灼烁津血,以致血海燥涩干涸,故成经闭。若日久病深,精亏阴竭,血海涸竭,则可发展为虚劳闭经。如《景岳全书·妇人规》说:"正因阴竭,所以血枯……或以咳嗽,或以夜热。"

4. 气滞血瘀　七情内伤,肝气郁结不达,气血瘀滞。或因经、产之时,血室正开,感受风冷寒邪,或内伤寒凉生冷,血为寒凝而瘀,或因热邪煎熬阴血成瘀。气滞则血瘀,血瘀必气滞,二者相因而致。冲任瘀阻,胞脉壅塞,经水阻隔不行,故致闭经。

5. 痰湿阻滞　肥胖之人,多痰多湿,痰湿壅阻经隧。或脾阳失运,湿聚成痰,脂膏痰湿阻滞冲任,胞脉闭而经不行。《女科切要》说:"肥白妇人,经闭而不通者,必是湿痰与脂膜壅塞之故也。"

此外,亦有因刮宫术后闭经者,有因滥用激素类药物引起闭经者,临证时应加详察。

【诊断要点】

临诊时应详问病史,并作有关检查,首先应排除生理性停经,特别应注意与早孕鉴别(表7-1)。同时应了解患者的发育、营养、第二性征、精神状况等,检查有无生殖器官发育异常,询问有无服用不适量的药物及不良的饮食习惯及全身性疾病等,以明闭经的原因。

表 7 - 1　闭经与早孕的鉴别

	闭 　 经	早 　 孕
临床特征	闭经前多有月经不调,继而出现经闭。也有突然停闭的,但常伴小腹胀痛等证,或兼有其他疾病	月经多由正常而突然停止。往往伴有厌食择食、恶心呕吐、喜食酸味、体倦嗜卧等早期妊娠反应
脉　象	脉多沉涩或虚细	脉滑利,尺脉按之不绝
妇科检查	无妊娠体征	宫颈着色,子宫体增大符合孕月,质软,乳房增大,乳晕黯黑
尿妊娠试验	阴性	阳性

【辨证论治】

确诊经闭后,当分清虚实。一般而论,已逾常人初潮年龄尚未行经,或月经逐渐稀发而停闭,并伴有其他虚象的,多属虚证。如以往月经尚属正常而突然停闭,又伴其他实象的,则多是实证。

闭经的治疗原则,根据病证,虚者补而通之,或补益肝肾,或调养气血;实者泻而通之,或活血化瘀,或理气行滞,或除邪调经,切不可不分虚实,滥用攻破方药,亦不可一味峻补,反燥涩精血。至于因他病而致经闭者,又当或先治他病,病愈则经可调。

1. 肝肾不足

［主要证候］　年逾十八周岁尚未行经;或由月经后期量少逐渐至经闭,体质虚弱,腰痠

腿软,头晕耳鸣。舌淡红,苔少,脉沉弱或细涩。

　　[证候分析]　禀赋素弱,肾气不足,天癸未至,冲任未通,故月经迟迟不潮;或天癸虽曾至而不持续,则来潮而又中断。或损伤冲任,故月经逐渐延后量少而至停闭。腰痠头晕耳鸣,舌淡红苔少,脉沉弱涩,均为肝肾不足之征。

　　[治法]　补肾养肝调经

　　[方药]　归肾丸(方见月经过少)加鸡血藤、首乌。

　　本方以补肾气益精血调肝脾为主,加鸡血藤、首乌以增强补血之效,肾气得充,肝血和调,化源充足,冲任得养,血海渐盈,则月经可复。

　　若出现潮热,五心烦热,甚至盗汗,骨蒸劳热等象,为肝肾阴虚生热所致。可参照阴虚血燥经闭处理。

　　2.气血虚弱

　　[主要证候]　月经逐渐后延,量少,经色淡而质薄,继而停闭不行。或头昏眼花,或心悸气短,神疲肢倦,或食欲不振,毛发不泽或易脱落,羸瘦萎黄。脉沉缓或虚数,舌淡,苔少或白薄。

　　[证候分析]　屡伤于血,或心脾受损,化源不足,血虚气弱,冲任失养,血海空虚,以致月经停闭。余证均为血虚不荣,气虚不布所致。

　　[治法]　补气养血调经。

　　[方药]　人参养荣汤(《和剂局方》)。

　　人参　黄芪　煨白术　茯苓　远志　陈皮　五味子　当归　白芍　熟地　桂心　炙甘草

　　方中人参大补元气,配以黄芪、白术、茯苓、陈皮、甘草补中益气,当归、白芍、熟地养血调经,五味子益气养心,远志宁心安神,桂心温阳和营。全方补气生血养营,以益生发之气。阳生阴长,精充血旺,经行如常。

　　若因产后大出血所致的经闭,除见气血虚弱征象外,更见神情淡漠,阴道干涩,阴毛、腋毛脱落,性欲减退,生殖器官萎缩等症,此乃精血亏败、肾气虚惫、冲任虚衰之证,可于上方加鹿茸、鹿角霜、紫河车等血肉之品,长期服用。

　　若因虫积而致血虚闭经,当先治虫(同于内科),继以扶脾胃,补气血而治经闭。

　　3.阴虚血燥

　　[主要证候]　经血由少而渐至停闭,五心烦热,两颧潮红,交睫盗汗,或骨蒸劳热,或咳嗽唾血。舌红苔少,脉细数。

　　[证候分析]　阴虚内热,热燥血亏,血海渐涸,故月经由少以致停闭,并见五心烦热,盗汗颧红等虚热证象。

　　若阴虚日久,精血亏损,虚火内炽,致成阴虚劳热,可见形体羸瘦,骨蒸潮热,或咳嗽唾血等症。

　　[治法]　养阴清热调经。

　　[方药]　加减一阴煎(《景岳全书》)加黄精、丹参、枳壳。

　　生地　熟地　白芍　麦冬　知母　地骨皮　炙甘草

　　本方以生地、麦冬、知母滋阴清热;熟地、黄精、白芍养血益精;地骨皮凉血退蒸,除虚热;丹参活血凉血,除烦安神;枳壳调气宽中;甘草健脾和中。虚烦潮热甚者,加青蒿、鳖甲;兼咳嗽,唾血者,酌加五味子、百合、川贝、阿胶。虚烦少寐,心悸者,加柏子仁、夜交藤。若因实火灼阴,而致血燥闭经者,宜于方中加玄参、黄柏。如有结核病,同时应给以抗痨治疗。

4. 气滞血瘀

[主要证候]　月经数月不行,精神抑郁,烦躁易怒,胸胁胀满,少腹胀痛或拒按。舌边紫黯,或有瘀点,脉沉弦或沉涩。

[证候分析]　气以宣通为顺。气机抑郁,不能行血,冲任不通,则经闭不行。气滞不宣,则精神郁闷,烦躁易怒,胸胁胀满。瘀血内停,积于血海,冲任受阻,则少腹胀痛拒按。舌紫黯,有瘀点,脉沉弦或沉涩,为瘀滞之象。

[治法]　理气活血,祛瘀通经。

[方药]　血府逐瘀汤(《医林改错》)。

桃仁　红花　当归　生地黄　川芎　赤芍　牛膝　桔梗　柴胡　枳壳　甘草

方中桃红四物汤活血祛瘀,牛膝引血通经,柴胡、枳壳疏肝理气,桔梗开胸宣气,甘草和中。本方能行血分瘀滞,解气分郁结,瘀去气行,则诸证可除。偏于气滞,症见胸胁及少腹胀甚者,上方加莪术、青皮、木香。偏于血瘀,症见少腹疼痛拒按者,上方加姜黄、三棱。若寒凝血瘀,症见四肢不温,小腹冷痛,苔白,脉沉紧者,治宜温经散寒,活血通经,可用温经汤(方见痛经)。若因实热滞涩而瘀者,症见小腹疼痛灼热、带下色黄、脉数、苔黄,宜佐以清热化瘀,可于上方加黄柏、败酱草、丹皮。因实热伤阴而闭经者,参照阴虚血燥闭经处理。

5. 痰湿阻滞

[主要证候]　月经停闭,形体肥胖,胸胁满闷,呕恶痰多,神疲倦怠,或面浮足肿,或带下量多色白。苔腻,脉滑。

[证候分析]　肥胖之体,多痰多湿,痰湿阻滞,气血不畅,冲任壅塞,故月经停闭。痰湿困脾,故胸闷呕恶、神疲倦怠。湿浊下注,则带下量多色白,脾湿不运,痰湿内阻,故面浮足肿,苔白腻,脉滑。

[治法]　豁痰除湿,调气活血通经。

[方药]　苍附导痰丸(方见月经病·月经过少)合佛手散(《普济本事方》)。

当归　川芎

方用苍附导痰丸燥湿健脾,行气消痰,当归、川芎养血活血通经,使痰湿消除而经水得通。

【文献摘要】

《诸病源候论》:妇人月水不通者,由劳损血气,致令体虚受风冷。内冷邪气客于胞内,伤损冲任之脉,并手太阳少阴之经,致胞络内绝,血气不通,故也。

《本草衍义》:夫人之生以气血为本,人之病未有不先伤其气血者……思虑过当,多致劳损……女则月水先闭。

《景岳全书·妇人规》:血枯之与血隔,本自不同……凡妇女病损至旬月半载之后,则未有不闭经者。正因阴竭,所以血枯。枯之为义,无血而然,故或以羸弱,或以困倦,或以咳嗽,或以夜热,或以食饮减少,或以亡血失血,及一切无胀无痛,无阻无隔,而经有久不至者,即无非血枯经闭之候。欲其不枯,无如养营;欲以通之,无如充之。但使雪消而春水自来,血盈则经脉自至。源泉混混,又孰有能阻之者奈何。今之为治者,不论有滞无滞,多兼开导之药。其有甚者,则专以桃仁红花之类,通利为事。岂知血滞者可通,血枯者不可通也。血既枯矣,而复通之,则枯者愈枯,其与榨乾汁者何异,为不知枯字之义耳,为害不小,无或蹈此弊。

【医案选】

案一　刘××,女,30岁,河北保定县人。初诊日期:1955年2月11日。

主诉:闭经二年,伴潮热骨蒸。

现病史:患者 14 岁月经初潮,期、量、色、质正常,结婚 11 年未生育。于 1952 年 4 月开始月经紊乱,周期 20～40 天,经量减少。至 1953 年春出现头昏神倦,郁闷善怒,月经停闭,间有白带,经北京协和医院及红十字会医院检查,诊断为"女性生殖器结核",使用链霉素、黄体酮等治疗约一年未效。又转重庆西南医院治疗半年余,亦无效。1954 年秋又转成都某医院治疗,诊断同前,仍用抗结核治疗,未效。乃于 1955 年 2 月改求中医治疗。此时患者消瘦,精神欠佳,颜面潮红,两颧发赤,心情烦躁,头昏耳鸣,皮肤干燥,乳房萎缩,阴道壁亦呈枯萎现象,白带全无,夜间身热骨蒸,仅能盖以薄被,食欲不佳,大便时溏,舌红而瘦小,无苔,脉象虚数,间有弦象。脉证相参,乃肝郁气滞,损伤心脾,心脾血虚,营阴暗耗,冲任不盛,而成血枯经闭。

治法:先予养阴清热,柔肝解郁为治,继用调理脾胃,滋养肝肾图之。

方药:加减青蒿鳖甲汤。

青蒿、丹皮、杭芍、麦冬各 9 g　地骨皮、茯神、谷芽各 12 g　郁金 5 g　制首乌、生鳖甲各 15 g

上方服 6 剂后,潮热大减,烦躁稍安,睡眠较好,舌仍无苔,脉虚细而数,仍有弦象。

上方去丹皮,加干地黄 12 g,栀子仁 9 g。

服 4 剂后,潮热已微,头晕耳鸣大减,惟烦躁未减,食欲未增。虚热虽除,心脾营阴未复。

处方:第一方去青蒿、鳖甲、麦冬,加淮山药、莲米以实脾土,枣皮、柏子仁以滋血柔肝养心。

上方服 8 剂,饮食增加,烦躁大减,二便正常。苔薄,脉虚细数,未见弦象。肝郁虽解,营阴未复,宜调理脾胃,兼滋肝肾,资化源,生精血以培其本。方用参术六味丸加减。

沙参 15 g　白术、茯苓各 9 g　淮山药、干地黄、丹参各 12 g　萸肉、柏子仁各 9 g　丹皮 6 g

每周 4～6 剂,连服两周。精神食欲正常,皮肤已较润泽,乳房及阴部萎缩现象已有改善。则按原方三倍量加胎盘粉 124 g,蜜丸,每日 3 次,每次 9 g。有外感时停服。此方服 2 月余,乳房阴部枯萎全消失,自述阴道分泌物已正常。于滋养肝肾方中,佐以行气和血之品。

方用:熟地、枸杞、萸肉、菟丝、香附各 9 g　郁金 5 g　秦归、三棱、莪术各 6 g　泽兰 15 g

每周 4～6 剂,服两月后,自觉小腹微胀痛,阴道有淡红色分泌物排出,量少。前方去萸肉,加丹参 9 g,川芎 6 g,白芍 9 g,经净后停服。服 3 剂,经行 4 天,量少色淡。舌正常,脉细弦。方用十味香附丸加减。

香附 124 g　白术、陈皮各 15 g　秦归、熟地、炒白芍、川芎、沙参各 30 g　枸杞 15 g　泽兰 9 g　甘草 6 g

蜜丸日服 2 次,每次 9 g(1 丸)。

服丸药后 20 天,月经又潮,量较前次稍多,色稍红,小腹微有胀痛。继服上方半年多,月经完全正常,全身情况良好。

按　本病例停经二年,饮食减少,身体消瘦,精神困倦,潮热骨蒸,烦躁易怒,舌体瘦小而质红无苔,脉象虚数而有弦象,因此诊断为肝郁气滞、损伤心脾所致的血枯经闭。即《内经》所说"二阳之病发心脾,有不得隐曲,女子不月,其传为风消"者是也。病员婚后多年不育,其心情抑郁可知,肝郁伤脾,化源日少,无以奉心化血,心脾血虚,血海无余,故经闭不行。血虚阴亏,邪火内炽,则骨蒸潮热、头晕耳鸣、烦躁易怒等症作矣。证属虚损不足,而标见肝郁气滞。故先予养阴清热,柔肝解郁为第一步;追潮热烦躁减轻,再予调理脾胃,兼治肝肾,以滋化源,生精血。中间加入胎盘粉,以血肉有情之品,大补气血,填精髓,追其症状消除,精神恢复,仅月经未通,再于滋养肝肾方中佐以活血通经之品,使肝肾阴气足而天癸充,气血调而经隧通。服药十余剂月经开始来潮,病已基本向愈;乃改十味香附丸加减,作丸服以善其后,又经半年余,始完全恢复健康。(成都中医学院妇科医案)

案二　马××,女,24 岁,未婚,1971 年 12 月 2 日初诊。

素性急躁,一年前与其爱人言语龃龉,争执动怒,致月经行而骤止,从此月事愆期,色深有块,经量逐月递减,终致经闭不行。于兹五月,腹痛如刺,不欲按揉,触似有块,小腹胀硬如墩,烦躁易怒,胁痛胫肿,大便干结,小便时黄,舌质黯红,苔薄腻根部腻黄,脉沉细弦。此瘀血内阻,气机失宣,病在血分,堪虑成膨。法宜气血两疏,重在化瘀。

处方 赤芍药、三棱、莪术、净苏木各 9 g 桃红泥、刘寄奴、怀牛膝、全当归各 12 g 云茯苓、紫厚朴、香附米各 9 g 川芎片 6 g 女贞子 12 g 3 剂,水煎服。

二诊 (12月5日)

上方服后,矢气频转,府行不畅,小腹胀痛略松,胫肿依然,舌脉如前,血仍未至。此系瘀滞日久,上方虽药证不悖,但力有不逮,再依前法,加重攻破之。

处方:全当归、刘寄奴、怀牛膝、赤芍药各 12 g 紫丹参 15 g 五灵脂 12 g 生蒲黄、泽兰叶、草红花、川茜草、三棱、莪术、川大黄(另包,后下,便泄后去此味或减半服)、香附米各 9 g 瓦楞子 24 g 3 剂,水煎服。

三诊 (12月20日)

药后大便畅行,胁腹胀痛续有缓解,月经来潮,惟量少色晦,夹有血块,脉沉弦关上小滞,舌质渐润,苔薄腻。此胞脉通而未畅,瘀血行而未消,拟养血调经法。

处方:全当归、女贞子、鸡血藤各 12 g 旱莲草 9 g 泽兰叶 9 g 紫丹参 15 g 生蒲黄、刘寄奴、净坤草、赤芍药各 9 g 醋柴胡 6 g 香附米 9 g 川大黄 6 g(另包,后下,便泻后去此味) 5 剂,水煎服。

四诊 (12月27日)

经血畅行,6 天而止,腹痛已除,足肿尽消,二便趋常。嘱每日下午服七制香附丸半副,上午服通经甘露丸一付,连服 20 天。因其特意来津诊治,拟将返里,嘱其下月经前一周,服三诊方四剂。三月后再来复诊,经行如常矣。

按 本例因经期郁怒,经行骤止,结而成瘀,胞脉被阻,渐致经闭不行。血脉瘀阻,不通则痛,故小腹胀硬刺痛、拒按;气因血滞,不得宣达,故烦躁易怒,两胁胀痛;气不行水,故足胫浮肿。初诊以三棱、莪术、赤芍、桃仁等活血行瘀,厚朴、香附、川芎等理气行滞,当归、女贞养血调经,茯苓利水。唐容川认为:"气为水化,水行则气行而血亦行矣。"但因血瘀既久,药力不逮,故二诊制重其剂,并加瓦楞子、大黄之开破以广其效。《女科经纶》引以潜曰:"滞者不宜过于宣通,通后又须养血益阴,以使津液流通。"故三诊于经转后,即以女贞子、旱莲草、当归、鸡血藤等滋补肝肾,养血益阴,俾去瘀而不伤血,殆即此意。(《哈荔田妇科医案医话选》)

7·10 崩漏

崩漏是指经血非时暴下不止或淋漓不尽,前者称崩中或经崩,后者称漏下或经漏。崩与漏出血情况虽不同,但二者常交替出现,故概称崩漏。《诸病源候论》说:"非时而下淋漓不断,谓之漏下。""忽然暴下,谓之崩中。"

崩漏既是妇科常见病,亦是疑难重证。早在《内经》便有"阴虚阳搏谓之崩"的记载,其说为后世医家研究崩漏奠定了理论基础。《金匮要略》有"漏下""崩中下血"的记述,并指出有漏下、半产后续下血不绝、妊娠下血的不同情况,提示了血证的初步鉴别。至《诸病源候论》专立有"崩中漏下候"指出"冲任之脉虚损,不能约制其经血,故血非时而下",《圣济总录》亦说"夫冲任之脉,所至有时,非时而下,犹器之津泄,故谓之漏下",《景岳全书·妇人规》云"崩漏不止,经乱之甚者也",这些论述明确地指出了崩漏属月经病范围。历代医家对崩漏的病因病机以及辨证论治的研究各有侧重,是后世研究崩漏的重要参考。如明·方约之提出的塞流、澄源、复旧治崩大法,至今为临床治崩所遵循。近代医者对崩漏的研究,多认为肾虚是崩漏致病之本,此见解值得进一步深入研究。

【病因病机】

本病的发病机理主要是冲任损伤,不能约制经血,故经血从胞宫非时妄行。常见病因有血热、肾虚、脾虚、血瘀等。可突然发作,亦可由月经失调发展而来。

1. 血热　热伤冲任,迫血妄行。《傅青主女科》说:"冲脉太热而血即沸,血崩之为病,正冲脉之太热也。"指出了血热导致崩漏的机理。热致崩漏又有虚热、实热之分。

虚热　素体阴虚,或久病、失血,以致阴伤,阴虚水亏,心肝失养,虚火内炽,扰动血海,故经血非时妄行。血崩则阴愈亏,冲任更伤,以致崩漏反复难愈。

实热　素体阳盛,肝火易动。或素性抑郁,郁久化火。或感受热邪,或过服辛辣助阳之品,酿成实火。实热伏于冲任,扰动血海,迫经妄行,致成崩漏。

2. 肾虚　先天不足,肾气稚弱,天癸初至,冲任未盛,或因更年期肾气渐虚,因故重虚。或因不当之手术,损伤胞宫冲任以致肾虚。肾气虚,则封藏失司,冲任失固,不能约制经血,乃成崩漏;若肾阴虚,则阴虚失守,虚火动血,致成崩漏。如《东垣十书·兰室秘藏》所云:"妇人血崩,是肾水阴虚不能镇守胞络相火,故血走而崩也。"

3. 脾虚　忧思过度,饮食劳倦,损伤脾气,脾伤则气陷,统摄无权,冲任失固,不能约制经血,故成崩漏。《妇科玉尺》说:"思虑伤脾,不能摄血致令妄行。"

4. 血瘀　七情所伤,冲任郁滞;或经期、产后余血未尽又感于寒、热,以致成瘀。瘀阻冲任,血不归经,发为崩漏。

综上所述,崩漏虽有血热、肾虚、脾虚、血瘀等不同病变,但由于损血耗气,日久均可转化为气血俱虚或气阴两虚,或阴阳俱虚。无论病起何脏,"四脏相移,必归脾肾","五脏之伤,穷必及肾",以致肾脏受病。也有崩漏久不愈而复感邪气,或久漏致瘀证见虚实夹杂,反复难愈的。可知崩漏发病机理复杂,常是因果相干,气血同病,多脏受累,故属妇科难证、重证。《女科证治约旨》说:"崩中者,势急症危,漏下者,势缓症重,其实皆属危重之候。"

【诊断要点】

崩漏的发病特点是月经的期、量发生严重紊乱,临床诊断依据主要是月经不按周期而妄行,出血或量多如注;或淋漓不断,甚至屡月未有尽时。在月经疾病中,月经先期、经期延长、月经先后无定期、月经量多等,虽同属月经期、量异常的一类病证,但其发病机理和临床表现却各不相同,临证时当参照以上有关章节予以鉴别。

同时,崩漏尚须与胎漏、异位妊娠、产后病、赤带、癥瘕、外伤等所致的阴道出血证鉴别。赤带为挟血性的黏液,见于未行经时期,患者月经多属正常。对疑为妊娠出血的患者,应通过病史询问及作有关妊娠的诊断检查,方能明确诊断。产后出血证是胎儿娩出后产褥期发生的阴道出血,在病史及发病时期上便能作鉴别。癥瘕出血多有癥可查,生殖道外伤出血有外伤史可询,一般不难鉴别。

不过,妇科血证的鉴别有时较为困难,必要时仍需作有关检查,以协助对崩漏的诊断。

【辨证论治】

崩漏的主证是血证,故辨证当根据出血的量、色、质变化,参合舌脉以及发病的久暂,辨其虚、实、寒、热。

一般而言,崩漏虚证多而实证少,热者多而寒者少,但"即使是火,亦是虚火,非实火可比"。

崩漏有以崩为主的,有以漏为主的,或崩与漏交替出现的,或停经日久而忽然血大下的。久崩多虚,久漏多瘀。"崩为漏之甚,漏为崩之渐",即崩可转漏,漏可成崩。临证时须根据其转化情况,审其轻重虚实。

此外,患者不同的年龄阶段亦是崩漏辨证的重要参考。如青春期患者多属先天肾气不足,育龄期患者多见肝郁血热,更年期患者多因肝肾亏损或脾气虚弱。

由于崩漏发病缓急不同,出血的新久各异。因此,治疗崩漏尚须本着"急则治其标,缓则治其本"的原则,灵活掌握塞流、澄源、复旧三法。

塞流:即是止血。暴崩之际,急当止血防脱,一般采用固气摄血法。当即煎服生脉散(《内外伤辨惑论》人参、麦冬、五味子),以人参大补元气,摄血固脱,并具生津安神宁血之效,麦冬养阴清心,五味子益气生津,补肾养心,收敛固涩。此方较之单用独参汤更具补气摄血、滋阴敛血之效。若见四肢厥逆、脉微欲绝等症时,则于生脉散中加附子,去麦冬,或用参附汤(《校注妇人良方》人参、附子)加炮姜炭,同时针刺人中、合谷,灸百会。血势不减者,宜输血救急。血势渐缓,则谨守病机,辨证论治。

澄源:即正本清源,亦是求因治本,乃治疗崩漏的重要阶段。一般用止血法后,待血势稍缓便须根据不同证情辨证论治,切忌不问原由,概投寒凉或温补之剂,或专事止涩,致犯虚虚实实之戒。

复旧:即固本善后,治法或补肾、或调肝、或扶脾。然经病之本在肾,故总宜益肾固冲调经。本固血充则经水自调。

治崩漏三法又不可截然分割,塞流需澄源,澄源当固本。治崩宜升提固涩,不宜辛温行血;治漏宜养血理气,不可偏于固涩。青春期患者,重在补肾气,益冲任;育龄期患者重在疏肝养肝,调冲任;更年期患者重在滋肾调肝,扶脾固冲任。

1. 血热

(1) 虚热证

[主要证候] 经血非时突然而下,量多势急或量少淋漓,血色鲜红而质稠,心烦潮热,或小便黄少,或大便干结。苔薄黄,脉细数。

[证候分析] 阴虚失守,冲任不固;阴虚血热,热迫经血,故经血非时妄行。阴虚血量可少,热炽则血量增多。尿黄便结,苔黄,脉细数,均为虚热之象。

[治法] 滋阴清热,止血调经。

[方药] 保阴煎(方见月经过多)加沙参、麦冬、五味子、阿胶。

本方生地养阴凉血,熟地、白芍滋阴养血,黄芩、黄柏清热止血,川断益肾止血,山药、甘草补脾固气和中。加入沙参、参冬、五味子以双补气阴,阿胶滋阴益血止血。

(2) 实热证

[主要证候] 经血非时忽然大下,或淋漓日久不净,色深红质稠,口渴烦热,或有发热,小便黄或大便干结。苔黄或黄腻,脉洪数。

[证候分析] 热盛于内,损伤冲任,血海沸腾,迫血妄行,故经血崩下或淋漓不净,血色深红质稠。热扰心神则烦热,热伤胃津,故口渴,热邪内蕴可有发热。苔黄,脉洪数,俱是血热之征,若挟有湿邪则苔黄腻。

[治法] 清热凉血,止血调经。

[方药] 清热固经汤(《简明中医妇科学》)加沙参。

黄芩 焦栀子 生地 地骨皮 地榆 阿胶(溶化) 生藕节 陈棕炭 炙龟版 牡蛎粉 生甘草

方中黄芩、焦栀子、地榆、藕节清热止血;沙参益气,并与生地同滋阴血;阿胶养血止血;

龟版、牡蛎育阴敛血;陈棕炭收涩止血。全方寓滋阴敛血于清热凉血之中,使热除血止。症兼少腹及两胁胀痛,心烦易怒,脉弦者,为肝经火炽,宜清肝泻热。上方加柴胡疏肝,夏枯草清肝热,益母草化瘀血。苔黄腻,少腹疼痛者,为湿热阻滞冲任所致,宜加蚕矢以清热除湿止血,黄柏清热燥湿止血。实热耗气,兼见少气懒言神疲者,加党参以益气。

2. 肾虚

（1）偏肾阳虚证

［主要证候］　经来无期,出血量多或淋漓不尽,色淡质清,畏寒肢冷,面色晦暗,腰腿痠软,小便清长。舌质淡,苔薄白,脉沉细。

［证候分析］　肾气不足,肾阳虚弱,封藏不固,冲任失约,故经来无期量多或淋漓。阳虚则真火不足,经血失煦,故色淡质稀。余症均为阳虚失煦之象。

［治法］　温肾固冲,止血调经。

［方药］　右归丸(《景岳全书》)去肉桂、当归,加黄芪、覆盆子、赤石脂。

制附子　肉桂　熟地　山药　山萸肉　枸杞　菟丝子　鹿角胶　当归　杜仲

方中制附子温补命门之火,以强壮肾气;杜仲、菟丝子温补肾阳;鹿角胶温肾气,养精血,固冲任;熟地、山萸肉、枸杞补养精血;山药补脾固气;加黄芪补气摄血,覆盆子、赤石脂固肾涩血。肉桂温血,当归辛温活血,故宜去之。患者若为年少肾气不足,可于上方加紫河车、仙茅、仙灵脾,以加强补肾益冲之功。肾阳虚,脾阳失煦,症兼浮肿、纳差、四肢欠温者,加茯苓、砂仁、炮姜,健脾温中。症见出血量多色黯红有块、小腹疼痛者,为寒凝致瘀,可酌加乳香、没药、灵脂,共奏温经活血之效。

（2）偏肾阴虚证

［主要证候］　经乱无期,出血淋漓不尽或量多,色鲜红,质稍稠,头晕耳鸣,腰膝痠软,或心烦。舌偏红,苔少,脉细数。

［证候分析］　肾水阴虚,冲任失守,故经乱无期,量多或淋漓不尽。阴虚血热,则色鲜红,质稍稠。肾阴不足,不能上荣于脑,故头晕耳鸣。精亏则腰腿痠软,水不济火,故心烦。舌、脉为肾水亏虚之象。

［治法］　滋水益阴,止血调经。

［方药］　左归丸(《景岳全书》)去牛膝,合二至丸。（方见月经病·经期延长）

熟地　山药　枸杞　山茱萸　菟丝子　鹿角胶　龟版胶　川牛膝

方中熟地滋阴养血,龟版胶益阴潜阳敛血,枸杞、山茱萸、菟丝子、山药补肝肾益冲任,鹿角胶温养精血。川牛膝引血下行,故不用。合二至丸滋养肝肾。肝阴失养,症见咽干、眩晕者,加夏枯草、牡蛎。心阴不足,症见心烦、眠差者,加五味子、夜交藤。阴虚生热者,可按虚热崩漏证处理。肾阴肾阳俱虚者,可综合上述两法,灵活化裁运用。

3. 脾虚

［主要证候］　经血非时而至,崩中继而淋漓,血色淡而质薄,气短神疲,面色㿠白,或面浮肢肿,手足不温,或饮食不佳,舌质淡,苔薄白,脉弱或沉弱。

［证候分析］　脾虚气陷,统摄无权,故忽然暴下,或日久不止,遂成漏下。气虚火不足,故色淡而质薄。中气虚故气短,神疲。脾阳不振,故四肢不温,纳差,面色㿠白。脾虚不运,可有浮肿。舌、脉为气虚脾阳不足之象。

［治法］　补气摄血,养血调经。

［方药］ 固本止崩汤(《傅青主女科》)去当归,加升麻、山药、大枣、乌贼骨。

人参 黄芪 白术 熟地 当归 黑姜

方中人参、白术、黄芪补气培元,固中摄血;熟地养血滋阴;黑姜温中止血。当归药性温行,故暂不用。加升麻以升提气机,山药、大枣补中益血,乌贼骨涩血固冲。兼血虚者,加首乌、白芍、桑寄生。久漏不止,或少腹胀痛者,加黑荆芥、益母草、木香。

4. 血瘀

［主要证候］ 经血非时而下,时下时止,或淋漓不净,或停闭日久又突然崩中下血,继而淋漓不断,色紫黑有块,小腹疼痛或胀痛。舌紫黯,苔薄白,脉涩。

［证候分析］ 胞宫瘀滞,新血不安,由是经乱无期,离经之血时瘀时流,故经血时来时止。若冲任阻隔,则经水不至;蓄极而满,但瘀血不去,新血难安,故血又暴下。血瘀故血色紫黯有块,瘀阻则气血不畅,故作痛。舌紫黯,苔薄白,脉涩,为有瘀之征。

［治法］ 活血化瘀,止血调经。

［方药］ 四物汤(《和剂局方》)合失笑散(方见月经过多),加三七粉、茜草炭、乌贼骨。

熟地 当归 川芎 白芍

方中四物养血和血调经,失笑散活血化瘀止血,三七粉、茜草炭化瘀止血,乌贼骨涩血而不滞瘀,共奏活血化瘀、上血调经之效。兼气滞者,症见胁腹胀甚,上方加炒川楝子、香附。久漏不净者,加桃仁、红花、益母草。崩下不止者,暂去川芎、当归,加党参、仙鹤草、益母草。瘀而化热,症见口干苦,血色红而量多,苔薄者,加仙鹤草、地榆、茜草根、夏枯草。

【文献摘要】

《东垣十书·兰室秘藏》:……脾胃有亏,下陷于肾,与相火相合,湿热下迫,经漏不止,其色紫黑。

《薛己医案·女科撮要·经漏不止》:其为患因脾胃虚损,不能摄血归源;或因肝经有火,血得热而下行;或因肝经有风,血得风而妄行;或因怒动肝火,血热而沸腾,或因脾经郁结,血伤而不归经;或因悲哀太过,胞络伤而下崩。

《景岳全书·妇人规》:崩漏不止,经乱之甚者也,盖乱则或前或后,漏则不时妄行,由漏而淋,由淋而崩,总因血病,而但以其微甚耳。

崩淋之病,有暴崩者,有久崩者。暴崩者,其来骤,其治亦易;久崩者,其患深,其治亦难。且凡血因崩去,势必渐少,少而不止,病则为淋,此等证候,未有不由忧思郁怒,先损脾胃,次及冲任而然者,崩淋既久,真阴日亏,多致寒热咳嗽,脉见弦数或豁大等证,此乃元气亏损,阴虚假热之脉,尤当用参地归术甘温之属,以峻培本源,庶可望生。

若素多忧郁不调之患,而见此过期阻隔,便有崩决之兆。若隔之浅者,其崩尚轻;隔之久者,其崩必甚。此因隔而崩者也,当预服四物八珍之类以调之,否则恐其郁久而决,则为患滋大也。

《妇科玉尺》:崩漏,究其源,则有六大端:一由火热,二由虚寒,三由劳伤,四由气陷,五由血瘀,六由虚弱。

【医案选】

案一 李××,女,32岁,已婚,1977年10月23日初诊。

于一年前行人工流产,术后阴道出血,历久不去,经用激素治疗始止。从此每届月经来潮辄漏下淋漓,量多色紫,并见少腹胀痛,不欲按捺,抚之似有硬块,且乳房胀痛,转侧不利,腰背酸楚,食纳呆滞。曾做宫内膜病理检查为宫内膜增殖症;部分腺瘤样改变,并检查乳房,为乳腺增生,选用中西药物治疗,效果不彰。此次,自8月26日经潮,迄已两月未止,经量时多时少,多则如泉涌,少则如屋漏,血色瘀紫,有块,余症如前。按脉沉细,右关兼有滞象,舌质暗红,薄布淡黄苔,此系气滞血瘀,冲任不畅,血不循经,而致漏下,治拟化瘀达郁,行血止血,所谓"血实宜决之"。

处方：刘寄奴12 g　川茜草、赤芍药、香附米、川芎片、醋柴胡各9 g　紫丹参15 g　醋鳖甲18 g　延胡索、制没药各6 g　秦当归12 g　粉甘草6 g　4 剂,水煎服。

二诊　（10 月 28 日）

服上方2 剂,下血增多,夹紫黑血块,小腹胀痛顿减,再2 剂则腹痛全消,漏下亦止。尚觉腰疫无力,乳房胀痛,纳谷不加,二便如常,脉仍沉细,惟左关已无滞象,拟补肝肾,养血调经。

处方：刘寄奴、桑杜生、炒杜仲、山萸肉各12 g　川续断,杭白芍各9 g　制乳、没各4.5 g　王不留行12 g　醋鳖甲24 g　醋柴胡12 g　川芎片9 g　粉葛根12 g　粉甘草6 g　4 剂,水煎服。

嘱服完汤药后,每日上午服八珍益母丸一付,临睡前服人参归脾丸一付,连服10 天。

三诊　（1977 年 12 月 12 日）

诉停药后于11 月 28 日经潮,距上次经净日为28 天。此次行经6 天而止,量较多,色鲜,偶有血块,腹痛未作,惟仍乳房胀痛,抑或腰疫,脉细弦,苔薄白,治拟理气通经,兼益肝肾。

处方：软柴胡6 g　王不留行12 g　穿山甲、延胡索、制乳、没各4.5 g　川楝子、赤芍药、刘寄奴各12 g　川芎片9 g　醋鳖甲24 g　川续断、桑寄生、炒杜仲各12 g　粉甘草6 g　5 剂,水煎服。

一年后患者见访,谓上方续服10 剂,各症均消失,迄未反复。

按　本例妇科检查为宫内膜增殖症,部分已呈腺瘤样改变,临床上据下血量多,色紫成块,腹痛乳胀,关脉滞涩等症,辨证为气滞血瘀,冲任不畅,以致胞脉阻滞,血不循经。张山雷谓："血色紫瘀,成块成片者,当用行滞消瘀之法。"故治以寄奴、丹参、赤芍、香附、川芎、柴胡等,疏肝理气,行滞消瘀为主,重用鳖甲化瘀软坚,即"坚者消之"之意;并以元胡、没药活血止痛,川茜草行血止血,当归养血和血,甘草调和诸药。处方之意遵《内经》"甚者独行"之旨,以大队攻逐之品,荡积破瘀,疏瀹地道,以使冲任通畅,新血归经,而漏下自止。若徒用兜涩止痛之品,第恐"致邪失正"随止随发,不能愈疾。二诊血已止,则补肝肾,复冲任,以固经漏之源;兼予理气化瘀,以清经漏之流,此即"间者并行"之法,俾源固流畅,气顺血和,自无经血泛溢之虞。(《哈荔田妇科医案医话选》)

案二　易×× 女　12 周岁　中学生。初诊：1975 年 3 月 2 日。

主诉：近三个月来月经过频过多,时间延长。2 月 28 日月经来潮,势如泉涌,昨天曾服凉血止血的中药,药后流血更多（一天用卫生纸一包多,并用很多棉花）,不能坐立,经色鲜红夹有血块,腹微痛,汗多,疲乏,腰疫,自觉烦热,口干,小便微黄。面色苍白,精神不振。舌淡红略胖,舌尖稍红,苔薄白润,脉细滑略弦。

月经史　11 岁初潮,周期紊乱,经量偏多。近三个月来先期量多明显。××医院诊为青春期功能失调性子宫出血。

诊断："血崩"（肾阴未固,阴虚内热型）。

治则：滋养肝肾,固气摄血。

处方：党参18 g　白术15 g　岗稔根30 g　地稔根30 g　制首乌30 g　干地黄18 g　桑寄生15 g　续断15 g　煅牡蛎24 g　甘草9 g　蒲黄炭9 g　2 剂,每天 1 剂,并嘱用艾卷悬灸隐白穴（双）及大敦穴（双）,交替选用,每天 2 次,每次 15 min。

再诊　3 月 3 日上午。患者3 月 2 日下午和来诊当天上午各服上方1 剂后,经量已减少大半,精神明显好转,但仍有腹部隐痛,睡后多汗,口干。舌淡红,舌尖稍赤,苔薄白,脉细滑略数。治则仍遵前法,佐以祛瘀止血。

处方：岗稔根30 g　地稔根30 g　党参18 g　黄芪15 g　白术18 g　制首乌30 g　益母草15 g　血余炭9 g　桑寄生15 g　5 剂,每天 1 剂。

服药后月经于8 天完全干净。以后用滋养肝肾兼以补气,月经期则仍加入岗稔根、地稔根,经量多时则加入蒲黄炭、血余炭、紫珠草等,经过三个月的调治,月经已恢复正常,观察一年,已无复发。

按　本患者虽为初潮不久的少女,经色鲜红,并自觉有烦热感及口干,似有血热之象,但因大量出血,热随血泄,阴随血耗,故服凉血止血药而出血反多。遵照《医宗金鉴》之义,仍当以补虚为主,但必须补而不燥,并能养阴涩血。(《罗元恺医著选》)

7·11 经行乳房胀痛

每于行经前或正值经期、经后,出现乳房作胀,或乳头胀痒疼痛,甚至不能触衣者,称"经行乳房胀痛"。

【病因病机】

本病多由七情内伤,肝气郁结,气血运行不畅,脉络欠通,或肝肾精血不足,经脉失于濡养所致。

1. 肝气郁结 恚怒忧思,郁结伤肝,肝失条达,经行阴血下注冲任,冲脉隶于阳明而附于肝,乳头属肝,乳房属胃,肝气失疏,乳络不畅,遂致经行乳房胀痛。

2. 肝肾阴虚 素体阴虚,或久病失血伤津,经行则阴血愈虚,肝肾精血益感不足,乳络失于濡养,因而经行乳房胀痛。

【诊断要点】

本病的临床特点是乳房胀痛随月经周期反复发作,经后多逐渐消失。若乳房有结节或肿块,经后不能消失者,需排除乳腺增生症或乳房恶性病变,必须定期检查,及早防治。

【辨证论治】

经行乳胀,临床有虚实之殊。实证多痛于经前,按之有块,经后乳房胀痛渐止。虚证多痛于行经之后,按之乳房柔软无块。当细察病机,分别施治。

1. 肝气郁结

[主要证候] 经前乳房胀痒作痛,胸闷胁胀,精神抑郁,时叹息。苔薄白,脉弦。

[证候分析] 胸胁乳房为肝胃二经所布之处,肝郁气滞,克伐脾胃,则乳房胀硬作痛,胸闷胁胀。肝郁不疏,则精神抑郁,时叹息。苔薄白,脉弦,为肝郁之象。

[治法] 疏肝解郁,理气止痛。

[方药] 柴胡疏肝散(《景岳全书》)加茯苓。

柴胡 枳壳 炙甘草 芍药 川芎 香附 陈皮

方中柴胡、香附疏肝解郁,枳壳、陈皮行气,川芎活血,茯苓健脾散结,芍药、甘草缓急止痛,使肝气得疏,枢机得运,则乳胀自愈。若乳房胀硬,结节成块者,则加夏枯草、王不留行以通络散结。

若见心烦易怒,口苦口干,尿黄便艰,舌苔薄黄,脉弦数者,乃肝郁化热之象。治以疏肝清热,方用丹栀逍遥散(方见月经先期)。

2. 肝肾阴虚

[主要证候] 经行或经后两乳作胀,腰膝瘦软,两目干涩,咽干口燥,五心烦热。舌红少苔,脉细数。

[证候分析] 肝肾精血不足,乳络失于滋养,故经行或经后两乳作胀。腰为肾之府,肝开窍于目,肝肾精血不足,则腰膝瘦软,两目干涩。阴津不足,津液不能上承咽喉,则口燥咽干。阴虚不能敛阳,故五心烦热。舌红少苔,脉细数,为肝肾阴虚之候。

[治法] 滋肾养肝。

[方药] 一贯煎(《柳州医话》)。

沙参 麦冬 当归 生地 川楝子 枸杞子

本方乃于滋养肝肾药中,少加疏肝利气之川楝子组成,以使肝体得养,气机条达,则乳胀自除。

【医案选】

陈××,三十岁,已婚,工人。门诊号:30079。

初诊:1960 年 8 月。婚后未孕,经前乳胀,有时且有结块,胸闷胁痛,纳谷不香,苔薄黄,脉细弦。一般于行经一二天后,以上诸症均消失,而于下次行经前三四天又告发作,月月如此,已成规律。肝郁胃阻,治用疏肝和胃法。

焦白术 6 g   新会皮 6 g   茯苓皮 9 g   白芍 6 g 苏梗 6 g   制香附 9 g   广郁金 6 g   合欢皮 9 g   橘叶核(各)6 g   路路通 9 g   炒枳壳 4.5 g

上方嘱于经前始感乳胀时服用,直服至行经第一天为止,服药后乳胀已好,半年后怀孕。(《朱小南妇科经验选》)

7·12   经行发热

每值经期或行经前后,出现以发热为主症者,称"经行发热",亦称"经来发热"。

【病因病机】

其主要病机,为气血营卫失调所致,临床常见的有:

1. 血热内盛   素体阳盛,或嗜食辛辣,或肝郁化火,热伏冲任,经行时冲气旺盛,气火偏旺,以致经行发热。

2. 肝肾阴虚   素体阴血不足,或房劳多产,或久病耗血伤阴,经期经后,阴血愈虚,阴虚生内热,以致经行发热。

3. 气血虚弱   禀赋素弱,或劳倦过度,或久病失养,气血内耗,经行气随血泄,其气益虚,营卫失谐,遂致低热怕冷。

4. 瘀热壅阻   经期产后,余血未净,或因外感内伤,瘀血留滞胞中,积瘀化热,经行之际,血海充盈,瘀热内郁,气血营卫失调,遂致经行发热。

【诊断要点】

主要临床特点,是发热每伴随月经周期而发,本病须与热入血室证相鉴别。热入血室虽与月经有关,但并非每值经行而发,且热入血室往往伴有神志症状,即昼则明了,暮则谵语。以此而别。

【辨证论治】

临床根据发热的时间、性质以辨阴、阳、虚、实。大抵血热者身热心烦,阴虚者多潮热,气虚者多低热怕冷,瘀热者多乍寒乍热。当审因论治。

1. 血热内盛

[主要证候]   经前或经期身热面赤,或心烦易怒,口干喜饮,尿黄便结。唇红舌赤,脉滑数。

[证候分析]   血热内盛,经前或经行气火偏旺,阳气外发,则身热面赤;热扰心胸,则心烦易怒;热灼阴津,则口干喜饮,尿黄便结。唇红舌赤,脉滑数,为血热内盛之象。

[治法]   清热凉血调经。

[方药]   清经散(方见月经先期)加益母草以清热调经。

2. 肝肾阴虚

[主要证候]   经期或经后,则午后潮热,两颧红赤,五心烦热,烦躁少寐。舌红而干,脉

细数。

[证候分析] 经行或经后,阴血既泄,阴虚不能敛阳,阳气外越,则见午后潮热,五心烦热。虚火上浮,故两颧红赤。热扰心神,则烦躁少寐。舌红而干,脉细数,乃肝肾精血不足、阴虚内热之象。

[治法] 养阴清热。

[方药] 两地汤(方见月经先期)。

3. 气血虚弱

[主要证候] 经行或经后发热,形寒,自汗,神疲肢软,少气懒言,舌淡苔白润,脉虚缓。

[证候分析] 气血虚弱,卫外之阳气失固,故发热形寒自汗。气虚中阳不振,则神疲肢软,少气懒言。舌淡苔白润,脉虚缓,乃气虚血弱之候。

[治法] 益气固表。

[方药] 补中益气汤(方见月经先期)。

4. 瘀热壅阻

[主要证候] 经前或经期发热腹痛,经色紫黯,挟有血块。舌黯或尖边有瘀点,脉沉弦数。

[证候分析] 瘀热交结阻碍血行,则经痛、经期发热腹痛。瘀热煎熬,则经色紫黯而有血块。舌黯或尖边有瘀点,脉沉弦数,乃瘀热之象。

[治法] 化瘀清热。

[方药] 血府逐瘀汤(方见闭经)加丹皮。

方中四物养血活血,桃仁、红花、赤芍、牛膝活血化瘀,柴胡、丹皮凉血清热,枳壳、桔梗宣通上下气机,使气调血和,瘀去热除。

【医案选】

陈××,女,39岁,工人,1973年5月24日初诊。

1963年起月经后期,四十余天一行,经量涩少,历程3天,伴有凝块,每行经前一二天自觉寒热,腹痛恶心。现月经逾期数天未行,寒热又作,少腹疼痛,腰疲。脉细弦,舌质淡,苔薄白。此为厥阴气滞,寒湿不化,营卫不调。治宜和血调营。

处方:毛柴胡4.5g 小桂枝6g(后入) 枯黄芩6g 泡吴萸4.5g 北干姜4.5g 香藁本6g 延胡索9g 煮半夏9g 秦当归6g(后入) 川芎劳6g 结茯苓12g 京丹参12g

次诊:服3剂后,于5月30日月经来潮,量中等,未见寒热,今值行经第三天,少腹微痛,脉舌如上。照上方加苏梗4.5g,香附9g,服3剂后,观察三个月,经期均无寒热发作。

按 经前寒热交作,脐腹疼痛,经量涩少。滑伯仁谓:"乃寒湿搏于冲任,寒湿生浊,宜辛散苦温血药。"方中桂枝、柴胡、干姜、藁本取其辛散,反佐黄芩以和解肝络,吴萸、元胡苦温行气止痛,煮夏、茯苓燥化湿浊,且用丹参、当归、川芎诸血药者,令引药入血分,同收温通之效。复诊更加苏梗、香附,以行血中滞气。由于投剂中肯,寒滞尽化,故能速奏肤功。(《孙浩铭妇科临床经验》)

7·13 经行头痛

每逢经期,或行经前后,出现以头痛为主证者,称为"经行头痛"。《张氏医通》有"经行辄头痛"的记载。

【病因病机】

本病主要是气血为病。若素体血虚,经行时益感不足,血不上荣,或因瘀血内阻,络脉不通,或因情志内伤,气郁化火,皆可导致本病。

1. 血虚　素体虚弱,或大病久病,长期慢性失血,或脾虚化源不足,经行时精血下注冲任,阴血益感不足,脑失所养遂致头痛。

2. 肝火　多因情志内伤,忿怒郁结,气郁化火,经行时冲气偏旺,气火易随冲气上逆作痛。

3. 血瘀　常因情怀不畅,肝失条达,气机不宜,血行不畅,经行时气血下注于胞,而足厥阴肝经循巅络脑,若瘀血内阻,脉络不通,因而作痛。

【诊断要点】

本病每值月经期或经行前后,即出现明显之头痛,严重者剧痛难忍。但也有适值经期,偶感风寒或风热以致头痛者,临床上必有表证可辨,其发病与月经周期无关。

【辨证论治】

经行头痛,有虚实之殊。临床以疼痛时间、疼痛性质,辨其虚实。大抵实者多痛于经前或经期,且多胀痛或呈刺痛;虚者,多在经后或行经将净时作疼,头晕隐痛。治法以调理气血为主,使气顺血和,清窍得养,则痛自止。

1. 血虚

[主要证候]　经期或经后,头晕头痛,心悸少寐,神疲乏力。舌淡苔薄,脉虚细。

[证候分析]　因素体血虚,化源不足,遇经行则血愈虚,血不上荣,故头晕头痛。血不养心,则心悸少寐,神疲乏力。舌淡苔薄,脉虚细,乃为血虚之候。

[治法]　养血益气。

[方药]　八珍汤(《正体类要》),酌加枸杞、首乌,以滋阴养血。

当归　川芎　白芍　熟地　人参　白术　茯苓　炙甘草

方中当归、川芎、白芍养血和血;熟地、枸杞、首乌养肝血,滋肾精;人参、白术、炙甘草益气健脾;茯苓健脾宁心安神。全方有养血益气之功,使气旺血足,自无经行头痛之疾。

2. 肝火

[主要证候]　经行头痛,甚或巅顶掣痛,头晕目眩,烦躁易怒,口苦咽干。舌质红,苔薄黄,脉弦细数。

[证候分析]　素体肝阳偏亢,经行阴血下注冲任,气火偏旺,因足厥阴肝经与督脉上会于巅,而冲脉附于肝,故肝火易随冲气上逆而致巅顶掣痛。肝火内炽,则头晕目眩,烦躁易怒,口苦咽干。舌红苔薄黄,脉弦细数,均为阴虚肝热炽盛之象。

[治法]　养阴清热,柔肝熄风。

[方药]　杞菊地黄丸(《医级》)酌加苦丁茶、夏枯草、白蒺藜平肝熄风。

熟地黄　山萸肉　山药　泽泻　丹皮　茯苓　枸杞　菊花

方中以六味地黄汤滋肾养肝,枸杞、菊花养血平肝。酌加苦丁茶、夏枯草、白蒺藜以助清肝熄风之力,使肝肾得养,肝火平熄,则头痛自除。

3. 血瘀

[主要证候]　每逢经前、经期头痛剧烈。经色紫黯有块,伴小腹疼痛拒按。舌黯或尖边有瘀点,脉细涩或弦涩。

[证候分析]　经行以气血通畅为顺,气顺血和,自无疼痛之疾。因瘀血内停,络脉不通,阻塞清窍,则每逢经行瘀随血动,欲行不得,故头痛剧烈。血阻于胞,则经色紫黯有块,小腹

疼痛、拒按。舌黯或尖边有瘀点,脉细涩或弦涩,均为血流欠通,气行不畅之象。

〔治法〕 调气活血,化瘀通络。

〔方药〕 通窍活血汤(《医林改错》)。

赤芍 川芎 桃仁 红花 老葱 麝香 生姜 红枣

方中赤芍、川芎、桃仁、红花直入血分,以行血中之滞,化瘀通络;取老葱、麝香香窜以通上下之气,气通则血活;姜、枣以调和营卫。共奏调气活血,化瘀通络之功。

【医案选】

李××,女,28 岁,已婚,1972 年 8 月 6 日初诊。

婚后三年迄未孕育,近两年来,每于经前数天开始头疼,逐日加重,至经潮第一天往往痛如劈裂,苦不可耐,常须注射止痛剂,并口服镇痛、镇静药,以求缓解痛苦。经行第二天后辄痛势递减,经净渐止。发作时伴头晕失眠,泛恶不食,烦躁易怒,目不欲睁,腰疼肢楚,口干咽燥,乳房作胀。平素月经周期或提前或错后,经量中等,色红间块。末次月经在 7 月 10 日。就诊时经期将届,正值头痛发作,舌边尖红,苔薄黄少津,脉细弦而数。辨证为肝肾阴虚,水不涵木,肝阳上亢。治拟平肝潜阳,滋水涵木,疏风定痛之法。

处方:钩藤、菊花(后下)、白蒺藜各 9 g 生石决 24 g 杭白芍、厚元参、细生地各 15 g 女贞子 9 g 香白芷、北细辛各 1.8 g 生蔓荆子、香附米、紫苏梗、藁本、川芎各 6 g 2 剂,水煎服。

二诊 (8 月 8 日)

药后头痛,头晕均减,烦躁渐安,大便通畅,惟仍乳胀腰疼,小腹坠感。脉弦细略数,苔现薄润。此经汛欲潮之候,拟予平肝潜阳,佐以养血通经之法。

处方:钩藤、白蒺藜、菊花各 9 g 生石决 24 g 川芎片、藁本各 6 g 川芎芎 6 g 杭白芍 15 g 全当归 12 g 女贞子 9 g 紫丹参 15 g 怀牛膝 9 g 香附米、醋柴胡各 9 g 3 剂,水煎服。

三诊 (8 月 20 日)

上方服后,于 8 月 11 日月经来潮,量较既往为多,带经六天而止,经潮第一天仅有轻微头痛。现腰疼乏力,睡眠不实,食纳欠佳,舌苔薄白,脉象细弦。治拟滋肾平肝,调理脾胃。

处方:钩藤、白蒺藜各 9 g 香白芷 6 g 女贞子、山萸肉、杭白芍各 9 g 广寄生、川续断、秦当归各 12 g 炒白术、云茯苓、干佛手各 9 g 焦三仙各 9 g 5 剂,水煎服。

嘱下次经前 10 天服二诊方,日服 1 剂,至经潮后停药。经后再服三诊方 5 ~ 10 剂。如此调理两个周期,头痛未发作,月经恢复正常,停药后观察半年,亦无反复。

按 经前头痛临床较为常见,发病每与肝气郁滞,肝火上炎,肝阳亢盛等因素有关。本例经前头疼头晕,烦躁少寐,腰疼肢楚,口干咽燥,目不欲睁。诸症皆因肝肾阴亏,水不涵木,冲气上逆,挟肝阳上扰清窍所致。按肝为刚脏,体阴用阳,喜柔恶刚,故药用钩藤、菊花、生石决等平肝潜阳;杭白芍、元参、生地、女贞等滋肾柔肝,使亢阳得潜,则冲逆可降。又,肝脉"挟胃","布两胁",肝木失养,往往导致肝气郁结,故有两乳作胀,呕恶纳呆等症,因用白蒺藜、香附米等疏肝解郁,和胃宣中。方中以小量白芷、芎芎、蔓荆等药辛散定痛,以治其标,且与大量滋阴潜阳药相伍,不仅可以制其燥烈之性,且可共奏止痛之功。二诊经血欲临,肝阳渐熄,遂佐以养血通经之药,使经来通畅,则冲气不复上逆。三诊滋肾平肝,调理脾胃,俾精充血旺,肝阳得潜,则无复发之虞。(《哈荔田妇科医案医话选》)

7·14 经行身痛

每遇经行前后或正值经期,出现以身体疼痛为主证者,称"经行身痛"。

【病因病机】

本病主因是素体正气不足,营卫失调,筋脉失养,或因宿有寒湿留滞,经行时则乘虚而发。

1. 血虚　素体血虚,或大病久病后,以致气血两虚,经行时阴血下注胞中,气随血泄,气血愈显不足,筋脉失养,遂致身痛。

2. 血瘀　素有寒湿稽留经络、关节,血为寒湿凝滞,经潮时气血下注冲任,因寒凝血瘀,运行不畅,以致经行身痛。

【诊断要点】

本病特点是伴随月经周期而发,或遇经行则身痛加重,经净疼痛渐减。不同于内科痹证,痹证则不随月经周期而发。

【辨证论治】

治疗以调气血,和营卫为主。气血虚弱者,养营和血;因于寒湿者,则温阳散寒除湿。

1. 血虚

[主要证候]　经行时肢体疼痛麻木,肢软乏力,月经量少,色淡质薄。舌淡红,苔白,脉细弱。

[证候分析]　血虚不能濡养筋脉,经行时气血益感不足,则肢体疼痛麻木。血虚气弱,则胀软乏力,经行量少,色淡。舌淡,苔白,脉细弱,为气血虚弱之象。

[治法]　养血益气,柔筋止痛。

[方药]　当归补血汤(《兰室秘藏》)加白芍、鸡血藤、山茱萸。

黄芪　当归

方中以黄芪、当归益气养血,白芍、鸡血藤、山茱萸养血柔筋。共奏养血益气,缓急止痛之功。

2. 血瘀

[主要证候]　经行时腰膝关节疼痛,得热痛减,遇寒疼甚,经行量少色黯,或有血块。苔薄白,脉沉紧。

[证候分析]　经行以气血通畅为顺,寒邪凝滞经络,则气血运行不畅,故腰膝关节疼痛。血得热则行,遇寒则凝滞而痛甚,故得热痛减。血为寒凝则经行量少,色黯有块。苔薄白,脉沉紧,乃寒凝血瘀之象。

[治法]　养血祛风,散寒除痛。

[方药]　趁痛散(《校注妇人良方》)加鸡血藤、桑寄生。

当归　黄芪　白术　炙草　桂心　独活　牛膝　生姜　薤白

方中用黄芪、当归以益气养血;白术、炙草健脾益气,寓气生血长之义;桂心、薤白、独活温阳散寒止痛;牛膝、桑寄生补肝肾;鸡血藤活血通络。

7·15　经行泄泻

每值行经前后或经期,大便溏薄,甚或清稀如水,日解数次者,称为"经行泄泻",亦称"经行而泻"。

【病因病机】

经行泄泻,主要责之于脾、肾虚弱,因脾主运化,而肾为胃之关,主司二便,经行时脾肾更虚,遂致泄泻。

1. 脾虚　素体脾虚,经行时气血下注血海,脾气益虚,脾虚失运,湿浊随脾气下陷而为泄泻。

2. 肾虚 禀赋肾虚,命门火衰,经行时经水下泄,肾气益感不足,脾失温煦,致成泄泻。

【诊断要点】

本病主要伴随月经周期出现,临床上也有患者因素有慢性腹泻,遇经行而发作尤甚者,亦属本病范畴。若经期偶然因饮食不节或伤于风寒,而致泄泻者,则不属本病论述范围。

【辨证论治】

经行泄泻在病机上有脾虚、肾虚之别。若大便稀薄,脘腹胀满,多为脾虚之候;若大便清稀如水,每在天亮前而泻,畏寒肢冷者,多为肾气虚寒所致。治以健脾温肾为主。

1. 脾虚

[主要证候] 月经将潮,或正值经期,大便溏泄,脘腹胀满,神疲肢软,或面浮肢肿,经行量多,色淡质薄。舌淡红,苔白,脉濡缓。

[证候分析] 因脾虚不能运化水湿,湿渗大肠,则大便泄泻,溏薄,脘腹胀满。水湿泛溢肌肤,则面浮肢肿。脾阳不振,则神疲肢软。阳虚不能奉心化赤,则经色淡红质稀薄。量多者,乃为气虚不能摄血所致。舌淡红,苔白,脉濡缓,均系脾虚之候。

[治法] 健脾益气,化湿调经。

[方药] 参苓白术散(《和剂局方》)。

人参 白术 扁豆 茯苓 甘草 山药 莲肉 桔梗 薏苡仁 砂仁

方中以人参、白术、茯苓、甘草、山药健脾益气,扁豆、莲肉、薏苡仁健脾化湿,砂仁和胃理气,桔梗载药上行。使脾气散精,水精四布,自无泄泻之疾。

若脾虚肝木乘之,则腹痛即泻,兼两胁胀痛。治宜补土泻木。用痛泻要方(《丹溪心法》)。

白术 白芍 陈皮 防风

方用白术健脾燥湿;白芍柔肝,缓急,止痛;防风搜风舒脾;陈皮理气和中。全方为扶脾抑肝之剂,使土旺脾健,则痛泻自止。

2. 肾虚

[主要证候] 经行或经后,大便泄泻,或天亮前泄泻,腰膝痠软,头昏耳鸣,畏寒肢冷,经色淡,质清稀。舌淡,苔白,脉沉迟。

[证候分析] 肾阳虚衰,命火不足,不能上温脾阳,水湿下注,是以泄泻,或天亮前作泻。阳虚经脉失于温煦,则畏寒肢冷。腰为肾之府,肾主骨、生髓,脑为髓海,肾虚则头晕耳鸣,腰膝痠软。肾阳虚衰,不能温养脏腑,影响血之生化,故经色淡而质清稀。舌淡苔白,脉沉迟,均为肾阳虚衰之候。

[治法] 温肾扶阳,暖土固肠。

[方药] 健固汤(《傅青主女科》)合四神丸(《校注妇人良方》)。

党参 白术 茯苓 苡仁 巴戟 补骨脂 吴茱萸 肉豆蔻 五味子

方中以党参、白术、茯苓、苡仁健脾渗湿,巴戟、补骨脂温肾扶阳,吴茱萸温中和胃,肉豆蔻、五味子固涩止泻。使肾气得固,脾气健运,湿浊乃化,泄泻自愈。

【医案选】

金××,女,33岁,已婚,病历号214509。

初诊:1976年2月18日,每值经行,大便泄泻,日有四至五次,腹部作胀,肠鸣,嗳气多,上次月经先期十天,量多有块,此次月经于2月15日来潮,今未净,腹痛腰疲,舌苔薄白腻、根微剥,脉象沉细,病属脾肾阳虚,肝气横逆,治以温补脾肾为主,疏肝调气为辅。

处方:党参15g　白术12g　茯苓12g　炙甘草6g　菟丝子12g　补骨脂9g　山药12g　木香6g　砂壳3g　艾叶3g　6剂

二诊:2月25日,服上药后,腹胀减,嗳气多,大便仍稀,日一至二次,舌苔薄白腻,根剥,脉象沉软,治以温补脾肾,佐以疏肝。

处方:党参15g　白术12g　炮姜6g　炙甘草6g　菟丝子12g　补骨脂9g　吴茱萸3g　木香6g　狗脊12g　橘皮6g　6剂

三诊:3月8日,服上方6剂,腹部仍胀,肠鸣辘辘,大便仍稀,日一至二次,口渴,舌苔中根光剥,边淡黄腻,脉象细软,现在经前,仍从前法。

处方:党参15g　白术12g　姜炭6g　炙甘草6g　山药12g　菟丝子12g　木香6g　橘皮6g　狗脊12g　桑寄生15g　6剂

四诊:3月18日,此次月经周期复常,于3月13日来潮,五天净,量色正常,下腹仍痛,经期泄泻减少,仅一次,平时大便亦较正常,日一至二次,有时成形,右胁有时作痛,寐则盗汗,舌苔中根光剥质红,脉象沉弱,病有好转,仍服前方6剂。

五诊:4月9日,此次月经先期七天,4月6日来潮,量较多,色黑,下腹仍痛,腰疲便泻,日二次,肠鸣辘辘,舌苔中根光剥,边腻,脉沉细软,治以温补脾肾。

处方:党参15g　白术12g　炮姜6g　炙甘草6g　破故纸6g　菟丝子12g　木香6g　狗脊12g　桑寄生15g　山药12g　9剂

六诊:4月22日,末次月经4月6日来潮,五天净,量较多,色先黑后暗红,经后下腹疼痛减轻,大便泄泻未止,日二至三次,肠鸣,白带较多,舌苔中根光剥边腻,脉沉细软,治以补中益气,温补肾阳。

处方:党参15g　白术12g　黄芪12g　炙甘草6g　升麻炭3g　巴戟天6g　补骨脂6g　菟丝子12g　木香6g　大枣6枚　9剂

七诊:5月6日,前用补中益气,温补肾阳之法,诸恙均见转机,此次月经于5月2日来潮,五天净,量较前减少,色红,下腹疼痛亦减,大便次数明显减少,一至二天一行,但不成形,关节疲楚,舌苔中根光剥,边淡黄腻,脉沉细软,仍从前法。

处方:党参15g　黄芪12g　白术12g　桂枝6g　白芍9g　炙甘草6g　防风炭6g　菟丝子12g　川断12g　山药12g　大枣6枚　9剂

小结:此例属于经行泄泻,主要病因由于命门火衰,未能蒸发脾阳,脾弱不能统血,血虚肝失所养,失其疏泄之常。通过辨证,病在肝脾肾三经,主要在于脾肾,故治法以温补脾肾为主,疏肝调气为辅,病情始初并不见效,后再采用补中益气,以升清阳,温补肾阳,以壮命火立法,诸恙逐渐得以向愈。(《钱伯煊妇科医案》)

7·16　经行吐衄

每逢经行前后或正值经期,出现有规律的吐血或衄血者,称"经行吐衄"。《叶氏女科证治》有"经不往下行,而从口鼻中出,名曰逆经"的记载。

【病因病机】

本病的主要机理,多为血热而冲气上逆,迫血妄行所致。因气为血帅,血热则气热,气逆则血逆。临床常见的证型,则有肝经郁火,肺肾阴虚两种。

1. 肝经郁火　素性抑郁,或恚怒伤肝,肝郁化火,冲脉隶于阳明而附于肝,经行时冲气旺盛,冲气挟肝气上逆,火炎气逆,灼伤血络,血随气升,故上逆而为吐血衄血。

2. 肺肾阴虚　素体阴虚,经行时冲气旺盛,气火上逆,灼肺伤络,络损血溢,以致吐衄。

【诊断要点】

本病主要临床特征为每逢月经周期而吐血或衄血,经净后便逐渐停止。

【辨证论治】

经血逆行,治应本"热者清之""逆者平之"的原则,以清热降逆,引血下行为主,但不可过用苦寒克伐之剂,以免耗伤气血。

1. 肝经郁火

[主要证候] 经前或经期吐血、衄血,量较多,色鲜红,心烦易怒,或两胁胀痛,口苦咽干,头晕耳鸣,尿黄便结,月经可提前、量少甚或不行。舌红苔黄,脉弦数。

[证候分析] 证属肝经郁火,值经前或行经之时,冲气挟肝火上逆,热伤阳络,血随气升,故吐血、衄血,量较多而色红。热扰冲任,则经期亦屡超前。因吐血、衄血较多,故经行量少,甚至不行。两胁为肝经所布,肝气郁结,则两胁胀痛。肝郁化火,则心烦易怒,口苦咽干。肝火上扰则头晕耳鸣。热灼阴津,则尿黄便结。舌红苔黄,脉弦数,为肝热内盛之象。

[治法] 疏肝清热,引血下行。

[方药] 清肝引经汤(《中医妇科学》四版教材)。

当归　白芍　生地　丹皮　栀子　黄芩　川楝子　茜草　牛膝　白茅根　甘草

方中当归、白芍养血柔肝,生地、丹皮凉血清热,栀子、黄芩清热降火,川楝子疏肝理气,茜草、白茅根佐生地以增清热凉血之功,牛膝引血下行,甘草调和诸药。若兼小腹疼痛者,为瘀阻胞中,于上方加桃仁、红花以活血祛瘀止痛。

2. 肺肾阴虚

[主要证候] 经前或经期吐血、衄血、量少、色黯红。平素可有头晕耳鸣,手足心热,两颧潮红,潮热咳嗽,咽干口渴。月经每先期、量少。舌红或绛,苔花剥或无苔,脉细数。

[证候分析] 肺肾阴虚,虚火上炎,损伤肺络,故血上溢而为吐衄,量少、色鲜红。阴虚内热,故头晕耳鸣,手足心热,潮热,两颧潮红。热伤胞络,故月经先期、量少。灼肺伤津,则咽干,口渴,咳嗽。舌红绛,苔黄剥或无苔,脉细数,为阴虚内热之象。

[治法] 滋肾润肺,引血下行。

[方药] 顺经汤(《傅青主女科》)加牛膝。

当归　熟地　沙参　白芍　茯苓　黑荆芥　丹皮

方中当归、白芍养血调经,沙参润肺,熟地滋肾养肝,丹皮清热凉血,茯苓健脾宁心,黑荆芥引血归经,牛膝引血下行。

【文献摘要】

《沈氏女科辑要笺正·月事异常》云:倒经一证,亦曰逆经,乃有升无降,倒行逆施,多由阴虚于下,阳反上冲,非重剂抑降,无以复其下行为顺之常。甚者且须攻破,方能顺降。盖气火之上扬,为病最急。

【医案选】

钟××,20岁,门诊简易病历。

经期鼻衄已6年。于十二岁月经初潮,月经周期提前10天,量少色黑,行经2天,经期鼻衄,每遇情志影响则衄血量较多,有血块。经期烦躁易怒,头晕。平素白带量多,腰痛、腹痛,末次月经9月8日行经1天。舌边尖红,脉弦滑。诊为肝旺血热,逆经倒行。治以平肝清热。

方用：白茅根、藕节各30 g　丹皮6 g　胆草9 g　牛膝12 g　黄芩9 g　枳壳6 g　麦冬、栀子各9 g

服上方后10月15日经潮，未见倒经，月经正常，未见腹痛。随访半年余，未再发生倒经现象。(《刘奉五妇科经验》)

7·17　经行口糜

每值临经或经行时，口舌糜烂，每月如期反复发作者，称"经行口糜"。

【病因病机】

其病发于口舌，总因于热。有阴虚火旺，热乘于心者；有胃热熏蒸而致者。

1. 阴虚火旺　素体阴虚，或欲念志火内动，或热病后耗津伤阴，值经行则营阴愈虚，虚火内炽，热乘于心，遂致口糜。

2. 胃热熏蒸　素食辛辣香燥或膏粱厚味，肠胃蕴热，经行冲气偏盛，挟胃热上冲，以致口糜。

【诊断要点】

临床主要特点是发病与月经有关，每伴随月经周期反复发作，经净则渐愈。

【辨证论治】

经行口糜，既多属热，治宜清热为主。虚者养阴清热；实者清热泻火。若挟脾湿者，宜利湿清热。

1. 阴虚火旺

[主要证候]　经期口舌糜烂，口燥咽干，五心烦热，尿少色黄。舌红苔少，脉细数。

[证候分析]　阴虚火旺，火热乘心，则经期口舌糜烂。阴津不能上乘，则口燥咽干。阴虚不能敛阳，则五心烦热。内热灼津伤液，则尿少色黄。舌红苔少，脉细数，均为阴虚内热之征。

[治法]　滋阴降火。

[方药]　知柏地黄汤(《症因脉治》)。

熟地黄　山萸肉　山药　泽泻　茯苓　丹皮　知母　黄柏

方中以熟地、山萸肉、山药补肝肾之阴，知母、黄柏、丹皮清肾中之伏火，佐茯苓、泽泻引热由小便下行。

2. 胃热熏蒸

[主要证候]　经行口舌生疮，口臭，口干喜饮，尿黄便结。舌苔黄厚，脉滑数。

[证候分析]　口为胃之门户，胃热炽盛，熏蒸于上，则口舌生疮，口臭口干。热盛灼伤津液，则尿黄便结。苔黄厚，脉滑数，均为胃热炽盛之象。

[治法]　清热泻火，荡涤胃热。

[方药]　凉膈散(《和剂局方》)。

大黄　朴硝　甘草　栀子　薄荷叶　黄芩　连翘　竹叶

方中朴硝、大黄清热泻下，连翘、竹叶、栀子、黄芩清热解毒，甘草缓急和中，薄荷清疏。全方咸寒苦甘，清热泻下，则胃热自清，口糜自愈。

若脾虚湿热内盛者，则口糜或口唇泡疹，脘腹胀满，大便溏臭。治宜芳香化浊，清热利湿，方用甘露消毒丹(《温热经纬》)。

飞滑石　绵茵陈　黄芩　石菖蒲　川贝母　木通　藿香　射干　连翘　薄荷　白豆蔻

方中藿香、石菖蒲、薄荷、白豆蔻芳香化湿,宣泄气机;黄芩、连翘清热解毒;滑石、木通、茵陈利湿清热;射干、贝母散结泻火。全方清热于湿中,渗湿于热下,使湿化清热,气机得宣,诸证自除。

【医案选】

杜××,女,39 岁,已婚,医院职工。于 1973 年 6 月 29 日初诊。

患者曾足月顺产两胎。近年余经前后头顶痛,口舌生疮,经后面目虚浮,胃纳差,平素血压偏低,曾患美尼尔氏综合征。月经周期常提前四五天,量中等。末次月经 6 月 24 日。现经水适净,面色较黄,舌质淡红,苔薄白,脉细弱。

辨证:血虚肝旺,虚火上炎,兼有脾虚之征。

治则:滋肾养肝为主,佐以健脾益气。

处方:熟地 15 g 生地 15 g 女贞子 15 g 淮山 25 g 党参 15 g 太子参 15 g 甘草 6 g 生龙骨 30 g

3 剂,每天 1 剂。

另:冰硼散一瓶,蜜调外涂口舌溃烂处。

7 月 27 日二诊:本次月经刚净二天,口舌生疮较前减轻,但头痛仍剧,至今未止,舌心红,脉弦细。

治则:滋肾益阴,佐以平肝潜阳。

处方:熟地 15 g 生地 15 g 黄精 30 g 杞子 15 g 白芍 12 g 淮山药 15 g 杭菊花 10 g 钩藤 15 g

4 剂,每天 1 剂。

8 月 10 日三诊:月经将潮,烦躁,口微苦,唇舌各有一溃疡面,巅顶痛稍减,舌苔微黄,脉弦细。

治则:滋肾柔肝养血。

处方:生地 25 g 黄精 30 g 桑椹 15 g 淮山 20 g 白芍 15 g 郁金 12 g 桑寄生 20 g 制首乌 15 g

4 剂,每天 1 剂。

10 月 5 日四诊:近二月来,经前服上方加减五六剂,经前后头顶痛显著减轻,口舌生疮已除,仍守前法。

处方:熟地 20 g 黄精 30 g 女贞子 15 g 白芍 12 g 制首乌 25 g 天麻 9 g 白芷 9 g 淮山药 20 g 陈皮 5 g 生龙骨 30 g 4 剂,每天 1 剂。

追踪五年无复发。(《罗元恺医著选》)

7·18 经行风疹块

每值临经时或行经期间,周身皮肤突起红疹,或起风团,瘙痒异常,经净渐退者,称“经行风疹块”,或称“经行瘾”。

【病因病机】

本病多因风邪为患,有因血虚生风,有因风邪于行经之际乘虚而入。

1. 血虚 因素体血虚,或因多产、久病失养,营阴暗损,经行时阴血益感不足,血虚生风,风盛则痒。

2. 风热 素体阳盛,或过食辛辣之品,血分蕴热,经行时气血俱虚,风邪乘虚而入,与热相搏,遂发风疹。

【诊断要点】

本病发作与月经周期密切相关,每随经行则发,经净渐消。并无其他诱因,与一般风疹块因过敏物质诱发者不同。

【辨证论治】

本病治疗,结合月经特点,以养血祛风为主。但应慎用辛温香燥之品,在生活上宜慎风寒,禁辛辣。

1. 血虚

[主要证候] 经行风疹频发,瘙痒难忍,入夜尤甚,面色不华,肌肤枯燥。舌淡红苔薄,脉虚数。

[证候分析] 营阴不足,血虚生风,风胜则痒。经行时阴血愈虚,故风疹频发。因血属阴,故入夜痒甚。血虚不能上荣于面,则面色不华。血虚肌肤失荣,则肌肤枯燥。舌淡红,苔薄,脉虚数,均为血虚生风之象。

[治法] 养血疏风。

[方药] 当归饮子(《证治准绳》)。

当归 川芎 白芍 生地 防风 荆芥 黄芪 甘草 白蒺藜 何首乌

方用四物汤加首乌、荆、防养血祛风,白蒺藜疏肝泄风,黄芪、甘草益气固表,扶正达邪。

2. 风热

[主要证候] 经行身发红色风团、疹块,瘙痒不堪,感风遇热,其痒尤甚,口干喜饮,尿黄便结。舌红,苔黄,脉浮数。

[证候分析] 风热相搏,邪郁肌腠,则身起红色风团,瘙痒异常。热甚伤津,则口干喜饮,尿黄便结。舌红苔黄,脉浮数,均为风热内盛之象。

[治法] 疏风清热。

[方药] 消风散(《外科正宗》)。

荆芥 防风 当归 生地 苦参 炒苍术 蝉蜕 木通 胡麻仁 生知母 煅石膏 生甘草 牛蒡子

方中当归、生地、荆芥、防风、牛蒡子、蝉蜕养血清热泄风;苦参、苍术燥湿清热解毒;胡麻仁养血润燥;知母、石膏清热泻火;木通、甘草清火利尿,导热由小便下行。

7·19 经行眩晕

每逢经行前后,或正值经期,出现头目眩晕,视物昏花,并伴随月经周期发作者,称为"经行眩晕"。

【病因病机】

本病有因于虚者,多为血虚或阴虚;有因于实者,多为痰湿内阻而致清阳不升。

1. 血虚 素体血虚,或精血化源不足,经行时其血更虚,血虚不能上荣,故头目眩晕。

2. 阴虚阳亢 素体阴虚,久病或热病之后,或劳欲过度,阴精屡损,每值经行阴血益感不足,阴虚不能敛阳,遂发本病。

3. 脾虚挟痰 素体脾虚,运化失职,水湿停聚而成痰。经行气血下注,其气益虚,清阳不升,痰湿上扰清窍。

【诊断要点】

头目眩晕每次均伴随月经周期发作。若与经行无关者,则不属本病范畴。

【辨证论治】

血虚者,宜养心益脾;阴虚阳亢者,则宜滋阴潜阳;阳虚挟痰者,宜健脾升阳,除湿化痰。

1. 血虚

[主要证候] 经行或经后,头目眩晕,经行量少,色红质稀,面色萎黄,或㿠白无华,心悸少寐。舌淡,苔薄白,脉细弱。

〔证候分析〕 血虚不能上荣,则头目眩晕。血虚经血来源不足,则经行量少,色淡红质稀。血虚不上荣于面,则面色萎黄或㿠白无华。血不营心则心悸少寐。舌淡,苔薄白,脉细弱,均为血虚之候。

〔治法〕 养心益脾。

〔方药〕 归脾汤(《校注妇人良方》)加枸杞、制首乌。

人参 炒白术 炒黄芪 圆肉 茯神 当归 远志 炒酸枣仁 木香 炙甘草 生姜 大枣

方中人参、黄芪、白术、炙甘草益气健脾,当归、枸杞、首乌滋阴养血,茯神、远志、枣仁、圆肉宁心安神,广木香、生姜、大枣醒脾理气和胃,使脾健则血长,眩晕自愈。

2. 阴虚阳亢

〔主要证候〕 经行头晕目眩,量多色鲜红,烦躁易怒,口干咽燥。舌红苔黄,脉弦细数。

〔证候分析〕 阴虚阳亢,风热上扰清空,则经行头晕目眩,阴虚生内热,热盛迫血妄行,故经行量多色红。阴虚不能敛肝,则烦躁易怒,阴虚津液不能上承,则口干咽燥。舌红苔黄,脉弦细数,均为阴虚阳亢之象。

〔治法〕 滋阴潜阳。

〔方药〕 天麻钩藤饮(《杂病证治新义》)。

天麻 钩藤 栀子 黄芩 杜仲 生石决 川牛膝 益母草 桑寄生 夜交藤 朱茯神

方中用天麻、钩藤、石决明平肝潜阳,杜仲、桑寄生补益肝肾,栀子、黄芩清肝泻火,益母草入血分以清风热,川牛膝引热下行,辅以夜交藤、朱茯神宁心安神。

3. 脾虚挟痰

〔主要证候〕 经行前后,头晕沉重,胸闷泛恶,少食多寐。苔白腻,脉濡滑。

〔证候分析〕 脾虚湿盛,聚而成痰,痰湿交阻,清阳不升,浊阴不降,以致头晕沉重。痰浊停阻中焦,气机不利,故胸闷恶心。脾阳不振,则少食多寐。苔白腻,脉濡滑,乃痰湿内蕴之征。

〔治法〕 宜健脾温阳,化湿祛痰。

〔方药〕 半夏白术天麻汤(《医学心悟》)。

半夏 白术 天麻 陈皮 茯苓 炙甘草 蔓荆子 生姜 大枣

方用二陈汤化湿除痰,白术健脾,天麻熄风化痰,蔓荆子载药上行而止头痛,姜、枣调和营卫。若痰郁化火,证见头目胀痛,心烦口苦,舌苔黄腻,脉弦滑者,可于方中加黄芩、竹茹以清热涤痰。

7·20 经行浮肿

每逢经行前后,或正值经期,头面四肢浮肿者,称为"经行浮肿",或称"经来遍身浮肿"。

【病因病机】

本病多因脾肾阳虚,气化不利,水湿不运,或因肝郁气滞,血行不畅,滞而作胀。

1. 脾肾阳虚 平素思虑劳倦过度,损及脾肾,经水将行,精血流注于胞,脾肾益虚,阳气不运,水湿不化,溢于肌肤,遂发浮肿。

2. 气滞血瘀 情志内伤,肝失条达,疏泄无权,气行不畅,血行受阻。月经以通畅为顺,若气滞血行不畅,则滞而为肿。

【诊断要点】

经行浮肿是伴随月经周期而发作的一种证候,经净则浮肿渐消。如经净后浮肿仍不能消退者,则需考虑是否为肝、肾功能不良而引起,应结合有关检查,明确诊断。

【辨证论治】

本病重在辨其虚实。若经行面浮肢肿,按之没指,为脾肾阳虚之证;若经行肢体肿胀,按之随手而起,则为肝郁气滞。证有虚实,论治有异,兹分述如下:

1. 脾肾阳虚

[主要证候]　经行面浮肢肿,腹胀纳减,腰膝痠软,大便溏薄,经行量多,色淡红质薄。舌淡,苔白腻,脉沉缓,或濡细。

[证候分析]　脾肾阳虚,水湿泛溢莫制,则见四肢浮肿。脾虚失运,则纳减腹胀,大便稀溏。腰为肾府,肾虚则腰膝痠软。脾肾虚损,经血失固,则经行量多,色淡红质薄。舌淡苔白腻,脉沉缓或濡细,乃为阳虚不足之候。

[治法]　温肾,健脾,利水。

[方药]　苓桂术甘汤(《伤寒论》)加补骨脂、川芎、巴戟。

茯苓　白术　桂枝　甘草

方用白术、茯苓健脾利水,补骨脂、巴戟、桂枝温阳化气行水,川芎理血中之滞,佐以甘草调和脾胃。共奏温肾健脾,化气利水之功。

2. 气滞血瘀

[主要证候]　经行肢体肿胀,脘闷胁胀,善叹息。苔薄白,脉弦细。

[证候分析]　气滞血行不畅,则肢体肿胀。苔薄白,脉弦细,均为气滞血瘀之征。

[治法]　理气活血。

[方药]　八物汤(《济阴纲目》)加泽兰、茯苓皮。

当归　川芎　芍药　熟地　延胡索　川楝子　炒木香　槟榔

方中四物汤以养血活血,延胡索行血中之滞,泽兰活血消肿,川楝子、木香、槟榔疏肝理气。气行则血行。以收理气消肿之效。

7·21　经行情志异常

每值行经前后,或正值经期,出现烦躁易怒,悲伤啼哭,或情志抑郁,喃喃自语,彻夜不眠等证者,称为"经行情志异常",亦有称为"周期性精神病"者。

【病因病机】

本病多由于情志内伤,思虑劳倦或肝气郁结所致。

1. 肝气郁结　情怀不畅,肝气不疏,木郁克土,脾虚则不能化生精血,使心神失养,神无所主,遂致情志异常。

2. 痰火上扰　情志郁结,郁而化火,火性炎上,炼液成痰,痰火壅积胸膈,上蒙清窍,神明逆乱,以致情志异常。

【诊断要点】

临床特点是情志异常随月经周期反复发作。多数病人在行经前便出现证候,也可发生在经期者,持续时间可达5～10天。经净后情志渐复正常。

【辨证论治】

本病治疗须结合证情,因于肝郁者,治当养血疏肝;因于痰火者,则宜清热涤痰。

1. 肝气郁结

[主要证候] 精神抑郁不乐,情绪不宁,胸闷胁胀,不思饮食。苔薄腻,脉弦细。

[证候分析] 病因情志所伤,肝失条达,故精神抑郁,情绪不宁。足厥阴肝经布胁肋,肝郁气滞,则胸闷胁胀。肝气犯脾,故不思饮食。苔薄腻,脉弦,为肝郁之象。

[治法] 疏肝解郁。

[方药] 逍遥散(方见月经先后无定期)。

2. 痰火上扰

[主要证候] 狂躁不安,头痛失眠,面红目赤,心胸烦闷。舌红或绛,苔黄厚或腻,脉弦大滑数。

[证候分析] 痰火内扰神明,则狂躁不安,头痛失眠。肝热痰火上扰清窍,故面红目赤。痰火结于胸中,则心胸烦闷。舌红或绛,苔黄厚或腻,脉弦大滑数,均属痰火内盛,阳气独亢之象。

[治法] 清热涤痰。

[方药] 生铁落饮(《医学心悟》)。

天冬 麦冬 贝母 胆星 橘红 远志 连翘 茯苓 茯神 玄参 钩藤 丹参 辰砂 石菖蒲 生铁落

方中生铁落重镇降逆,胆星,贝母、橘红清热涤痰,菖蒲、远志、辰砂宣窍安神,二冬、玄参、连翘、钩藤养阴清热。使热去痰除,则神清志定而病自除。

【医案选】

苗××,女,24 岁,未婚,1969 年 10 月 21 日初诊。

其母代述,一年前因与男友失偕,情怀常郁,愤懑不平,经常头晕头疼,睡中呼喊。半年来,每于经前 7 ～ 10 天,即兴奋暴怒,秽言恶语,毁物自伤,或打骂妹弟,不食不眠,大便秘结,俟月经行后,始逐渐平静,并自觉羞惭。末次月经在 9 月 30 日,量少色紫,行经两天而止。刻诊经期将近,恍惚心乱,泛恶纳呆,白带量多,气味秽恶,目眶青黑,目睛微红,大便间日未行,舌质红,苔黄腻,脉弦滑而数。此为气郁化火,炼液成痰,痰火扰心,神明被阻。拟予清肝泻火,豁痰开窍,镇静安神之剂。

处方:清半夏、云茯苓各 9 g 化橘红 6 g 淡竹茹 12 g 生大黄 9 g(后下) 广郁金 9 g 生白矾 3 g 川黄连 4.5 g 生龙齿 15 g(打) 杭菊花 9 g 白蒺藜 9 g 黛蛤散 12 g 朱砂安神丸一付(睡前另服)3 剂。

另用:蛇床子 9 g 吴茱萸 3 g 川黄柏 6 g 布包、泡水,坐浴熏洗,每天 2 次。

二诊 (10 月 23 日)

药后腑气畅行,带下渐止,烦躁略减,睡眠尚安,舌苔渐退,舌质尚红,脉仍弦滑。已获效机,再步前法,原方加胆星 4.5 g,以制重其力。3 剂,水煎服。

三诊 (10 月 29 日)

上方连服 3 剂,病情明显好转,烦躁大减,睡眠安稳,饮食、二便均调,惟小腹坠痛,胸胁痞闷,时作太息,脉仍弦滑,苔薄而润。此经候欲临之象,当因势利导,治予疏肝理气,养血调经之剂。

处方:软柴胡 9 g 炒枳壳 9 g 苦桔梗 4.5 g 杭白芍 12 g 秦当归 15 g 台乌药 6 g 香附米、紫丹参各 9 g 桃仁泥 12 g 西红花 6 g 化橘红 6 g 川楝子 9 g 4 剂,水煎服。

四诊 (11 月 5 日)

服药 1 剂后,月经来潮。此次行经 4 天,量较前增多,夹有紫黑血块,胸次已宽,腹痛亦止,目眶青黑渐有消退。尚觉体疲心慌,口淡无味,舌淡红,苔薄白,脉弦略细,此邪势已衰,正气待复,拟滋阴养血,理脾渗湿为法。

处方:秦当归、杭白芍各15g　女贞子、细生地各9g　五味子6g　条黄芩6g　炒白术、云茯苓各9g　广陈皮6g　柏子仁、远志肉各9g　炙甘草6g　香附米4.5g　4剂,水煎服。

嘱下次经潮前7天,每天晨服英神普救丸7粒,下午服二陈丸一付,睡前服安神补心丸一付。经期及经后,仍服三诊及四诊方各4剂。

停药后观察半年,诸症未复发,月经亦归正常。(《哈荔田妇科医案医话选》)

7·22　绝经前后诸证

部分妇女在绝经期前后,出现一些与绝经有关的证候,如眩晕耳鸣,烘热汗出,心悸失眠,烦躁易怒,潮热;或面目、下肢浮肿,纳呆,便溏;或月经紊乱,情志不宁等,称为"绝经前后诸证",亦称"经断前后诸证"。这些证候往往轻重不一,参差出现,持续时间或长或短,短者一年半载,长者迁延数年,甚者可影响生活和工作。

【病因病机】

妇女在绝经前后,肾气渐衰,冲任二脉虚衰,天癸渐竭,月经将断而至绝经;生殖能力降低而至消失,此本是妇女正常的生理变化,但有些妇女由于素体差异及生活环境等的影响,不能适应这个阶段的生理过渡,使阴阳二气不平衡,脏腑气血不相协调,因而出现一系列证候。

本病以肾虚为主,因偏于阴虚或偏于阳虚,或阴阳两虚而出现不同证候,并可累及心、肝、脾。

1. 肾阴虚　天癸属于阴精。天癸渐竭,肾阴便见不足。素体阴虚,或数脱于血,多产房劳者,在此期则可出现肾阴亏虚,阳失潜藏之证。若肾水不能上济心火,可致心肾不交;又肾阴不足以涵养肝木,或情志不畅,郁结化热,灼烁真阴,可致肝肾阴虚,肝阳上亢。

2. 肾阳虚　绝经之期肾气渐衰,若素体阳虚,或过用寒凉及过度贪凉取冷,可致肾阳虚惫。若命门火衰而不能温煦脾阳,或劳倦过度,耗损脾阳,也可出现脾肾阳虚之候。

【诊断要点】

本病出现的证候往往因人而异,轻重不一,但多伴有月经紊乱,而发病时间是在绝经前后。其症状表现可与某些内科病如眩晕、心悸、水肿等相类似,临证时应注意鉴别。

绝经前后的年龄亦为癥瘕好发之期,此际如出现月经过多或经断复来,或有下腹疼痛,浮肿,或带下五色,气味臭秽,或身体骤然明显消瘦等症者,应详加诊察,必要时结合现代医学的检查方法,明确诊断,以免贻误病情。

【辨证论治】

本病以肾虚为本,在治疗上应注重维护肾气,清热不宜过于苦寒,祛寒不宜过于辛热,更不可妄用克伐,以免犯虚虚之戒。

1. 肾阴虚

[主要证候]　头目晕眩耳鸣,头部面颊阵发性烘热,汗出,五心烦热,腰膝痠疼,或月经先期或先后不定,经色鲜红,量或多或少,或皮肤干燥、瘙痒,口干,大便干结,尿少色黄。舌

红少苔,脉细数。

[证候分析] 肾阴虚不能上荣于头目脑髓,故头目眩晕而耳鸣;阴不维阳,虚阳上越,故头面烘热,汗出,五心烦热;肾虚则腰膝痠痛;肾阴虚冲任失调,则月经先期或先后、多少不定。阴虚血燥生风,故皮肤干燥或瘙痒;阴虚内热,故口干便秘溺短赤。舌红少苔,脉细数,均为阴虚之象。

[治法] 滋养肾阴,佐以潜阳。

[方药] 左归饮(《景岳全书》)加制首乌、龟版。

熟地 山药 枸杞 山茱萸 茯苓 炙甘草

方中熟地、枸杞、山茱萸、制首乌益肝肾,补精血以滋先天;山药、茯苓、炙甘草健脾和中,补后天以养先天;龟版育阴潜阳,补益冲任。如皮肤瘙痒者,可酌加蝉蜕、防风、海桐皮、玉竹以润燥疏风。头痛眩晕甚者,可酌加天麻、钩藤、石决明以平肝熄风,或再加牛膝、桑寄生以引血下行。

若肝肾阴虚,肝阳上亢,而兼烦躁易怒,胁痛口苦,失眠多梦者,宜滋肾柔肝,育阴潜阳,方用左归饮合二至丸(方见经期延长)加龟版、郁金。

若因肾水不能上济心火,以致心肾不交,而见心悸怔忡,失眠多梦,健忘,甚或情志失常者,宜滋肾宁心安神,可兼服补心丹(《摄生秘剖》)。

生地 玄参 麦冬 天冬 党参 丹参 茯神 枣仁 远志 五味子 柏子仁 桔梗 当归 蜜丸,朱砂为衣。

2. 肾阳虚

[主要证候] 面色晦黯,精神萎靡,形寒肢冷,腰膝痠冷,纳呆腹胀,大便溏薄,或经行量多,或崩中暴下,色淡或黯,有块,面浮肢肿,夜尿多或尿频失禁,或带下清稀。舌淡,或胖嫩边有齿印,苔薄白,脉沉细无力。

[证候分析] 肾阳虚惫,命门火衰,阳气不能外达,经脉失于温煦,故面色晦黯,精神萎靡,形寒肢冷,腰膝痠冷;肾阳既虚,则不能温煦脾阳,脾失健运,故纳呆腹胀,大便溏薄;肾虚冲任不固,则经行量多或崩中暴下;肾与膀胱相为表里,肾阳虚则膀胱气化无力,而水道莫制,故小便频或失禁,夜尿多。面浮肢肿,舌质淡或胖嫩,苔薄白,脉沉细无力,均为肾阳虚之象。

[治法] 温肾扶阳,佐以温中健脾。

[方药] 右归丸(方见崩漏)合理中丸(《伤寒论》)。

党参 白术 干姜 炙甘草

方中熟地、山茱萸、枸杞滋养肝肾;附子、肉桂、干姜、鹿角胶、杜仲、菟丝子温补肾阳;党参、白术、山药、炙甘草健脾益气;当归养血调经,如便溏者,可去之,酌加肉豆蔻以温涩止泻。

温肾药物,可用补骨脂、仙灵脾、仙茅、覆盆子等,较之附、桂更适用于本病。

如肾阴阳俱虚,错杂并见,时而见畏寒,时而烘热汗出,头晕耳鸣,腰痠乏力,舌苔薄,脉细。治宜补肾扶阳,益养冲任。方用二仙汤(《中医方剂临床手册》)合二至丸加熟地。

仙茅 仙灵脾 当归 巴戟 黄柏 知母

方中以仙茅、仙灵脾、巴戟天温肾阳,熟地、女贞子、旱莲草滋养阴精,黄柏、知母泻相火而益阴,当归温润养血而调冲任。

【医案选】

案一　崔××,女,46岁,干部,1978年11月3日初诊。

两年来月事先期,血压偏高,时感头晕目眩,颈面烘热,胸膺闷痛,烦躁易怒,不能自制,咽干口苦,脘痞纳呆,倦怠乏力,便秘溲黄,西医诊为更年期综合征,经用激素治疗,效果不彰。刻值经期,量多色鲜,舌质淡红略胖,舌苔薄黄少津,脉来沉细而弦。此属肝肾阴虚,木郁化火,脾胃失和。治拟滋阴泻火,平肝和胃。

处方:嫩钩藤、白蒺藜各10 g　焦栀仁、龙胆草各6 g　润元参10 g　原寸冬9 g　天仙藤、石菖蒲各9 g　紫厚朴6 g　焦三仙8 g　云茯苓12 g　首乌藤9 g　紫丹参15 g　嫩小草6 g　磁朱丸3 g(吞服)　5剂,水煎服。

二诊　(11月9日)

药后,烦躁潮热发作减少,睡眠略有改善,月汛已止,带经六天,刻仍纳少,食后泛恶左侧胸胁疼楚,舌渐润,脉象同前。再依前法,原方丹参减为9 g、去元参,加清半夏9 g、淡竹茹7 g以降逆止呕;加片姜黄8 g以活络止痛,予4剂,水煎服(连服2剂停一天)。

三诊、四诊　继依上方出入。

五诊　(11月30日)

躁烦潮热已多日未作,睡眠向和,纳食渐增。日昨经潮,头晕目眩,肢面浮肿,腹部胀痛,舌淡红苔薄白,脉沉细弦。拟先养血调经为治。

处方:秦当归、鸡血藤各12 g　川芎片6 g　赤芍药10 g　川楝子9 g　延胡索3 g　香附米9 g　台乌药6 g　清半夏10 g　砂仁米1.5 g　粉甘草6 g　夜交藤12 g　女贞子9 g　朱灯心1.5 g　4剂,水煎服。

六诊　(12月3日)

月经已止,头晕已除,烦躁潮热未发,惟肿势未消,大恭大畅。拟补益肝肾,健脾渗湿为法。

处方:女贞子、旱莲草、甘枸杞、云茯苓、炒白术、冬葵子、清半夏各9 g　广陈皮6 g　厚朴化9 g　汉防己9 g　炒神粬9 g　刘寄奴9 g。7剂,隔天1剂。水煎服。

上方出入共服20余剂,浮肿尽消,诸症悉减,予二至丸二瓶,嘱每日睡前服20粒。

按　本例头晕目眩、烦躁易怒、时发潮热、便秘溲黄,乃因肝肾阴虚,肝火上炎,肝阳亢盛,故以元参、寸冬、胆草、栀子、钩藤、蒺藜、磁朱丸等滋阴泻火,平肝潜降为主。肝肾既虚,肝火涵养则疏泄无权,横逆犯胃,故见脘痞纳呆、食后泛恶,因予清夏、竹茹、紫朴、焦三仙等理气宽中,和胃降逆;阴血不能上奉,则心脉失养,行血无力,络道不畅,故见胸前区闷痛,寐少梦多,因予夜交藤、合欢花安神益智,云茯苓交通心肾,天仙藤、节菖蒲、片姜黄舒脉通络定痛,凡此皆属"急则治标"的对症疗法。六诊则益肝肾、健脾胃,且拟二至丸缓调继后,以为缓治其本,巩固疗效的长远之计。(《哈荔田妇科医案医话选》)

案二　张××,女,47岁,干部,1978年5月31日初诊。

三年来经期紊乱。或三月一潮,或五月一至,经来如注,色红有块。血压偏高但不稳定,胸前时感闷痛憋气,心电图大致正常。头晕少寐,睡中梦多,腰疲乏力,下肢微肿,食思不振,脘痞不舒,大便或溏或软,小溲偶有不畅,脉沉弦,时有间歇,舌尖红,舌苔薄腻。证属心脾不足,肝肾两虚。治拟补脾胃、养心神,兼益肝肾为法。

处方:云茯苓12 g　炒白术9 g　香佩兰、广陈皮各6 g　鸡血藤、首乌藤各9 g　合欢花6 g　紫丹参18 g　分心木、片姜黄各4.5 g　青桔叶、冬葵子各9 g　竹叶3 g　6剂,水煎服。

二诊　(6月11日)

头晕已减,血压140/80 mmHg(21/11 kPa),寐和纳增,胸痛亦轻,小便畅下,肢肿已消,舌质略红,脉沉弦,未见间歇。已获效机,再步前法。

处方:紫丹参21 g　片姜黄9 g　赤芍药、女贞子、旱莲草各9 g　云茯苓、夜交藤各12 g　合欢花、广陈皮、川芎片各6 g　炒神粬9 g　6剂,水煎服。

三诊　（6 月 20 日）

头晕未作,血压稳定,余症亦继有减轻。诊脉弦缓,舌苔薄白。再予和胃调中,通脉养心,滋补肝肾法。

处方　夜交藤 9 g　合欢花 6 g　节菖蒲 9 g　紫丹参 21 g　片姜黄 6 g　川芎片 9 g　延胡索 3 g　炒枳壳、炒神粬各 9 g　干佛手 45 g　女贞子、旱莲草各 9 g　6 剂,水煎服。

四诊　（6 月 27 日）

夜寐得酣,胸痛若失,知饥能纳,二便如常,腰痠偶有,血压稳定在（140～150)/(80～90) mmHg [(18.67～20)/(10.67～12) kPa]。

处方:每天上午服妇科金丹一付(或妇科十诊片 4 片),每晚服二至丸 15 粒,以资巩固。

按　本例经期紊乱,量多有块,乃心脾两虚,冲任失调所致。心血不足,则神不内敛,故见心悸、少寐、多梦;脾运不健,水湿下注,因见纳少、腹胀、便溏溲短、下肢浮肿;肝肾阴虚,上下失滋,遂见头晕目眩,腰背痠软。治用茯苓、白术、佩兰、陈皮等芳香快气,健脾和中;鸡血藤、首乌藤、合欢花等养心安神兼能舒郁通络;丹参、赤芍、姜黄、菖蒲、桔叶等活血化瘀,通脉止痛。少佐冬葵子利尿,使"浊阴出下窍",又加女贞子、旱莲草补肝肾,而调补冲任。（《哈荔田妇科医案医话选》）

8 带下病

带下量明显增多,色、质、臭气异常,或伴全身或局部症状者,称带下病。正常带下乃为肾气充盛,脾气健运,由任、带所约束而润泽于阴户的一种无色、质黏、无臭的阴液,其量不多。此即《沈氏女科辑要笺正》引王孟英所说:"带下女子生而即有,津津常润,本非病也。"至于经间期、经前期以及妊娠期带下稍有增多者,均属正常现象,不作疾病论。

带下病首见于《素问·骨空论》:"任脉为病,女子带下瘕聚。"带下病有广义狭义两种。广义带下病,如《史记·扁鹊仓公列传》所称妇科医生为带下医,《金匮要略》亦谓"妇人之病,因虚、积冷……此皆带下"等。狭义带下病《诸病源候论》始有记载,《校注妇人良方》认为"病生于带脉,故名带下"。明清时代的妇产科著作对此记载尤详,如《傅青主女科》以此列为首篇,他根据带下颜色的变化,详细分析了白、黄、赤、青、黑五色带下的证治。临床上以白带、黄带、青带为常见。故本章着重论述这三种。

【病因病机】

本病主要由于湿邪影响任、带,以致带脉失约,任脉不固所形成。湿邪有内外之别,外湿指外感之湿邪;内湿,一般指脾虚失运,肾虚失固所致。故本章以脾虚、肾虚、湿热三者来分析。

1. 脾虚 饮食不节,劳倦过度;思虑过多,情怀抑郁,肝气乘脾,损伤脾气,运化失常,水谷之精微不能上输以化血,反聚而成湿,流注下焦,伤及任、带而为带下。

2. 肾虚 素体肾气不足,下元亏损,或房劳多产,伤及肾气,封藏失职,阴液滑脱而下;亦有肾阴偏虚,相火偏旺,阴虚失守,任、带不固,火旺迫之,带下赤白者。

3. 湿热(毒) 经行产后,胞脉空虚,如因摄生不洁,或因久居阴湿之地,或因手术损伤,以致湿邪乘虚而入,蕴而化热,伤及任、带,发为带下。亦有肝经湿热下注,或因热毒蕴蒸损伤血络,导致带下赤白者。

带下日久,阴液耗损,可致虚实错杂,或虚者更虚,故宜及早防治。

【诊断要点】

妇女阴道内流出的带下量多绵绵不断,或色、质、气味异常,或伴有全身症状者,可诊断为本病。

赤带与经间期出血、经漏,可参阅前面有关内容以资鉴别;脓浊带下与阴疮排出的脓液,可通过妇科检查而鉴别。如带下五色夹杂,如脓似血,奇臭难闻,当警惕癌变,应结合必要的检查以明确诊断。

【辨证论治】

带下辨证,首先在于辨别量、色、质、气味。一般来说,色深(黄、赤、青绿)、质黏稠、有臭秽者,多属实、属热;色淡(淡白、淡黄)、质稀或有腥气者,多属虚、属寒。临证时,结合全身症状,联系病史、产史等全面分析,作出正确的辨证论治。湿热的宜清,宜利;脾肾两虚的,以调补脾肾为主。治脾宜升,宜燥;治肾宜补,宜涩。有些尚需配合外治,才能提高疗效。

1. 脾虚

[主要证候]　带下色白或淡黄,质黏稠,无臭气,绵绵不断,面色㿠白或萎黄,四肢不温,精神疲倦,纳少便溏,两足跗肿。舌淡,苔白或腻,脉缓弱。

[证候分析]　脾气虚弱,不能运化水湿,水湿之气下陷而为带下。脾虚中阳不振,则面色不荣而呈㿠白或萎黄,四肢不温,精神疲乏。脾虚失运,则纳少便溏,两足跗肿。舌淡苔白或腻,脉缓弱,也为脾虚中阳不振之象。

[治法]　健脾益气,升阳除湿。

[方药]　完带汤(《傅青主女科》)。

白术　山药　人参　白芍　苍术　甘草　陈皮　黑芥穗　柴胡　车前子

方中重用白术,山药以健脾束带;人参、甘草补气扶中;苍术燥湿健脾;柴胡、白芍、陈皮疏肝解郁,理气升阳;车前子利水除湿;黑芥穗入血分祛风胜湿。全方脾、胃、肝三经同治,具有健脾益气、升阳除湿之功。如肾虚腰痛者,加杜仲、菟丝子。寒凝腹痛者,加香附、艾叶;若带下日久,滑脱不止者,可选加固涩止带药,如金樱子、龙骨、芡实、乌贼骨之类。

若湿蕴化热者,症见带下黏稠色黄,治宜清热利湿止带,方用易黄汤(《傅青主女科》)。

山药　芡实　黄柏　车前子　白果

方中山药、芡实、车前子健脾化湿;白果固涩止带;黄柏清热燥湿,使热去湿化,则带自止。

2. 肾虚

(1) 肾阳虚

[主要证候]　白带清冷,量多,质稀薄,终日淋漓不断,腰痠如折,小腹冷感,小便频数清长,夜间尤甚,大便溏薄。舌淡,苔薄白,脉沉迟。

[证候分析]　肾阳不足,阳虚内寒,带脉失约,任脉不固,故带下清冷,量多,滑脱而下。肾阳不足,命门火衰,不能下暖膀胱,故小便频数清长。不能上温脾阳,故大便溏薄。腰为肾为外府,肾虚失养,则腰痠如折。小腹为胞宫所居之处,胞络系于肾,肾阳虚衰,不能温煦胞宫,则小腹有冷感。舌淡,苔薄白,脉沉迟,亦为肾阳不足之征。

[治法]　温肾培元,固涩止带。

[方药]　内补丸(《女科切要》)。

鹿茸　菟丝子　潼蒺藜　黄芪　肉桂　桑螵蛸　肉苁蓉　制附子　白蒺藜　紫菀茸

方中鹿茸、肉苁蓉温肾阳,生精髓,益血脉;菟丝子补肝肾,固任脉;黄芪补气;肉桂、附子温命门,补真火;潼蒺藜温肾止腰痛;白蒺藜疏肝泄风;紫菀茸温肺益肾;桑螵蛸收涩固精。全方有温肾壮阳,益精固涩之力。便溏者,去肉苁蓉,加补骨脂、肉豆蔻。

(2) 肾阴虚

[主要证候]　带下赤白,质稍黏无臭,阴部灼热,头昏目眩,或面部烘热,五心烦热,失眠多梦,便艰尿黄。舌红少苔,脉细略数。

[证候分析]　肾阴不足,相火偏旺,损伤血络,任、带失固,故带下赤白、质黏,阴部灼热;阴虚不能潜阳,虚阳上扰则头昏目眩,面部烘热,五心烦躁,肾水亏损,不能上济于心,则失眠多梦。便艰尿黄,舌红少苔,脉细数,均为肾阴亏损之象。

[治法]　益肾滋阴,清热止带。

[方药]　知柏地黄汤(方见月经病·经行口糜)加芡实、金樱子,补肾固涩止带。

3. 湿热（毒）

（1）湿热

［主要证候］ 带下量多，色黄或黄白，质黏腻，有臭气，胸闷口腻，纳食较差，或小腹作痛，或带下色白质黏如豆腐渣状，阴痒等，小便黄少。舌苔黄腻或厚，脉濡略数。

［证候分析］ 湿热蕴积于下，损伤任、带二脉，故带下量多，色黄或黄白，质黏腻，有臭气；湿热内阻则胸闷口腻，纳食较差；湿热伤津，则小便黄少。舌苔黄腻或厚，脉濡略数，均为湿热之象。偏于湿重者，可见带多色白、质稠如豆腐渣状、阴痒等症。

［治法］ 清利湿热。

［方药］ 止带方（《世补斋·不谢方》）。

猪苓　茯苓　车前子　泽泻　茵陈　赤芍　丹皮　黄柏　栀子　牛膝

方中猪苓、茯苓、车前子、泽泻利水除湿，茵陈、黄柏、栀子、丹皮清热泻火解毒，牛膝引药下行。

若肝经湿热下注，症见带多色黄，或黄绿。质黏或呈泡沫状，有臭气，阴部痒痛，头部昏疼，烦躁易怒，治当清肝利湿，用龙胆泻肝汤（《医宗金鉴》）。

龙胆草　栀子　黄芩　车前子　木通　泽泻　生地　当归　甘草　柴胡

外治法参见阴痒。

（2）热毒

［主要证候］ 带下量多，或赤白相兼，或五色杂下，质黏腻，或如脓样，有臭气，或腐臭难闻，小腹作痛，烦热口干，头昏晕，午后尤甚，大便干结或臭秽，小便黄少。舌红，苔黄干，脉数。

［证候分析］ 热毒损伤任、带、血、气，故带下赤白，甚或五色杂下；质黏如脓样，且有臭气者，均是热毒蕴蒸之象。热毒伤津，故烦热，口干，便难，尿黄，热毒伤正，阴血大耗，故头昏，午后尤甚等。舌红，苔黄，脉数，均为热毒之征。

［治法］ 清热解毒。

［方药］ 五味消毒饮《医宗金鉴》加白花蛇舌草、樗根白皮、白术。

蒲公英　金银花　野菊花　紫地丁　天葵子

方中蒲公英、金银花、野菊花、紫地丁、天葵子均为清热解毒之品；白花蛇舌草既能清热解毒，又可利湿；樗根白皮在清利湿热中兼有止血的作用；白术健脾利湿。若脾胃虚弱，正气不足者，可加黄芪以扶正托毒。

［其他疗法］

1. 单方成药

（1）鸡冠花 30 g、金樱子 15 g、白果 10 个，水煎服。

（2）白果 7～10 个去心，和豆腐炖服。

（3）金樱子 30 g，水煎服，或与猪膀胱，或与冰糖炖服。

（4）乌鸡白凤丸，服法见说明，带下质稀者服之有效。

2. 外治法　参见阴痒。

【文献摘要】

《傅青主女科》：夫带下俱是湿症。而以带名者，因带脉不能约束而有此病。

《女科经纶》引缪仲淳语：白带多是脾虚，肝气郁则脾受伤，脾伤则湿土之气下陷，是脾精不守，不能输为荣血，而下白滑之物，皆由肝木郁于地中使然，法当开提肝气，补助脾元，盖以白带多属气虚，故健脾补气要法也。

《妇人秘科》云：带下之病，妇女多有之。赤者属热，兼虚兼火治之。白者属湿，兼虚兼痰治之。年久不止者，以补脾胃为主兼升提。大抵瘦人多火，肥人多痰。

《沈氏女科辑要笺正》张山雷曰：古病多属虚寒，故巢氏病源，孙氏千金，皆以辛热治带下，此今时所绝无仅有之候，可以存而弗论。若湿热则此病最多，而亦最易治，其所下者，必秽浊腥臭，甚者且皮肤湿痒，淫溢欲腐，若夫脾虚气虚之症，固亦有之。则东垣之所谓清阳下陷，果属气陷，参芪补中，而少少升清，亦尚易治，但立斋、养葵所言，则几几乎万病尽然，断不足据。丹溪以湿痰立论，实即湿热之病，不足为异。景岳以脾肾两虚为言，则带出精窍，言肾较为切近，视专论脾胃清气不升者，尤为明白，新甫即立斋，而尧封似乎认作二人，是其失检。若缪仲淳以为木郁地中，实即相火郁窒横行而疏泄太过耳。古人许多治法，惟戴人大攻，断不可训，此外则大温大寒大补，各有对药之病，因证立方，具有至理，不可偏废。

【医案选】

案一　一妇人吞酸饱满，食少便泄，月经不调，服清气化痰丸，两膝渐肿。寒热往来，带下黄白，面萎体倦，此脾胃俱虚，湿痰下注，用补中益气，倍用参术，加茯苓，半夏，炮姜而愈。（《校注妇人良方·带下方论》）

案二　鲁××，女，38岁，已婚，1977年5月6日初诊。

去岁曾患"尿路感染"，发作尿频、尿痛、尿浊、愈后每见带下量多，经后尤甚，色黄黏浊，臭秽难闻，恙延数月，治无著效。伴见日晡烦热，脘腹痞闷，食不知味，腰脊痠楚，少腹胀痛，口苦咽干，小溲赤热，尿道灼痛。妇科检查诊为："宫颈糜烂""阴道炎"。刻诊脉来滑数，舌苔黄腻，周边薄白，舌质暗红。此系湿毒蕴热，注于下焦，郁滞气机。治以清化湿热之法。

处方：盐黄柏6g　银花12g　瞿麦穗9g　海金沙9g　车前子、滑石块各12g(三药同布包)白扁蓄、川草薢、冬葵子各9g　粉甘草6g　白檀香3g　淮木通4.5g　干虎杖12g　3剂，水煎服。

另用蒲公英12g　吴萸3g　黄柏、蛇床子各9g　3剂，布包、泡水、坐浴熏洗，每天3次。

二诊　（5月16日）

前方服后，带下显减，潮热未作，腰痠脘痞，少腹掣痛，诸症均不若前甚。5月10日经潮，量少，色殷红，经行5天而止。现带下尚多，色黄兼赤，少腹隐痛，小便赤短，尿道涩痛。此湿热蕴于血分，水府不畅。再依前法化裁。

处方：云茯苓12g　淡竹叶、白檀香各4.5g　血余炭、车前子(同布包)、滑石块各12g　瞿麦穗、白扁蓄各9g　忍冬花、败酱草各12g　荜澄茄、甘草梢各6g　5剂，水煎服。外用药同前。

三诊　（5月22日）

带下止，尿痛、尿赤诸症已除，腰痠、潮热，迄未再发。嘱以二妙丸半付，胆草泻肝丸半付，合服每天1次，空腹时白水送下。连服7天。

按　本例素有湿热内蕴，郁滞下焦，故初病尿频、尿痛，继而带下黄赤，气秽难当。《女科证治约旨》谓："因思虑伤脾，脾土不旺，湿热停蓄，郁而化黄，其气臭秽，致成黄带。"故湿热为带，咎在土虚木郁，本例胸脘痞闷，纳谷不馨，少腹胀痛，诸症机理当亦不外于此。湿热内蕴，津液为伤，故又见口苦咽干，小便短赤，尿道灼痛等症。治以清化湿热，因势利导，方中瞿麦、扁蓄、草薢、冬葵子、海金砂、滑石、车前子利水除湿，黄柏、败酱、银花、竹叶、木通等苦寒清热，凉血解毒；白檀香入脾肺，理气止痛而利胸膈；荜澄茄入脾肾膀胱，止痛消食兼治淋疾，二药均属辛温，而一在上，一在下，佐用之意在于散热开结，畅利气机，非徒止痛，亦助通调水道，每在苦寒药队中佐用，而获捷效。（《哈荔田妇科医案医话选》）

9 妊娠病

妊娠期间,发生与妊娠有关的疾病,称"妊娠病"。妊娠病不但影响孕妇的健康,还可妨碍胎儿的发育,甚或导致堕胎、小产,故必须注意平时的预防和发病后的调治。

妊娠常见的疾病有恶阻、妊娠腹痛、胎漏、胎动不安、堕胎、小产、滑胎、胎萎不长、胎死不下、子烦、子肿、子晕、子痫、子悬、子瘖、子嗽、子淋、妊娠小便不通、难产等,本章仅就这些疾病加以论述。

妊娠病的发病机理:受孕以后,阴血聚于冲任以养胎,致使孕妇机体处于阴血偏虚,阳气偏亢的生理状态;同时随着胎体渐长,往往影响气机之升降,这些生理变化,多数孕妇皆能适应,若素有脏腑气血偏盛偏衰(如体质因素影响),或孕后复感邪气,则可伤及脏腑、气血或冲任,从而发生妊娠病。

妊娠病的治疗原则,大多是治病与安胎并举,安胎之法,以补肾培脾为主,补肾为固胎之本,培脾乃益血之源,本固血充,则胎可安,若母体有病,则当先去病,或适当辅以补肾培脾,使病去则胎孕可安。若胎元不正,胎堕难留,或胎死腹中者,则安之无益,宜从速下胎以保母体的健康。

妊娠期间,凡峻下、滑利、祛瘀、破血、耗气散气以及一切有毒药品,都应慎用或禁用。但在病情需要的情况下,亦可适当选用,所谓"有故无殒,亦发殒也"。惟须注意严格掌握剂量,"衰其大半而止",以免伤胎。

9·1 妊娠恶阻

妊娠后出现恶心呕吐,头晕厌食,或食入即吐者,称为"恶阻",亦称"子病""病儿""阻病"等。《金匮要略》有用桂枝汤治妊娠恶阻的记载,《诸病源候论》有"恶阻候"专条。本病是妊娠早期最常见的证候,若仅见恶心嗜酸,择食,或晨间偶有呕吐痰涎,为妊娠早期常有的反应,一般三个月后即可逐渐消失。

【病因病机】

发生恶阻的主要机理是冲脉之气上逆、胃失和降所致,常见的有脾胃虚弱与肝胃不和两种。

1. 脾胃虚弱　受孕之后,经血不泻,冲脉之气较盛,冲脉丽于阳明。若脾胃素虚,冲气上逆则可犯胃,胃气虚则失于和降,反随冲气上逆而作呕恶。或因脾虚不运,痰湿内生,冲气挟痰湿上逆而致恶心呕吐。

2. 肝胃不和　孕后阴血聚于下以养胎,阴血不足,则肝气偏旺。若素性肝旺或恚怒伤肝,则肝气愈旺,肝之经脉挟胃,肝旺侮胃,胃失和降而呕恶。

【诊断要点】

本病的诊断,首先根据病史、症状及有关检查确诊为有孕,孕后出现恶心、呕吐,懈怠嗜睡,择食嗜酸等症者,则为恶阻。

若恶阻严重,米饭不下,食入即吐者,甚或呕吐苦水,并挟血丝者,则需进一步作肝功能、尿酮等有关检查,若为阳性反应,则需住院治疗,或终止妊娠。

妊娠期间尚有其他原因可出现呕吐症状,如胃炎、阑尾炎等,应注意鉴别。

【辨证论治】

本病的治疗原则,以调气和中,降逆止呕为主,并宜注意饮食和情志的调节。

1. 脾胃虚弱

［主要证候］　妊娠以后,恶心呕吐不食,口淡或呕吐清涎,神疲思睡。舌淡苔白润,脉缓滑无力。

［证候分析］　证由脾胃素虚,孕后血盛于下以养胎,冲脉之气上逆,胃气不降,反随逆气上冲,则呕恶不食,或食入即吐。脾胃虚弱,中阳不振,浊气不降,故呕吐清涎,口淡,神疲思睡。舌淡,苔白润,脉缓滑无力,均为脾虚胃弱之征。

［治法］　健脾和胃,降逆止呕。

［方药］　香砂六君子汤(《名医方论》)。

党参　白术　茯苓　甘草　半夏　陈皮　木香　砂仁　生姜　大枣

方中四君子汤健脾胃、和中气,砂仁、生姜、半夏温胃降逆止呕,陈皮、木香理气行滞,大枣补脾。全方补脾胃而降逆气,使呕吐得止。

若挟痰饮而胸脘满闷,呕吐痰涎者,用小半夏加茯苓汤(《金匮要略》)加白术、砂仁、陈皮。

半夏　生姜　茯苓

方中半夏降逆豁痰止呕;茯苓、白术健脾渗湿;生姜温胃止呕;砂仁、陈皮宽中理气,行滞止呕。

2. 肝胃不和

［主要证候］　妊娠初期,呕吐酸水或苦水,胸满胁痛,嗳气叹息,头胀而晕,烦渴口苦。舌淡红,苔微黄,脉弦滑。

［证候分析］　肝气郁结,失于疏泄,肝脉挟胃贯膈,肝气上逆犯胃,则胸满呕逆。肝气不疏,则两胁胀痛,嗳气叹息。肝气逆走空窍则头胀而晕。肝与胆相表里,肝气上逆,则胆火亦随之上升,胆热液泄,故呕吐酸水或苦水,烦渴口苦。舌苔微黄,脉弦滑,亦为肝胃不和之象。

［治法］　抑肝和胃,降逆止呕。

［方药］　苏叶黄连汤(《温热经纬》)酌加半夏、陈皮、竹茹、乌梅。

苏叶　黄连

方中苏叶、陈皮和胃理气;竹茹清热止呕;黄连苦寒以降胃气;半夏降逆止呕;乌梅味酸抑肝,使肝胃得和,逆气得降,则呕自平。如呕甚伤津,舌红口干者,加沙参、石斛以养胃阴。

以上两型,均可因呕吐不止,饮食少进而导致阴液亏损,精气耗散,出现精神萎靡,形体消瘦,眼眶下陷,双目无神,四肢乏力。如呕吐剧烈,甚则呕吐带血样物,发热口渴,尿少便秘,唇舌干燥,舌质红,苔薄黄而干或光剥,脉细滑数无力等气阴两亏的严重证候(病情严重者,尿液检查酮体常呈阳性反应)。治宜益气养阴,和胃止呕,用生脉散(方见崩漏)合增液汤(《温病条辨》)加陈皮、竹茹、天花粉。

增液汤　玄参　麦冬　生地

方中生脉散益气生津;增液汤增液补阴;竹茹、天花粉清热止呕,治烦渴;陈皮和胃气,止呕逆(必要时,可中西医结合治疗,给以输液,纠正酸中毒及电解质的紊乱)。若经治疗仍无好转,或见体温升高,脉搏增快,出现黄疸等现象,则应及时考虑终止妊娠。

【文献摘要】

《胎产心法》云:恶阻者,谓有胎气,恶心阻其饮食也。妊娠禀受怯弱,中脘宿有痰饮,便有阻病,其证颜色如故,脉息平和,但觉多卧少起,肢体沉重,头目昏眩,恶闻食气,喜啖酸咸,或嗜一物,或大吐,或时吐痰与清水,甚者或作寒热,心中愦闷,呕吐痰水,胸膈烦满,恍惚不能支持,此皆胃气弱而兼痰与气滞者也。亦有素本不虚,而一受胎孕,则冲任上壅,气不下行,故呕逆者。又有由经血既闭,水渍于脏,脏气不宣通,故心烦愦闷,气逆而呕吐,及三月余,而呕吐渐止。

《胎产新书·女科秘旨》云:怀孕三月,恶心而阻膈饮食是也。亦有六七个月,尚病呕者治同。然肥人责之痰,瘦人责之火,俱宜二陈汤加白术、黄芩,或加香附、砂仁、姜汁、竹茹,与吐家同,如或因气者,脉必沉,治兼舒郁,加抚芎、香附,不可过用辛药。

【医案选】

患者许××,女,28岁,某中学教员,1975年秋初诊。

该患者妊娠两月左右开始恶心呕吐,逐渐发展到食入即吐,不食亦吐酸苦,呕吐黄绿或挟有血液,虽经中西医多方治疗,然病势不减。中医多以为是脾虚胃弱,中阳不振,痰水潴留而致,投以健脾和胃祛痰降逆之方药。亦有诊为肝气郁滞,升降失常,冲气上逆而致呕吐,投以调肝理气降逆之品,治疗数天,呕吐反而加剧。该患者痛苦难忍,欲求人工流产,其婆母不允,经人介绍前来求诊。

余望其神情郁闷,形体消瘦,面红,舌赤,苔黄燥;闻其语声高亮,又时时太息。问其病情,经闭两月余,半月前开始呕吐酸苦,心烦,易怒,胸胁胀满,喜冷饮和酸咸果食,经治疗无效。又服偏方藕汁、白梨汁等,服后暂安,但不过半日,仍然呕吐。十余天米粥不入,大便秘结,小便短赤;切其脉象弦滑有力。

根据四诊分析,该患者属性躁多火,肝经血燥且失条达,肝气益急,气火越上逆而致呕吐,非脾虚痰滞之呕吐。施以调肝清热,通秘降逆之方:黄连9g　芦根9g　麦冬9g　竹茹9g　黄芩9g　陈皮9g　枳实9g　大黄2.1g　嘱其水煎服两剂。

三天后复诊,服药后呕吐稍止,大便已通,小便红赤,日进半碗米粥,脉弦滑稍缓。其病势渐退,仍以上方加白芍9g、生地9g以敛阴生血,嘱其再服3剂。

一周后又复诊。观其精神如常,问其现状,诸症消失,饮食如常,察其脉象弦滑和缓,知其胃气已复,勿需服药。告戒房事,可保万全。于1976年安然分娩一男婴。(《百灵妇科》)

9·2　妊娠腹痛

妊娠期,因胞脉阻滞或失养,气血运行不畅而发生小腹疼痛者,称为"妊娠腹痛",亦有称为"胞阻"的。

"胞阻"首见于《金匮要略》:"妇人有漏下者,有半产后因续下血都不绝者,有妊娠下血者,假令妊娠腹中痛,为胞阻,胶艾汤主之。"按其原文,胞阻具有腹痛与下血证候,但后世医家有认为胞阻即妊娠腹痛,不伴下血证。如《医宗金鉴·妇科心法要诀》云:"孕妇腹痛,名为胞阻。"《金匮心典》说:"胞阻者,胞脉阻滞,血少而气不行故也。"本节论述的妊娠腹痛,按后世的说法,不伴有下血证。

【病因病机】

本病的发病机理,主要是血虚、气郁、虚寒等,以致胞脉受阻或胞脉失养,气血运行不畅,因而发生腹痛。其病变仅在胞脉,尚未损及胎元,但严重时亦可因胞脉阻滞,血脉不通,胞胎失养而影响胎元。

1. 血虚　素体气血虚弱,妊娠以后血聚养胎,阴血益虚,气血运行无力,胞脉失养,因而腹痛。

2. 气郁　素性忧郁,孕后血以养胎,肝血偏虚,肝气失于条达,血海气机失调,胞脉阻滞,气血不畅,以致腹痛。

3. 虚寒　素体阳虚,孕后胞脉失于温煦,有碍气血畅行,因而发生腹痛。

【诊断要点】

本病以妊娠后发生小腹疼痛为主,痛时多腹软而不拒按。其他如宫外孕、胎动不安、堕胎、小产等也有腹痛,宜细为诊别。特别对骤然急剧腹痛的患者,更应重视,及时作出正确的诊断(参见附表2,痛证)。

此外,内、外科病之腹痛证候也可能发生在妊娠期,应根据各病的临床特征及有关检查予以鉴别。

【辨证论治】

本病辨证主要根据腹痛的性质,结合兼证及舌脉等辨其虚、实。虚证多隐隐作痛,实证多为胀痛。治法以调理气血为主。

若病情发展,出现胎漏、胎动不安、堕胎、小产征象时,则按胎漏、胎动不安,或堕胎、小产处理。

1. 血虚

[主要证候]　妊娠后小腹绵绵作痛,面色萎黄,或少寐心悸。舌淡苔薄白,脉细滑弱。

[证候分析]　血虚气弱,胞脉失养,故小腹绵绵作痛。血虚不能上荣,故面色萎黄,不能养于心,故少寐心悸。舌淡苔薄白,脉细滑而弱,均为血虚之象。

[治法]　养血安胎止痛。

[方药]　当归芍药散(《金匮要略》)去泽泻,加首乌、桑寄生。

当归　白芍　川芎　茯苓　白术　泽泻

方中当归养血和血;川芎行血中之滞,白芍养血缓急止痛;茯苓、白术健脾以益生化之源。加首乌、桑寄生养血固胎。气血充沛,脉络流通,则痛止胎安。若小腹冷痛,可于方中加艾叶以暖宫止痛。

2. 气郁

[主要证候]　孕后小腹胁肋胀痛,或情志不爽,或急躁易怒。苔薄黄,脉弦滑。

[证候分析]　孕后胎体渐长,容易影响气机之升降,又因肝气拂郁不舒,气机失调,胞脉气血阻滞,故小腹胀痛。肝脉布胁肋,肝气郁结,故胁肋胀痛。苔黄为郁而化热之候,脉弦病在肝,滑为有孕之象。

[治法]　疏肝解郁,止痛安胎。

[方药]　逍遥散(方见月经病·月经先后无定期)加苏梗宽中行气安胎。郁而化热者,加栀子、黄芩。

3. 虚寒

[主要证候]　妊娠小腹冷痛,绵绵不止,形寒肢冷,面色㿠白,或纳少便溏。舌淡苔薄白,脉细弱。

[证候分析]　肾阳偏虚,寒从内生,胞脉失于温煦,影响气血运行,故小腹冷痛绵绵不止;阳气不能外达,故形寒肢冷,面色㿠白。脾阳失煦,故食少便溏。舌淡苔薄白,脉细弱,皆为虚寒之象。

〔治法〕　暖宫止痛,养血安胎。

〔方药〕　胶艾汤(《金匮要略》)加巴戟、杜仲、补骨脂。

阿胶　艾叶　当归　川芎　白芍　干地黄　甘草

方中艾叶暖宫止痛、川芎、当归温养血脉,白芍、甘草缓急止痛,阿胶养血安胎。加杜仲、巴戟、补骨脂以温肾补阳,使阴寒消散,气血流畅,则腹痛可解。

【文献摘要】

《圣济总录》曰:妊娠脏腑虚弱,冒寒湿之气,邪气与气正相击,故令腹痛。病不已,则伤胞络,令胎不安,治法宜祛散寒湿,安和胎气,则痛自愈。

【医案选】

某妇,怀孕后时常腹痛,痛连腰胁,痛时不能食,亦不能寐,此为胎气不调,气血不和,应慎防流产。治宜调气安胎。方用:当归18 g　白芍、白术各9 g　茯苓15 g　菖蒲2.4 g　香附9 g　木香4.5 g(后下)　甜橙皮9 g　素馨花6 g　苏梗4.5 g　苎麻根9 g　桑寄生15 g

服后痛减,照方再服而安。(《广州近代老中医医案医话选编》)

注:素馨花,为木樨科植物,素馨的干燥花或花蕾,味辛,性平,能疏肝和胃,消胀去滞,主治胁痛,腹痛。

【附】　异位妊娠

凡孕卵在子宫腔外着床发育,称为"异位妊娠",俗称"宫外孕"。但两者含义稍有不同,宫外孕指子宫以外的妊娠如输卵管妊娠、卵巢妊娠、腹腔妊娠、阔韧带妊娠;异位妊娠指孕卵位于正常着床部位以外的妊娠,按部位不同有输卵管妊娠、卵巢妊娠、腹腔妊娠、阔韧带妊娠、宫颈妊娠及子宫残角妊娠,因此异位妊娠的名称含意更广。中医学中无此名,按其临床表现,散见于"妊娠腹痛""胎动不安""癥瘕"等病之中。

异位妊娠最常见为输卵管妊娠,占95%,故本节以其为例叙述,当输卵管妊娠破裂后,可造成急性腹腔内出血,发病急,病情重,处理不当可危及生命,是妇产科常见急腹症之一。过去此病一经确诊,立即手术治疗,近二十余年来,我国用中西结合非手术治疗,临床实践证实,效果良好(图9-1)。

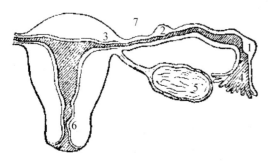

图9-1　异位妊娠的发生部位

1. 输卵管壶腹部妊娠　2. 输卵管峡部妊娠
3. 输卵管间质部妊娠　4. 输卵管伞部妊娠
5. 卵巢妊娠　6. 宫颈妊娠　7. 腹腔妊娠

弯曲或螺旋状,或管壁有憩室等,使孕卵不能适时到达宫腔。

【病因】

1. 慢性输卵管炎　炎症使输卵管黏膜粘连,管腔变窄,影响孕卵的正常移行。

2. 输卵管发育不良或畸形　发育不良者,其壁之肌纤维发育差,内膜纤毛缺乏,减弱了输送孕卵的功能。发育畸形者,输卵管较细长

3. 输卵管子宫内膜异位症　可异位于输卵管间质部,管腔变窄阻塞,阻碍孕卵的输送。

4. 盆腔内肿瘤压迫或牵引　可使输卵管移位变形,阻碍孕卵通过。

5. 孕卵外游　其移行时间长,不能适时到达宫腔。

6. 输卵管结扎后再通　偶有管腔再通者,由于结扎部位狭窄影响孕卵输送。

【病理】

输卵管妊娠时,由于管腔窄,管壁薄,又缺乏完整的蜕膜,因而限制了孕卵的继续发育成

长,在妊娠达到一定时候,即导致下列结果。

1.输卵管妊娠流产 多发生于输卵管壶腹部妊娠。其生长发育多向管腔突出,由于绒毛植入管壁肌层,破坏肌层微血管,引起出血。出血使孕卵落入管腔、终经伞部流入腹腔,如胚胎全部自管壁附着处分离,形成输卵管妊娠完全流产,出血量较少。如胚胎仅有部分分离,部分绒毛仍残存管腔内,形成输卵管不全流产,此时因残存管腔的绒毛仍保持活力,继续侵蚀输卵管组织引起反复出血,又因管壁肌层薄弱收缩力差,血管开放,出血较多,形成输卵管内、盆腔、腹腔血肿。

2.输卵管妊娠破裂 多发生于峡部妊娠。由于管腔狭窄,孕卵绒毛侵蚀并穿透管壁而破裂,孕卵由裂口排出,发生大量出血,严重时可引起休克,危及生命。

不论输卵管妊娠流产或破裂,有时由于未能及时治疗,经反复的内出血,以后孕卵死亡,内出血停止而形成包块,但因病程较长,瘀血凝块机化变硬,且与周围组织器官粘连,临床上又称为陈旧性宫外孕。当输卵管妊娠流产或破裂后,胚胎排入腹腔,而绒毛组织仍然附着于管壁或从破损处向外生长,使胚胎继续生存,而形成继发性腹腔妊娠。

3.子宫的变化 输卵管妊娠时,受内分泌影响,子宫肌肉增生肥大,且较软,但小于停经月份。子宫内膜呈蜕膜变化,无绒毛,孕卵死亡后,蜕膜常整块脱落,呈片状或三角形,称蜕膜管型,或呈细小的碎片脱落(图9-2、图9-3)。

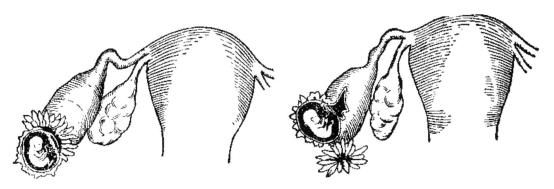

图9-2 输卵管妊娠流产　　　　　　　　　图9-3 输卵管妊娠破裂

中医学对本病发病机理的认识,目前仍在探讨之中,按其临床症状和中西医结合治疗的确切效果来看,可以认为大多是宿有少腹瘀滞,冲任不畅;或先天肾气不足等有关。本病属少腹瘀血证。输卵管妊娠未破损型及包块型属癥证,已破损型则为少腹蓄血证,甚至出现气血暴脱,阴阳决离危候。当孕卵在不适于其生长的输卵管内发育而破伤阴络时,则血内溢于少腹,而发生一系列证候。

【临床表现】

输卵管妊娠在流产或破裂之前,除有妊娠表现外,往往无明显症状。有的患者在下腹一侧有隐痛,双合诊子宫稍胀大变软,与停经月份不符,可能发现一侧附件处有软性包块,稍有压痛。尿妊娠试验多为阳性。输卵管妊娠破损后的临床表现与孕卵的着床部位,是流产还是破裂等因素有关,其典型的临床表现如下:

1.停经 发病前多有短期的停经史,除输卵管间质部妊娠停经时间较长外,大多在6周左右。有时月经过期仅数日或无停经史。

2.腹痛 为输卵管妊娠破损时的主要症状。患者突感下腹一侧有撕裂样剧痛,持续或反复发作,常伴有恶心呕吐。疼痛范围与出血量有关,可波及下腹或全腹,有的还引起肩胛部放射性疼痛。当血液积聚在子宫直肠窝时,可引起肛门坠胀和排便感。

3. 阴道不规则流血　输卵管妊娠中止后,引起内分泌变化,随之,子宫蜕膜分离呈碎片或完整排出,表现为阴道流血,常是不规则点滴状,深褐色,有的出血较多,需在病灶除去(药物或手术)后才能停止。

4. 晕厥与休克　由于腹腔内急性出血及剧烈腹痛可出现晕厥与休克。其程度与出血的速度及量有关,但与阴道外流血不成比例。

5. 腹部检查　下腹部有明显的压痛和反跳痛。尤以病侧为甚,但腹肌痉挛常不明显,出血多时,叩诊有移动性浊音。

6. 妇科检查　阴道内常有少量血液,后穹窿常饱满,有触痛。子宫颈有明显的摇举痛。子宫稍大,变软,比停经月份小,内出血多时,子宫可有漂浮感。子宫之一侧可触及肿块,有触痛。在陈旧性宫外孕时,可在子宫直肠窝处触到半实质性压痛包块,边界清楚,且不易与子宫分开,时间日久,血肿包块机化变硬。

【诊断】

根据病史、临床表现、典型病例不难诊断。但在未破损前,诊断较困难,常易误诊、漏诊,须详问病史,严密观察病情变化;如观察期中阴道流血经久不停,腹部疼痛时发时止,盆腔肿块的大小、形状、硬度、常有变化,血红蛋白逐渐下降等,均可协助诊断。必要时可辅以后穹窿穿刺,尿妊娠试验,子宫内膜检查或诊断性刮宫,超声波及腹腔镜检查。

〔鉴别诊断〕　输卵管妊娠须与宫内妊娠流产、黄体破裂、急性阑尾炎、急性输卵管炎等作鉴别。

【辨证论治】

1. 中西医结合非手术治疗

(1)辨证要点与治法　本病主要是"少腹血瘀"之实证,治疗始终以活血化瘀为主。临床上分未破损期和已破损期。

1)未破损期:指输卵管妊娠尚未破损者。

〔主要证候〕　患者可有早孕反应,或下腹一侧有隐痛,双合诊可触及一侧附件有软性包块,有压痛。尿妊娠试验多为阳性。脉弦滑。

〔证候分析〕　停经妊娠,故可有早孕反应,孕卵于输卵管处种植发育,气机阻滞,故一侧有包块,压痛,及下腹一侧隐痛。脉弦滑亦为阻滞之征。

〔治法〕　活血化瘀,消癥杀胚。

〔方药〕　宫外孕Ⅱ号方(山西医学院附属第一医院)。

赤芍、丹参各 15 g　桃仁 9 g　三棱、莪术各 3~6 g

方中赤芍、丹参、桃仁活血化瘀,莪术、三棱消癥散结。可同时用天花粉针剂,以提高杀胚效果。

2)已破损期:指输卵管妊娠流产或破裂者。

休克型　输卵管妊娠破损后引起急性大量出血,临床上有休克体征者。

〔主要证候〕　突发下腹剧痛,面色苍白,四肢厥逆,或冷汗淋漓,恶心呕吐,血压下降或不稳定,有时烦躁不安。脉微欲绝或细数无力。并有腹部及妇科检查的体征(详见临床表现)。

　　[证候分析]　孕卵停滞于胞宫之外,胀破脉络,故突发下腹剧痛。络伤内崩,阴血暴亡,气随血脱,则面色苍白,四肢厥逆,冷汗淋漓。亡血心神失养,故烦躁不安。脉微欲绝或细数无力均为阴血暴亡、阳气暴脱之征。

　　[治法]　回阳救脱,活血祛瘀。

　　[方药]　参附汤(方见崩漏)生脉散(方见崩漏)合宫外孕Ⅰ号方(山西医学院附属第一医院)。

　　人参　附子　补气回阳救脱

　　人参　麦冬　五味子　益气敛汗,养阴生津

　　赤芍　丹参　桃仁　活血化瘀

　　此型患者来院后,立即吸氧,输液,必要时输血。在此同时,服用参附汤或生脉散积极抢救,补足血容量纠正休克后即加服宫外孕Ⅰ号方,并早期防治兼证。患者需绝对卧床,勿过早活动,严格控制饮食,禁止灌肠和不必要的盆腔检查。

　　不稳定型　输卵管妊娠破损后时间不长,病情不够稳定,有再次发生内出血可能者。

　　[主要证候]　腹痛拒按,腹部有压痛及反跳痛,但逐渐减轻。可触及界线不清的包块,间有少量阴道流血,血压平稳,脉细缓。

　　[证候分析]　脉络破损,伤络而血溢,血不循经成瘀,瘀血阻滞不通,则腹痛拒按。瘀血内阻,新血不得归经,故阴道流血。气血骤虚,脉道不充,故脉细缓。

　　[治法]　活血祛瘀,佐以益气。

　　[方药]　宫外孕Ⅰ号方(见休克型)加党参、黄芪。

　　此型患者常兼有虚象,用药宜和缓,免伤正气。又因本型有再次内出血可能,应作好随时抢救休克的准备。

　　包块型　指输卵管妊娠破损时间较长,腹腔内血液已形成血肿包块者。

　　[主要证候]　腹腔血肿包块形成,腹痛逐渐消失,可有下腹坠胀或便意感。阴道出血也逐渐停止。脉细涩。

　　[证候分析]　络伤血溢于少腹成瘀,瘀积成癥,故腹腔血肿包块。癥块阻碍气机,则下腹坠胀。脉细涩亦为瘀血内阻之征。

　　[治法]　破瘀消癥。

　　[方药]　宫外孕Ⅱ号方(见未破损期)。

　　为加快包块吸收,可辅以消癥散(经验方)。

　　千年健60 g　川断120 g　追地风、川椒各60 g　五加皮、白芷、桑寄生各120 g　艾叶500 g　透骨草250 g　羌活、独活各60 g　赤芍、归尾各120 g　血竭、乳香、没药各60 g　上药共末,每250 g为一份,纱布包裹,蒸15 min,趁热外敷,每日1～2次,10天为一疗程。

　　或双柏散(经验方)外敷。

　　侧柏叶60 g　大黄60 g　黄柏30 g　薄荷30 g　泽兰30 g　制法用法如消癥散。

　　尿妊娠试验两次阴性,确诊胚胎已死亡者,可在门诊治疗。

　　(2)兼证的处理　非手术治疗输卵管妊娠的过程中,必须重视对兼证的处理。最多见及最重要的兼证的腑实证,表现为腹胀便秘,胃脘不适,腹痛拒按,肠鸣减弱或消失。尤以休克型及不稳定型最易伴见,严重地影响治疗效果。

　　根据临床辨证,腑实证有属热实、寒实及寒热夹杂之分。如属热实者,于主方中加大黄、芒硝,清热泻下;属寒实者,可用九种心痛丸(《金匮要略》)。

附子9g　高丽参、干姜、吴茱萸、狼毒、巴豆霜各3g　上药共末,炼蜜丸如豌豆大,每次服3～10粒。

如寒热夹杂者,主方加大黄、芒硝,佐以肉桂。

在疏通胃肠的同时,一般可加枳实、厚朴各3～9g,宽肠理气消胀,以治疗或预防胃脘部胀痛。

2. 手术治疗　输卵管妊娠确诊后,可以考虑手术治疗,由于手术治疗止血迅速,如有下列情况,可立即进行手术。

(1)停经时间较长,疑为输卵管间质部或残角子宫妊娠。

(2)内出血多而休克严重,虽经抢救而不易控制者。

(3)妊娠试验持续阳性,包块继续长大,用杀胚药无效者。

(4)愿意同时施行绝育者。

9·3　胎漏、胎动不安

妊娠期阴道少量出血,时下时止而无腰痠腹痛者,称为"胎漏",亦称"胞漏"或"漏胎"。若妊娠期仅有腰痠腹痛或下腹坠胀,或伴有少量阴道出血者,称为"胎动不安"。胎漏与胎动不安常是堕胎、小产的先兆,现代医学称为"先兆流产"。

有关妊娠出血病证,《金匮要略》中已有记载,但胎漏、胎动不安之名最早见于晋之《脉经》及隋之《诸病源候论》。《诸病源候论》列有"妊娠漏胞候""妊娠胎动候",对漏胞与胎动不安的病机作了简单的论述,指出"漏胞者……冲任气虚,则胞内泄漏""胎动不安者,多因劳役气力或触冒冷热,或饮食不适,或居处失宜"。后世多据此而提出治法,如明《医学正传》本《脉经》逐月养胎法认为安胎"宜各按月依经,视其气血虚实而调之"。《景岳全书·妇人规》则认为"安胎之方不可执,亦不可泥其月数,但当随证随经,因其病而药之,乃为至善"。《石室秘录》则主张治胎漏"急宜峻补气血"。《叶天士女科》分"胎寒不安""胎热不安""胎虚不安"而辨证论治。《胎产心法》治胎漏,主张"三月以前,宜养脾胃。四月以后,宜壮腰肾补血气,佐以清热"。这些见解可供临床保胎参考。

【病因病机】

本病有母体和胎元两方面原因,但终须导致冲任气血不调,胎元不固,方能发病。

胎元方面　夫妇之精气不足,两精虽能结合,但胎元不固,以致发生胎漏,胎动不安。若因胎元有缺陷,胎多不能成实而易殒堕。

母体方面　因素体虚弱,肾气不足;或因房事不节,耗损肾精或由气血虚弱,或因邪热动胎,或受孕之后兼患其他疾病,干扰胎气,以致胎动不安。

此外,跌仆闪挫、手术和药物的影响亦可引起胎漏、胎动不安。

1. 肾虚　禀赋素弱,先天不足,肾气虚弱;或孕后不慎房事,损伤肾气,肾虚冲任不固,胎失所系,以致胎元不固,而成胎漏、胎动不安。

2. 气血虚弱　平素体弱血虚,或孕后脾胃受损,化源不足。或因故损伤气血,气虚不摄,血虚失养,胎气不固,以致胎漏、胎动不安。

3. 血热　素体阳盛,或七情郁结化热,或外感邪热,或阴虚生热,热扰冲任,损伤胎气,以致胎漏、胎动不安。

4. 跌仆伤胎 跌仆闪挫或劳力过度,损伤冲任,气血失和,致伤动胎气。

【诊断要点】

根据临床表现及有关检查,首先须判断胎元已殒未殒,若胎元未殒,本病诊断始能成立。

胎漏临床表现为出血量少,不伴腰痠小腹坠胀作痛,妊娠试验呈阳性。若出血量增多,并伴小腹坠胀疼痛,妊娠试验由阳转阴,或有胎块排出,则胎元殒。

胎动不安的临床表现为腰痠腹痛或下腹坠胀,但不甚严重,或同时有少量阴道出血。妊娠试验阳性。若孕四五月以上者,可感到胎动或听到胎心音。若腹痛加剧,出血增多,胎心音及胎动消失,则胎多已不存活。此外,尚须与其他妊娠出血性疾病鉴别,特别须注意与异位妊娠鉴别(参见附表1,血证)。

胎漏与"激经"有时亦容易混淆,但正如《沈氏女科辑要笺正》说:"妊娠经来(注:指激经)与漏胎不同,经来是按期而至,来亦必少,其人血盛气衰,体必肥壮,漏胎或因风邪所迫,或因房室不节,血来未必按期,体亦不必肥壮。"通过对病史的了解及病情的观察,一般多能鉴别。

【辨证论治】

胎漏与胎动不安的辨证论治基本相同,但若已发展为堕胎、小产,则临床经过与处理又各异,另在堕胎、小产节中阐述。

胎漏、胎动不安当结合不同原因所致的各种证候来辨证。特别应注意体质因素(夫妇双方的体质情况、健康情况等)和有无外伤史、他病史、服药史以及情志因素等。

本病的治法,以安胎为主。并根据不同情况采用固肾、调气养血、清热等法,经过治疗,出血迅速控制,腹痛消失,多能继续妊娠。若继续出血量多,腰痠、腹痛加重则已发展至堕胎或小产,又当急以去胎益母,按堕胎、小产处理。

1. 肾虚

[主要证候] 妊娠期,阴道少量下血,色淡暗,腰痠腹坠痛,或伴头晕耳鸣,小便频数,夜尿多甚至失禁,或曾屡次堕胎。舌淡苔白,脉沉滑尺弱。

[证候分析] 胞络系于肾,肾虚则冲任不固,胎失所系,因而阴道下血或腰痠腹坠。肾虚,髓海不足,脑失所养,故头晕耳鸣;肾与膀胱相表里,肾虚则膀胱失约,故小便频数,甚至失禁。舌淡苔白,脉沉弱,均为肾虚之候。

[治法] 固肾安胎,佐以益气。

[方药] 寿胎丸(《医学衷中参西录》)加党参、白术。

菟丝子 桑寄生 续断 阿胶

方中菟丝子补益肾精,桑寄生、续断固肾壮腰以系胎,阿胶养血止血,党参、白术健脾益气。全方重在补肾益气,固摄冲任,则胎自安。若小便失禁者,再加益智仁、覆盆子以温肾固涩。

2. 气血虚弱

[主要证候] 妊娠期,阴道少量流血,色淡红,质稀薄,或腰腹胀痛或坠胀、伴神疲肢倦,面色㿠白,心悸气短。舌淡,苔薄白,脉细滑。

[证候分析] 气以载胎,血以养胎,气血虚弱,濡养不足,胎气不固,故阴道少量下血或腰腹胀痛。心悸气短,舌淡苔白,脉细,均为气血虚弱之象。

［治法］　补气养血,固肾安胎。

［方药］　胎元饮(《景岳全书》)去当归,加黄芪、阿胶。

人参　当归　杜仲　白芍　熟地　白术　陈皮　炙甘草

本方以人参、白术、炙甘草、黄芪益气健脾;白芍、熟地、阿胶滋阴养血;杜仲固肾安胎;佐陈皮理气和中,使熟地、阿胶补而不滞。

3.血热

［主要证候］　妊娠期阴道下血,色鲜红,或腰腹坠胀作痛,伴心烦不安,手心烦热,口干咽燥,或有潮热,小便短黄,大便秘结。舌红,苔黄而干,脉滑数或弦滑。

［证候分析］　热伏冲任,迫血妄行,以致血海不固,故阴道下血而色鲜红,或腰腹胀痛。热扰心神,故心烦不安。热伤阴津,故手心烦热或兼潮热,口干咽燥,小便短黄而大便秘结。舌红,苔黄而干,脉滑数或弦滑,均为阴虚血热之象。

［治法］　滋阴清热,养血安胎。

［方药］　保阴煎(方见月经过多)加苎麻根。

方中生地、熟地滋阴养血;白芍益血敛阴;黄芩、黄柏清热泄火;续断固肾安胎;山药补脾益血;苎麻根凉血止血,兼能安胎。全方有滋阴凉血,清热安胎之效。下血较多者加阿胶、旱莲草,养阴止血。腰痠者加菟丝子、桑寄生,固肾安胎。

4.跌仆伤胎

［主要证候］　妊娠外伤,腰痠,腹胀坠,或阴道下血。舌质正常,脉滑无力。

［证候分析］　跌仆闪挫或劳力过度,损伤气血、冲任,胎气受损,胎系于肾,腰为肾之府,故腰痠腹胀坠,或阴道下血。

［治法］　补气和血,安胎。

［方药］　圣愈汤(方见月经病·痛经)加菟丝子、桑寄生、续断。

方中圣愈汤补气和血,菟丝子、桑寄生、续断固肾安胎。若下血较多者,去当归、川芎,加艾叶炭、阿胶养血止血,安胎。

【文献摘要】

《校注妇人良方》:夫人以胃气壮实,冲任荣和,则胎得所,如鱼处渊。若气血虚弱,无以滋养,其胎终不能成也,宜下之,以免其祸。

《医宗金鉴·妇科心法要诀》:孕妇气血充足,形体壮实,则胎气安固。若冲任二经虚损,则胎不成实,或因暴怒伤肝,房劳伤肾,则胎气不固,易致不安;或受孕之后,患生他疾,干犯胎气,致胎不安者亦有之。或因跌仆筑磕,从高坠下,以致伤胎,堕胎者亦有之。

【医案选】

艾×,女,32岁,外院会诊病历。住院号166629。会诊日期:1975年8月29日。

主诉:闭经82天,近3天来阴道少量流血。

现病史:患者于1970年结婚,婚后曾流产四次,每次皆因劳累所诱发。时间均在闭经3个月内。末次流产为1975年6月9日。以后未来月经。闭经40天后出现恶心、呕吐,尿妊娠免疫试验阳性。7月26日阴道有少量流血。即开始每日肌注黄体酮,迄今未停。8月26日因早妊2⁺月,过去有习惯性流产史,住院保胎。入院后,除原有治疗外,并加用绒毛膜促性腺激素500单位肌注,口服维生素及镇静剂等。但患者仍有腰痠,腹部下坠,头晕及出汗,阴道少量出血等症。食纳少,二便自调。

舌象:舌质淡红。脉象:沉细稍数。

西医诊断:① 先兆流产。② 习惯性流产。

中医辨证：气血两亏,脾肾不足。

治法：补气养血,健脾益肾。

方药：炒山药15 g　莲肉9 g　菟丝子9 g　川断9 g　桑寄生15 g　当归6 g　白术9 g　阿胶块15 g(烊化)

治疗经过：9月5日,服上方5剂后,腰痠及下腹坠感减轻,尿频。上方去白术,加当归,加杜仲9 g、桑寄生12 g,继服。

9月9日,服上方3剂后,小便次数减少,腰痠减轻,仍稍有下腹坠感,上方黄芪加至24 g。9月16日,继服上方3剂后,症状基本消失,活动后稍有腹坠感。

9月19日服上方3剂,腹坠感已消失。近两天感冒,身倦,流涕,腰痠。方药如下：

荆芥穗6 g　薄荷3 g　山药15 g　莲肉9 g　桑寄生15 g　阿胶块15 g(烊化)

9月26日,服上方3剂后,感冒已愈,上方去荆芥穗、薄荷,加白术9 g　菟丝子9 g,继服。

10月3日患者因准备出院,由于洗澡及上下楼梯,活动量增加,于10月4日又感腹痛,腰痠并偶有宫缩,舌淡红,脉右弦滑左沉滑。方药如下：

山药24 g　石莲24 g　白芍9 g　黄芩9 g　椿根白皮9 g　阿胶块15 g(烊化)

10月7日,服上方2剂后,腹痛消失腰痛减轻,仍有腹部下坠感,纳少,继服上方。

10月9日服上方2剂后,宫缩消失,仍有腰痛纳差。方药如下：

山药15 g　石莲12 g　菟丝子9 g　杜仲9 g　阿胶块15 g(烊化)　桑寄生12 g　川断9 g

目前宫底已平脐,胎心于右下腹可听到(144 次/分),妊娠已达 5 个月,后经随访自然分娩。(《刘奉五妇科经验》)

9·4　堕胎、小产、滑胎

妊娠12周内,胚胎自然殒堕者,称为"堕胎"；妊娠12～28周内,胎儿已成形而自然殒堕者,称为"小产",亦称"半产"。《医宗金鉴·妇科心法要诀》说："五七月已成形象者,名为小产；三月未成形象者,谓之堕胎。"即现代医学所称的"早期流产""晚期流产"或"早产"等。也有怀孕一月不知其已受孕而伤堕者,称为"暗产",《叶氏女科证治·暗产须知》说："惟一月堕胎,人皆不知有胎,但谓不孕,不知其已受孕而堕也。"

堕胎或小产连续发生三次以上者,称为"滑胎",即"屡孕屡堕"或"数堕胎",现代医学称"习惯性流产"。但有些医著所言滑胎是指临产催生的方法,如《校注妇人良方》的"滑胎例""易产滑胎"；《景岳全书·妇人规》的"滑胎方法"均指临产催生,不属本节滑胎病证。

有关堕胎、小产、滑胎的记述颇多,小产最早见于《金匮要略》,谓之半产。堕胎之名则最先载于《脉经》。至《诸病源候论》即有"妊娠卒下血候""妊娠堕胎后血不止候""妊娠数堕胎候"等专论。在历代医著中,对堕胎、小产、滑胎的临床证象描述十分贴切,指出腹痛、血多、腰下坠,乃是胎已难留之势,当速去其胎以救其母。强调"小产重于大产",须重视孕前产后的调护。这些认识,至今仍符合临床实际,只是前人的去胎法多限于口服药内治,对堕胎而出血不止者,常不能应急,是前人治本病的局限之处。

【病因病机】

堕胎、小产、滑胎的发病机理基本与胎漏、胎动不安相同,常从胎漏、胎动不安发展而致,也有不经过胎漏或胎动不安阶段而直接成为堕胎、小产的。本病原因复杂,每涉及男女双方,因于男方者,不属本节论述范围。

本病最常见的原因是禀质虚弱以致胎不成实。其病理主要为肾虚受胎不实,冲任不固；

或气血亏损,源流不继,以致发生殒堕。

1. 堕胎、小产　禀赋素弱,肾气不盛,胎元不实;或脾胃有病,精亏血少;或房事不慎,暗损精血,虚则提摄不固,灌溉不周,冲任虚损,胎失荣系而致殒堕。或因热病温疟;或由跌仆闪挫;或为七情所伤;或由饮食不慎;或过服暖补,反为药害等,导致气血失调或胞脉受伤,损伤胎系,以致殒堕。

2. 滑胎　母体先天不充,或后天受损,以致女精不健;或父体先、后天原因以致男精不壮;或因男女双方皆不足,或近亲婚配,影响胎元发育,不能成实。此外,因气血亏损,不能荫胎,或由素体阴虚,因妊益虚,内热伤胎,以致屡孕屡堕。

还有因孕后起居不慎,房事不节或情志不调,或稍有劳作便致滑堕的,但亦是胎元本弱所致。

【诊断要点】

堕胎、小产的诊断,关键在认定其势已必堕的同时,即须观察殒堕经过,判断胚胎完全排出或稽留未尽,一般须经过详细询问病史、临床观察及必要的辅助检查,始能明确。

妊娠早期,阴道出血反复不止,腰痠腹痛加剧,则堕胎已属难免;若出血增多,排出之胎块残缺不全,说明有残留胎块瘀滞胞中;若出血渐少而停止,腹痛消失,或堕出之胎块完整,则可能殒胎已尽。

妊娠中、晚期腹痛阵阵紧迫,继而阴道出血,胎动停止,或胎心音消失,或有羊水溢出,下腹及会阴部逼坠难忍,此为早产之兆,其产程经过同于大产。

堕胎与小产亦须与妊娠期其他出血性疾病鉴别(见附表1,血证)。

也有不经过胎漏、胎动不安阶段,不出现堕胎或小产征象,而胎早已殒亡,稽留于胞中一二月不下的,相当现代医学所称之"过期流产",其诊治参照"胎死不下"节。

滑胎的诊断主要是通过病史的了解,凡连续自然堕胎或小产三次以上者,可诊为滑胎。但关键在查明原因,预防为主。

滑胎的临床经过可表现为胎漏、胎动不安,亦可开始便势已难留而为堕胎或小产。有些滑胎患者甚至每孕到一定月份则自然滑堕。

【辨证论治】

堕胎与小产的临床主证是出血与腹痛,在辨证中须严密观察病程进展,对已堕而未完全堕出者,或殒胎稽留胞中一二月不下而发作欲产者,应特别重视,此常可发生大出血不止,以致造成阴血暴亡,阳无所附,"阴阳离决"之危象。因此,一旦见腹痛出血加重,势有不可留者,应尽快清除宫内残存物。故本病的治疗原则以去胎益母为主,或逐瘀去胎,或刮宫术去胎,或引产术去胎,或按产科处理。即使出血不多,但难以确定胎块是否排尽,亦当按堕胎不全处理。凡有大出血,当即给予输血,出现昏厥,当及时抢救。

若在病程中出现发热,下腹疼痛拒按,阴道溢血有秽臭,多是复感邪毒所致,即现代医学所称之"感染性流产",亦属严重,临证时当审慎。

滑胎宜在未孕之前进行调理,经检查不属器质性原因,并排除男方因素,则宜以补肾、健脾、养血、固冲调治,或针对原因进行治疗。若有月经不调者,当先调经;若因他病而致滑胎者,当先治他病。若滑胎患者已受孕,应积极予以保胎,可按胎漏、胎动不安之法治疗。若胎元难保,则按堕胎、小产处理。患者不宜怀孕过密,两次怀孕时间最少相隔一年以上,以利预培其损,恢复健康,增强体质。

1. 堕胎、小产

［主要证候］　怀孕早期出现阴道流血量多,色红有块,小腹坠胀,或有胎块排出,乃为堕胎之象。

怀孕 4～7 月,出现小腹疼痛,阵阵紧逼,会阴逼胀下坠,或有羊水溢出,继而出血,出血量多,甚或大出血,此即小产之兆。

除上述征象外,或见气短心悸,或面色苍白,或头晕烦闷,或眼花恶心,脉滑或涩,或细数。

［证候分析］　因故伤胎,殒胎阻滞胞中,新血不循经,故流血量多,且小腹疼痛阵阵加剧,胎坠欲出,故会阴坠胀。

伤胎小产,胎气逼坠,子宫阵阵缩痛,故腹痛阵阵紧逼,会阴逼胀。胎膜破裂,故有羊水溢出。产门渐开,可少量出血。若胎衣剥离,出血量可增多。胎儿排出后,胎衣不下或有残缺滞留,可酿成大出血。

失血过多,精血亏虚,故心悸气短,面色苍白,头昏眼花,烦闷等;若脉微涩或虚数,乃阴脱阳绝之兆。

［治法］　活血逐瘀,养血止血。

［方药］　生化汤(《傅青主女科》)加牛膝、红花、车前子。

当归　川芎　桃仁　炮姜　炙甘草

方中当归、川芎、桃仁、炮姜温经止血,甘草和中,红花祛瘀,牛膝,车前引血下行。堕胎、小产在严密观察下可用此方,以促使殒胎或瘀血排出。如出血过多,残留胎块不尽,又不可拘泥此法此方,当采取他法尽快排出宫内残留物。

若为死胎稽留不下,而无明显邪毒感染证象者,按"胎死不下"节处理。若发热,腹痛,阴道溢液臭秽,为复感邪毒之象,去胎同时应予以清热解毒,上方加益母草、败酱草、红藤、蒲公英、丹皮,或按产后感染邪毒发热(见产后发热)处理。

若堕胎、小产后血止证除,可按产后调护。

2. 滑胎

［主要证候］　屡孕屡堕,甚或应期而堕,体质纤弱,腰膝痠软,精神萎靡,面部黯斑,或心悸气短,月经或有不调,或滑胎后又艰于再孕,夜尿频多。脉沉弱,舌淡嫩,苔薄白。

［证候分析］　先天不足,复损于肾气,以致不能荫胎系胎;或脾虚中气亏损,化源匮乏,以致不能摄养胎元而滑胎。余证均为肾虚脾弱所致。

［治法］　补肾益脾,调冲任。

［方药］　补肾固冲丸(《中医学新编》)。

菟丝子 240 g　续断 90 g　巴戟 90 g　杜仲 90 g　当归 90 g　熟地 150 g　鹿角霜 90 g
枸杞 90 g　阿胶 120 g　党参 120 g　白术 90 g　大枣 50 枚(去核)　砂仁 15 g

蜜为丸,宜在孕前服用,一天 3 次,每次 6 g,月经期停服。

此方适应于滑胎未孕前及孕以后检查无器质性病变者。方中菟丝子、续断、巴戟、杜仲、鹿角霜补肾固冲,当归、熟地、枸杞、阿胶养肝滋血,党参、白术、大枣补气益脾,砂仁理气调中。全方肾、肝、脾、气血同治,以益冲任之本。

若症兼难寐多梦,心烦咽干,大便结燥,苔黄薄,此多因患者素体阴虚,孕后益虚,易生内热,热伤胞络,损及胎元所致,治宜养血清热,方用保阴煎(见月经先期),以除虚热,继可用补肾固冲丸调治。

【文献摘要】

《诸病源候论·妊娠堕胎后血出不止候》：堕胎损经脉，损经脉，故血不止也，泻血多者，便致烦闷，乃至死也。

《女科撮要》：小产重于大产，盖大产如栗熟自脱，小产如生采，破其皮壳，断自根蒂，岂不重于大产？

《景岳全书·妇人规·胎动欲堕》：若腹痛血多，腰疼下坠，势有难留者，无如决津煎、五物煎助其血而落之，最为妥当……若胎已死，当速去其胎，以救其母……凡气血衰弱无以滋养其胎，或母有弱病，度其终不能成者，莫若下之，以免他患。

《景岳全书·妇人规·数堕胎》：凡妊娠之数见堕胎者，必以气脉亏损而然……盖气虚则提摄不固，血虚则灌溉不周，所以多致小产。

《叶天士女科全书》：有屡孕屡堕者，由于气血不充，名曰滑胎。

《妇产科理论与实践》：自然流产中染色体异常的胚胎占相当的比例，染色体畸变率为 2 % ～50 %，早期流产中染色体畸变率更高，有报道可高达 60 %。

放射线照射、试剂（包括放射线离子）、药物、病毒等均会引起染色体断裂、缺失、环形成和易位等结构异常，而能导致流产。

自然流产的发生原因有许多方面，从免疫学观点其中有 1/5 是由于亲代生育的不相容，即母体对父体的组织抗原、血型抗原的致敏所引起的……反复多次流产更能增加配偶对抗原的致敏程度。

【医案选】

黄××，32 岁，工人，于 1982 年 5 月 2 日初诊。

主诉：流产 5 次，现怀孕 3 月多，腰疼，下腹痛坠。1976 年人流后，连续堕胎 4 次，每次均用黄体酮等安胎无效。已婚七年无子。末次经 1 月 13 日，停经后有早孕反应，经常腰疼痛，下腹痛坠，近来加重。曾用西药未效，要求服中药安胎。

月经史：15 岁 $\frac{5 \sim 7}{30+}$，经量中等，经色淡红，无痛经。

婚孕史：25 岁结婚，婚后同居，孕 6 产 0，人流 1，自流 4。末次流产 1981 年 3 月。

体查：发育一般，中等身材，眼眶黯黑，有面斑，唇黯，舌稍红、苔白，脉弦滑。妇查：未作双合诊，脐-耻之间可扪及子宫底。

诊断：① 胎动不安。② 滑胎（肝肾不足）。处方：滋肾育胎丸，按说明服。

5 月 17 日二诊：服丸二周，腰腹痛减，纳眠均好转，守上方。

7 月 22 日三诊：间中服食药丸，已无腰疼腹痛，子宫底 u +1Fb，胎心音正常。

随访：11 月 8 日剖腹产一男婴，母子均健康。（《新中医》妇科专辑（3）：13，1983）

9·5　胎萎不长

妊娠四五月后，其腹形明显小于妊娠月份，胎儿存活而生长迟缓者，称为"胎萎不长"，亦称"妊娠胎萎燥"。本病首见于《诸病源候论》。

【病因病机】

本病多因夫妇双方禀赋不足，胞脏虚损，或因孕后将养失宜，以致脏腑气血不足，胎失所养。如《校注妇人良方》云："夫妊娠不长者，因有宿疾，或因失调，以致脏腑衰损，气血虚弱，而胎不长也。"

1. 气血虚弱　因孕妇素患宿疾，气血暗损；或因胎漏下血时间较长，血不养胎，以致胎不长养。

2. 脾肾不足　素体脾肾气虚，或因孕后过食寒凉生冷之品，损及阳气，精血化源不足，胞脉失养,遂致胎萎。

本病如不及早治疗,可导致过期不产,甚或胎死腹中。

【诊断要点】

本病的主要特点是腹形明显小于妊娠月份,胎动、胎心微弱。孕妇往往有胎漏、胎动不安的病史,或宿有痼疾而复孕者。本病必须通过较长时间的临床观察,尤须注意与死胎相鉴别,可借助 B 型超声波以诊断。

【辨证论治】

本病治疗重在养气血,补脾胃,滋化源,使其精充血足,则胎有所养。

1. 气血虚弱

［主要证候］ 妊娠四五月后,胎儿存活,而腹形明显小于正常妊娠月份,身体羸弱,面色萎黄或㿠白,头晕气短。舌淡嫩少苔,脉细弱无力。

［证候分析］ 胎赖血以养,血虚以弱,则胎元失养,故胎虽存活,但生长迟缓,而腹形明显小于妊娠月份。血虚脑失所养,则头晕;气虚阳气不布,则气短不足以息。体瘦面色萎黄,舌淡少苔,脉细弱无力,均为气血不足之候。

［治法］ 补气益血养胎。

［方药］ 八珍汤(方见经行头痛)。

2. 脾肾不足

［主要证候］ 腹形小于正常妊娠月份,腰部痠冷,纳少便溏,或形寒怕冷,手足不温。舌淡苔白,脉沉迟。

［证候分析］ 因胞脉系于肾,脾肾不足,精血乏源,则胞脉失养,故胎不长养。脾虚失运,故纳少便溏;脾肾阳气虚衰,外府失于温煦,则见腰部冷痛;不能温养胞脉肢体,则见形寒怕冷,手足不温。舌淡苔白润,脉沉迟,乃为脾肾不足之候。

［治法］ 健脾温肾。

［方药］ 温土毓麟汤(《傅青主女科》)去神曲。

巴戟　覆盆子　白术　人参　山药　神曲

方用巴戟、覆盆子温肾暖胞以养胚胎;人参、白术、山药健脾益气以滋化源,使源盛流畅,则血有所生,胎有所养;神曲乃消食导滞之品,有碍胎元,故去之。

【文献摘要】

《胎产心法》:胎气本乎血气而长,其胎不长者,亦惟气血之不足,故有受胎之后而漏血不止,则血不归胎者;有妇人中年血气衰败,泉源日涸者;有因脾胃病,仓廪薄,化源亏而冲任窘者;有多郁怒,肝气逆,血不调而胎失所养者;有血气寒而不长,阳气衰,生气少者;有血热而不长,火邪甚,真阴损者。种种不一,凡治此病,则宜补、宜固、宜温、宜清,因其病而随机应之,胎气渐充,自无不长。然又有妊母气血自旺,而胎不长者,此必父气孱弱,又当大剂保元,专补其气,不得杂一味血药助母,则子气方得受益。总之,胎之能长旺者,全赖母之脾土,输气于子。凡长养万物,莫不由土,故胎之生发虽主乎肾肝,而长养实关乎脾土。所以治胎气不长,必用八珍、十全、归脾、补中之类,助其母气以长胎。

9·6 胎死不下

胎死腹中,不能自行产出者,称为"胎死不下"。

本病早在隋代《诸病源候论·妊娠胎死腹中候》已有认识,"此或因惊动倒仆,或染温疫伤寒,邪毒入于胞脏,致令胎死"。至金元时期,有以其母体脉证变化来验胎死的。如河间《伤寒六书》:"……儿死腹中,脉弦数而涩……腹满急痛喘闷,胎已不动者是也。"后世又有以舌色验死胎者,如《景岳全书·妇人规》:"……或秽气上冲而舌见青黑者,皆子死之证。"这均可作为验死胎之参考。

【病因病机】

胎死不下,先要了解死胎发生的原因,然后究其不下之理。导致胎儿死亡,有因母患热病伤胎,或跌仆、外伤,或母体极虚,胎元失养所致。也可因胎气禀赋薄弱,不成而殒者。

胎死不下的机理,多为气血虚弱,不能促胎外出;或瘀血内阻,碍胎排出之故。本节着重论述胎死后不下的证治。临床常见的有:

1. 气血虚弱　胎赖气血以供养,若气充血足,则胎有所养,气顺血和,则胎自产。若孕妇素体虚弱,或孕后久病体虚,气血亏损,胎元失养以致胎死,气虚血弱,则无力促使死胎外出。

2. 血瘀　多因跌仆外伤,损伤胎元,子死腹中,瘀血内阻;或因临产感寒,血为寒凝,滞而不行,碍胎排出。

胎死过久不下,达四周以上者,容易在胎下时大出血,临症时务须注意。

【诊断要点】

对死胎的诊断,从临床表现来看,若发生在妊娠中、晚期,孕妇可自觉胎动停止,腹部不再继续增大,乳房胀感消失,甚或缩小。若胎儿死亡时间较长,孕妇可出现全身疲乏,食欲不振,腹部下坠,有时阴道下血或流出赤豆汁样分泌物,或口出恶臭,舌紫黯,脉涩等症。

此外,尚须结合现代医学的检查方法,较能确诊,如小便妊娠试验、超声波检查、X线检查等,死胎一经确诊,当及时处理,以免影响孕妇生命安全。如《圣济总录》云:"子死腹中,危于胎之未下。"

【辨证论治】

胎死不下,治宜下胎。下胎之法,必须根据母体的强弱,审慎用药,不宜概行峻厉攻伐,致损伤孕妇正气。即或外伤而瘀血内阻,碍胎排出者,亦宜于养血和血之中,佐以祛瘀。

下死胎时,有时可出现阴道突然大出血,或变生他症,必要时应采取中西医结合方法,尽快取出死胎,迅速止血,以免重伤气血,危及孕妇生命。

1. 气血虚弱

[主要证候]　胎死腹中,小腹疼痛或有冷感,精神疲倦,面色苍白,气短懒言,食欲不振,或口有恶臭。舌淡黯,苔白腻,脉虚大而涩。

[证候分析]　由于气血虚弱,运行无力,故死胎不能自下。胎死腹中,气机不利,不通则痛,故小腹疼痛或有冷感。胎死日久,腐臭之气上逆,故口出恶臭。营血不足,不能外荣于面,故面色苍白。中气不足,则神疲气短;气虚不运,中阳不振,则食欲衰退而苔腻。舌淡黯,脉虚大而涩,亦为气血虚少,运行不畅之象。

[治法]　养血活血,益气下胎。

[方药]　救母丹(《傅青主女科》)。

人参　当归　川芎　益母草　赤石脂　芥穗(炒黑)

方中当归、川芎、益母草养血活血;人参补气以助运血之功;赤石脂化恶血,使恶血去,而胎自下;炒荆芥引血归经,使胎下而不致流血过多。

2. 血瘀

[主要证候] 妊娠胎动停止,阴道流血,色紫黑,口气恶臭,小腹疼痛,面色青黯,口唇色青。舌紫黯,脉沉涩。

[证候分析] 胎死腹中,故小腹疼痛,阴道下紫黑血块,胎死瘀久则口臭。面青唇黯,舌紫脉涩,均为血瘀之征。

[治法] 活血行气,祛瘀下胎。

[方药] 脱花煎(《景岳全书》)加芒硝。

当归　川芎　肉桂　车前子　牛膝　红花

方中当归、川芎活血,川芎又能行血中之气,肉桂温通血脉,红花祛瘀,牛膝引血下行。合而用之,瘀血去而死胎下。更助车前子、芒硝滑利泻下以下死胎。如流血多者,加血余炭、炒蒲黄、茜草根以祛瘀止血。

【文献摘要】

《景岳全书·妇人规》:凡子死腹中者,多以触伤,或犯禁忌,或以胎气薄弱不成而殒,或以胞破血干持久困败,但察产母腹胀舌黑者,其子已死。若非产期而觉腹中阴冷重坠,或为呕恶,或秽气上冲而舌见青黑者,皆子死之证,宜速用下死胎方下之。

《胎产心法》:子死腹中,急于胞之未下。盖胞衣未下,子与母气尚相呼吸,若子死腹中,则躯形已冷,胞藏气寒,胎血凝冷,气不升降。欲下死胎,若以至寒之药用之,不惟无益而害母命者多矣。所以古人有用附子汤,使胞藏温暖,凝涩流动,以附子能破寒气堕胎也。又有因患伤寒热病温疟之类,胎受邪热,毒气内外交攻,因致胎死留于胞脏,古人深虑胎受毒气,必然胀大,故用朴硝、水银、硇砂之药,不惟使胎不胀,又能使胎形化烂,再付以行血顺气之药,死胎即下……

然下胎最宜谨慎,必先验明产母,面赤舌青,腹中阴冷重坠,口秽气喘的确,方可用下,若见紫黑血块血缕,尤为确候。亦必先固妊妇本元,补气养血而后下之。予故重佛手散、香桂散、滑胎煎为下死胎之王道药也。倘孕妇遇有不安,医者未能审详,遂用峻厉攻伐,难免不测之祸,慎之慎之!

【医案选】

案一　范××,37岁,已婚,工人。

患者33岁结婚,妊娠五个半月时腹部被撞伤,曾经两度见红,胎动消失。10月5日至某医院检查,检验小便妊娠试验阴性,认为胎儿已死腹中,久而不下,建议手术取胎,患者不愿,经该院介绍,来诊。

初诊:1958年11月6日,近日胸闷纳呆,撞伤至今已有月余,腹部不感胎动,虽妊娠六个半月,而胎反见萎缩,如四个月形状,切脉弦涩,乃采用活血下胎法。

当归尾　桃仁　牛膝梢　杜红花　京三棱　蓬莪术各9g　煎汤送服大黄䗪虫丸12g,3剂。

复诊:据述药后小腹隐痛,阴道业已流血,惟胎儿尚未落下,刻感精神疲乏,头晕肢软,按脉虚弦,舌苔薄白,乃用黑神散加减,温中活血。

当归9g　赤芍9g　熟地12g　黑豆12g　泽兰叶12g　肉桂3g　京三棱9g　蓬莪术9g　生甘草3g

死胎连胎盘全下,落下时胎儿已经腐烂,除腹部略有胀痛外,流血不多,经过良好。(《朱小南妇科经验选》)

案二　陈××,妊娠8个月,胎动消失7天入院,诊断为死胎。入院后,未用其他方法治疗。诊其舌淡嫩,苔薄白,中有剥苔,脉大而数,重按无力。根据舌诊脉象的分析,舌嫩苔剥是津液受损,脉数大无力是气分不足,脉舌合参属气津两虚。问诊知其妊娠反应较重,呕吐剧烈,致伤津耗气。但胎死腹中属实证,是病实而体虚。考虑不宜纯用攻法。

一诊:治则以养津活血,行气润下。方用:沙参、当归、枳实、玄明粉。

针刺足三里、合谷等配合治疗,连用2天,腹中毫无动静。

二诊：寻思试与平胃散加味如何？方用：苍术9g　厚朴、陈皮、枳实各12g　甘草4.5g　玄明粉12g（后下）2剂，水煎服。第一剂服后滑下大便两次，第二剂则毫无反应。

三诊：改用脱花煎(川芎、当归、牛膝、车前子、桂枝)服1剂。死胎依然不下。

四诊：连用数方攻之不动，改用补气活血法。方用：五爪龙、党参、陈皮、当归、川芎，但亦无效。

五诊：考虑前方补气行气之力不足，便改用加味开骨散。方用：黄芪120g　当归30g　川芎15g　血余炭9g　龟版24g　煎服。

下午4时许服药，6时许开始宫缩，晚上8时加用按摩针灸。先指按三焦俞、肾俞以行三焦之气，但按摩后，宫缩反而减弱，改用艾灸足三里这一强壮穴以增强体力，灸半小时。继用针刺中极穴，每2～3分钟捻转一次，针后1～3分钟宫缩一次，宫缩甚为有力，共针15分钟，至夜间11时，死胎产下，为脐带绕颈。

按：死胎置于母体，已转变为致病物——“邪”，病属实证。自宋代以来，妇科方书下死胎习用平胃散加朴硝。平胃散是健运胃肠湿滞之主方。苍术猛悍为健运主药，厚朴、陈皮加强行气燥湿，加朴硝以润下。前人谓“胃行则死胎自行，更投朴硝，则无不下矣”。

明代以后，《景岳全书》提倡用脱花煎下死胎，此方以行血为主，兼用车前、川牛膝以利下。平胃散治气滞，脱花煎治血瘀。

开骨散是从宋代龟甲汤(治产难及胎死腹中)加川芎而成，明代又名加味芎归汤。此方重用当归、川芎以行血，龟版潜降，血余炭引经而止血。本方不用攻下药和破血药，故明代以后多用以治产难。清代王清任认为本方治产难有效，有不效。缘只着重于养血活血，忽视补气行气，故主张在开骨散的基础上，加用黄芪120g，以补气行气，使本方更臻完善。(《广东老中医经验选·邓铁涛医案》)

9·7　子烦

孕妇在妊娠期间出现烦闷不安，郁郁不乐，或烦躁易怒等现象，称为“子烦”，亦称“妊娠心烦”。《经效产宝》有“妊娠常苦烦闷，此是子烦”的记载。

【病因病机】

本病的发生，主要是火热乘心，所谓“无热不成烦”，热邪扰心，则神明不宁，但有阴虚、痰火之不同。如《沈氏女科辑要笺正》云：“子烦病因，曰痰、曰火、曰阴亏。”

1. 阴虚　素体阴虚，孕后血聚养胎，阴血益感不足，心火偏亢，热扰心胸，而致心烦。

2. 痰火　素有痰饮积于胸中，孕后阳气偏盛，阳盛则热，痰热互结，上扰于心，遂致心烦。

【诊断要点】

本病的主要特点，是因孕而烦，乃为胎热上乘之故。

【辨证论治】

本病有虚实之分。烦虚者，烦而不满，治宜清热养阴；痰火者，胸多烦满，治宜清热涤痰。

1. 阴虚

［主要证候］　妊娠心中烦闷，坐卧不宁，或午后潮热，手足心烦热，口干咽燥，干咳无痰，渴不多饮，小溲短黄。舌红，苔薄黄而干，或无苔，脉细数而滑。

［证候分析］　心主神明，心火亢盛，神明不安，故烦乱不宁。阴虚内热，故午后潮热，手足心灼热。火热内炽，耗损津液，不能润肺，故口干咽燥，干咳无痰。渴不多饮，小溲短黄，舌红，苔薄黄而干或无苔，脉细数而滑，皆为阴虚内热之候。

［治法］　清热养阴，安神除烦。

[方药]　人参麦冬散(《妇人秘科》)加莲子心。

人参　麦冬　茯苓　黄芩　知母　生地　炙甘草　竹茹

人参益气生津;生地滋肾益阴以济心火;麦冬养心除烦,润肺生津;知母泻肾火,使水火既济;黄芩、竹茹清热除烦;莲子心清心火;炙甘草和中。共奏清热养阴,宁心安神之效。

2. 痰火

[主要证候]　妊娠心胸烦闷,头晕心悸,胸脘满闷,恶心呕吐。苔黄而腻,脉滑数。

[证候分析]　素有痰饮停滞胸中,积久化热,痰火上乘心肺,故心悸。痰火上扰清阳,故头晕。痰湿内蕴,脾胃升降失常,故胸脘满闷,恶心呕吐。苔黄腻,脉滑数,乃痰火内盛之候。

[治法]　清热涤痰。

[方药]　竹沥汤(《千金要方》)去防风,加浙贝母。

竹沥　麦冬　黄芩　茯苓　防风

方中竹沥、浙贝母清热涤痰;麦冬养阴润肺,清热除烦;茯苓健脾宁心;黄芩泻火,使热去痰化,则烦自除。

【文献摘要】

《重订严氏济生方》:妊娠……四月受少阴君火气以养精,六月受少阳相火气以养气,所以如是。又有不拘此两月,而苦烦闷者,由母将理失宜,七情伤感,心惊胆怯而然也。

《校注妇人良方·妊娠子烦方论》:妊娠苦烦闷者……产宝云:是心肺虚热或痰积于胸,若三月而烦者,但热而已,若痰饮而烦者,吐涎恶食。大凡停痰积饮,寒热相搏,吐甚则胎动不安。

【医案选】

案一　一妊妇,烦热兼咽间作痛,用知母散(编者注:知母散　知母　麦冬　黄芪　子芩　赤苓　甘草)加栀子以清肺经而愈。后内热咳嗽,小便自遗,用补中益气加麦冬、山栀以补肺气,滋肾水而痊。(《续名医类案·薛立斋医案》)

案二　陈××,女,40岁,已婚,工人,1964年12月4日初诊。

妊娠七个月,近二周来时时心中烦闷,胸窒痰黄,夜寐不安,口干心悸,腰痠,下肢筋惕,小便短赤,胎动不安,观其面赤唇红,舌苔薄黄,质红,切其脉来滑数。揣其病因,当是胎火痰热上扰所致。拟予清热化痰,以安胎元。

处方:黄芩6g　麦冬9g　大乌豆24g　白芍6g　新竹茹15g　忍冬藤15g　赤小豆9g　苦参9g　金狗脊9g

服3剂后,心中烦闷大瘥。续服五剂,烦闷心悸均除。

按　患者妊娠七月,时时心中烦闷明显,伴有夜寐不安,心悸等症。此为胎火痰热,上乘于心,故予清热化痰。方中以枯芩、白芍、乌豆、苦参清泄内热,麦冬去心中烦热,竹茹一味,即《妇人良方》竹茹汤,解肝郁,清痰热,利胸膈,除心烦,使热解郁伸,则心气清和,而心烦自退。(《孙浩铭妇科临床经验》)

9·8　子肿

妊娠后,肢体面目发生肿胀者,称为"子肿"。《经效产宝》有"治妊娠水气身肿腹胀方论"。《医宗金鉴·妇科心法要诀》根据肿胀部位及程度之不同,分别有子气、子肿、皱脚、脆脚等名称。如在妊娠七八月以后,只是脚部浮肿,无其他不适者,为妊娠晚期常有现象,可不必治疗,产后自消。

【病因病机】

本病的病因病机,主要是素体脾肾阳虚,孕后更感不足。脾阳虚不能运化水湿,肾阳虚则上不能温煦脾阳,下不能温化膀胱,水道不利,泛溢肌肤,遂致子肿。此外,胎气壅阻,气机滞碍,水湿不化,也成肿胀。故子肿临床上多因脾虚、肾虚、气滞等所致。

1. 脾虚　孕妇脾气素弱,或过食生冷,内伤脾阳,脾虚转输失职,不能制约水分,水湿停留,溢于四末则为肢肿。如《经效产宝》云:"脏气本弱,因孕重虚,土不克水。"

2. 肾虚　禀赋肾虚,命火不足。孕后胎阻气机,有碍肾阳敷布,膀胱气化失职,不能气化行水。且肾为胃之关,肾阳不布,则关门不利,聚水而从其类,水遂泛溢而为肿。

3. 气滞　素多忧郁,气机不畅,当妊娠四月以后,胎体渐长,更碍气机升降,遂致气滞肿胀。

【诊断要点】

本病以孕后出现肢体、面目浮肿为特点,多发于妊娠中、后期。临床根据水肿程度,一般分为轻、中、重三级。轻者,小腿及足部明显浮肿,经休息能自消;中者,水肿延及大腿、外阴,甚至涉及腹部;重者,全身浮肿,有时伴有腹水。

【辨证论治】

本病根据临床表现,有脾虚、肾虚、气滞三种不同证候。脾虚者,治以健脾利水;肾虚者,治以温肾行水;气滞者,治以理气化湿。按照"治病与安胎"并举的原则,随证加入养血安胎之品。慎用温燥、寒凉滑利之药,以免伤胎。若水肿明显,尿频而短,则应适当休息,重者需住院治疗,并进低盐饮食。

1. 脾虚

[主要证候]　妊娠数月,面目四肢浮肿,或遍及全身,肤色淡黄或㿠白,皮薄而光亮。胸闷气短,懒于语言,口淡无味,食欲不振,大便溏薄。舌胖嫩,苔薄白或薄腻,边有齿痕,脉缓滑无力。

[证候分析]　脾主肌肉、四肢,脾阳不运,水湿停聚,浸渍四肢肌肉,故面目四肢浮肿。脾虚中阳不振,故胸闷气短,懒于语言。中焦运化失司,故口淡纳少,大便溏薄。水聚皮下,则皮薄而光亮。肤色淡黄,舌胖嫩,边有齿痕,苔薄腻或薄白,脉缓滑无力,俱为脾虚中阳不振之候。

[治法]　健脾行水。

[方药]　白术散(《全生指迷方》)加砂仁。

白术(蜜炙)　茯苓　大腹皮　生姜皮　橘皮

方中白术、茯苓健脾行水,砂仁、生姜皮温中理气,大腹皮下气宽中行水,橘皮调气和中。全方具有健脾理气,温中行水的作用。

2. 肾虚

[主要证候]　孕后数月,面浮肢肿,下肢尤甚,按之没指,心悸气短,下肢逆冷,腰痠无力。舌淡苔白润,脉沉细。

[证候分析]　肾阳不足,上不能温煦脾阳,下不能温运膀胱,则脾失健运;膀胱气化不行,水湿莫制,泛溢肌肤,故面浮肢肿。阳虚不能外达,故下肢逆冷。水气凌心,故心悸气短。腰为肾之外府,肾虚则腰痠无力。舌淡苔白润,脉沉细,赤为肾阳不足之征。

[治法]　化气行水。

[方药]　真武汤(《伤寒论》)。

附子　生姜　茯苓　白术　白芍

方中附子温肾化气行水；生姜、白术、茯苓运脾阳以行水；白芍开阴结，与附子同用能引阳药入阴以消阴霾之气。共奏温阳，化气，行水之效。方中附子有毒，用量不宜过重，同时应予久煎，以减少毒性。或可易桂枝以通阳化气行水。

3. 气滞

［主要证候］　妊娠三四月后，先由脚肿，渐及于腿，皮色不变，随按随起，头晕胀痛，胸闷胁胀，食少。苔薄腻，脉弦滑。

［证候分析］　证因气机郁滞，升降失司，清阳不升，浊阴下滞，故先由脚肿，渐及于腿。此因气滞而非水停，故皮色不变，随按随起。清阳不升，浊阴上扰，故头晕胀痛。气滞不宣，故胸闷胁胀而食少。苔薄腻，脉弦滑，均为妊娠气郁之象。

［治法］　理气行滞，佐以健脾化湿。

［方药］　天仙藤散（《校注妇人良方》）合四苓散（《丹溪心法》）。

天仙藤　香附　陈皮　甘草　乌药　生姜　木瓜　紫苏叶　茯苓　猪苓　白术　泽泻

方中天仙藤、香附理气行滞，陈皮、生姜温中行气，苏叶理气宽中，乌药开下焦之郁滞，木瓜行气除湿，甘草调和诸药；合四苓散健脾行水。共奏理气行滞，健脾化湿之功。

如偏于湿阻者，症见头昏头重，胸闷呕恶，纳少便溏，苔厚腻，脉沉滑。用茯苓导水汤（《医宗金鉴》）去槟榔。

茯苓　槟榔　猪苓　砂仁　木香　陈皮　泽泻　白术　木瓜　大腹皮　桑白皮　苏叶

方中茯苓、白术、猪苓、泽泻健脾行水，木香、砂仁、苏叶醒脾理气，大腹皮、桑白皮消胀行水，木瓜行气除湿。

【附】　子满

妊娠五六月出现胎水过多，腹大异常，胸膈满闷，甚或喘不得卧者，称为"子满"，亦称"胎水肿满"。即现代医学所称之"羊水过多"。

【病因病机】

素体脾虚，或孕后过食生冷寒凉之物，损及脾阳，湿聚胞中，遂致子满。

【诊断要点】

本病与一般子肿不同，子肿者，但四肢面目浮肿。子满者，腹大异常，胸膈胀满，甚或喘促。以此为别。

【辨证论治】

［主要证候］　妊娠中期，出现腹大异常，胸膈满闷，呼吸迫促，神疲肢软。舌淡胖，苔白腻，脉沉滑无力。

［证候分析］　脾土湿盛，胞中蓄水，则腹大异常。水湿上迫心肺，则胸膈满闷，呼吸迫促。脾虚中阳不振，则神疲肢软。舌淡胖，苔白腻，脉沉滑无力，为脾虚湿盛之象。

［治法］　健脾渗湿，养血安胎。

［方药］　鲤鱼汤（《千金要方》）加陈皮。

鲤鱼　白术　生姜　白芍　当归　茯苓

方中鲤鱼行水消肿；白术、茯苓、生姜、陈皮健脾理气渗湿以行水；当归、白芍养血安胎，使水行而不伤胎。如阳虚者，可酌加桂枝通阳化气。

子满常见胎儿畸形，除按上法诊治外，可结合现代医学有关检查，如发现胎儿畸形，应及时终止妊娠。

【文献摘要】

《医宗金鉴·妇科心法要诀》：头面遍身浮肿，小水短少者，属水气为病，故名曰子肿。自膝至足肿，小水长者，属湿气为病，故名曰子气。遍身俱肿，腹胀而喘，在六七个月时者，名曰子满。但两脚肿而肤厚者，属湿，名曰皱脚；皮薄者属水，名曰脆脚。大凡水之为病多喘促，气之为病多胀满。喘促属肺，胀满属脾也。

《胎产心法》：所谓子满者。妊娠至五六个月。胸腹急胀，腹大异常，或遍身浮肿，胸胁不分，气逆不安，小便艰涩，名曰子满。又为胎水不利。若不早治，生子手足软短有疾。甚致胎死腹中。宜服千金鲤鱼汤治其水。如脾虚不运，清浊不分，佐以四君五皮。亦有用束胎饮以治子满证甚效。

【医案选】

李××，女，28 岁，干部，1975 年 8 月 6 日初诊。

本人自述：妊娠四个月，面浮肢肿，顽固不消；阴唇及下肢肿甚，妨碍行动。心悸气短，下肢逆冷，腰痠无力，尿少。诊之舌淡苔白，脉沉迟。

治法：温补肾阳，化气行水。用温阳化水汤。

处方：桂枝 10 g　巴戟天 10 g　破故纸 10 g　云苓 30 g　白术 10 g　生姜皮 3 g　共 3 剂

二诊：服上方 3 剂后，下肢浮肿已消肿一半。腰仍痠痛。前方加杜仲 10 g，壮腰止痛。

三诊：服上方 3 剂后，诸症消失而痊愈。《中医妇科临床经验选》

9·9　子晕、子痫

妊娠中、晚期，出现头目晕眩，状若眩冒者，称为"子晕"，亦称"子眩"或"妊娠眩晕"。若于妊娠晚期或正值临产时或新产后，发生眩晕倒仆，昏不知人，手足搐搦，全身强直，双目上视，须臾醒，醒复发，甚或昏迷不醒者，称为"子痫"，亦称"妊娠痫证"。见于《诸病源候论》。子晕有轻重之分，重者往往是子痫的前驱症状。若不及时治疗，即可发展为子痫。现将子晕（重症）、子痫分别论述。

子晕

【病因病机】

本病的发生主要是脏气本弱，因妊重虚，以致精血不足，肝阳偏旺为患。常见的有：

1. 阴虚肝旺　平素肝肾阴虚，孕后血聚养胎，精血愈亏，肝失滋养，肝阳上亢，遂致眩晕。

2. 脾虚肝旺　脾虚生化乏源，营血不足；运化失司，水湿停聚，精血输送受阻；复因孕后阴血养胎，精血益虚，肝失濡养，遂使肝阳上亢而致子晕。

【诊断要点】

子晕往往是子痫之先兆证，多发生于妊娠中、晚期，是比较严重的证候，应引起重视。其主要体征：血压可偏高，或水肿，或检查小便有蛋白质。

【辨证论治】

本病以肝阳上亢为特征，但有阴虚肝旺、脾虚肝旺之别。阴虚肝旺者，以头目晕眩为主证；脾虚肝旺者，以头胀眩冒伴面浮肢肿为主症，治疗分别予以养阴平肝，健脾利湿之法。

1. 阴虚肝旺

[主要证候]　妊娠头晕目眩，心悸怔忡，夜寐多梦易惊，颜面潮红。舌红或绛，脉弦细滑数。

[证候分析]　胎赖精血以养，若素体肾精肝血不足，孕后精血益虚，空窍失养，则头晕目

眩;心失所养,则心悸怔忡,夜寐多梦;精血不足,虚热上乘,则面色潮红。舌红或绛,脉弦细滑数,乃为阴虚肝旺之象。

［治法］ 育阴潜阳。

［方药］ 杞菊地黄丸(方见经行头痛)加石决明、钩藤、龟版、何首乌。

方中以六味地黄丸滋肾壮水,枸杞、菊花清肝明目,加石决明、龟版育阴潜阳,钩藤镇静平肝,首乌养血。共奏养育肝阴,镇摄浮阳之效。

2.脾虚肝旺

［主要证候］ 妊娠中后期,面浮肢肿,头昏头重如眩冒状,胸胁胀满,纳差便溏。苔厚腻,脉弦滑。

［证候分析］ 脾虚运化失司,水湿泛溢肌肤,则面浮肢肿。脾虚湿浊挟肝阳上扰,则头胸昏重如眩冒状。脾虚肝郁则胸胁胀满,纳差便溏。苔厚腻,脉弦滑,均为脾虚肝旺之征。

［治法］ 健脾利湿,平肝潜阳。

［方药］ 白术散(方见子肿)加钩藤、石决明。

子痫

［病因病机］

本病往往由子晕、子肿治不及时,发展而来,其病机为肝阳上亢,肝风内动或痰火上扰。

1.肝风内动 素体阴虚,孕后赖精血以养胎,肾精益亏,肝失所养,心火偏亢,风火相煽,遂发子痫。

2.痰火上扰 阴虚热盛,灼其津液,炼液成痰;或脾虚湿盛,聚液成痰,痰火交炽,上蒙清窍,发为子痫。

子痫发作频繁,抽搐时间长,甚或昏迷不醒者,常可危及产妇及胎儿的生命,应高度重视。

【诊断要点】

子痫在产前、产时或产后均可发生,临床上以产前子痫常见,其次是产时子痫。往往有轻重程度不同的子晕病史。

本病在抽搐发作前常有头痛、眼花、胸闷、目瞪等症,血压显著升高[可达 $24 \sim 13$ kPa $(180/100 \text{ mmHg})$],子痫发生时,水肿和蛋白尿进一步加重,小溲短少,甚或尿闭。

本病尚须与癫痫相鉴别,子痫者,因妊而发,须臾醒,移时复作;癫痫者,多有以往发作病史,并非因妊而致,且系突然发作,临床检查并无高血压、蛋白尿和水肿等。

【辨证论治】

本病为危急重症,一旦发作,以熄风、安神、镇痉为要,并进行中西医结合抢救。

1.肝风内动

［主要证候］ 妊娠后期,颜面潮红,心悸烦躁,突发四肢抽搐,甚则昏不知人,舌红,苔薄黄,脉弦滑数。

［证候分析］ 肾精不足,肝阳上亢,则颜面潮红。心火偏旺,则心悸而烦。热扰神明,则昏不知人。风火相煽,筋脉挛急,则手足搐搦。舌红,苔薄黄,脉弦滑数,均为心肝二经热极生风之候。

［治法］ 平肝熄风。

［方药］ 羚角钩藤汤(《重订通俗伤寒论》)。

羚羊角（后入）　钩藤　桑叶　菊花　贝母　鲜竹茹　生地　白芍　茯神　甘草

方中以羚羊角、钩藤平肝清热，熄风镇痉；桑叶、菊花清肝明目；竹茹、贝母清热化痰；生地、白芍养阴清热；茯神宁心安神，甘草缓急和中。全方共奏平肝育阴，熄风镇痉之效。

2. 痰火上扰

［主要证候］　妊娠晚期，或正值分娩时，猝然昏不知人，四肢抽搐，气粗痰鸣。舌红，苔黄腻，脉弦滑。

［证候分析］　心肝热盛，灼津伤液，炼液成痰，痰火上扰清阳，则昏不知人，气粗痰鸣。痰阻经脉，精血输送受阻，肝失濡养，肝风内动，则四肢抽搐。舌红，苔黄腻，脉弦滑，乃属痰热内盛之征。

［治法］　清热，豁痰，开窍。

［方药］　牛黄清心丸（《痘疹世医心法》）加竹沥。

牛黄　朱砂　黄连　黄芩　栀子仁　郁金

方中以牛黄、竹沥清心化痰开窍，黄连、黄芩、栀子仁以清心肝之热，朱砂安神镇惊，佐郁金以开心胸之郁，使气通利，经脉畅，则痰热除，抽搐止。

【文献摘要】

《女科证治约旨》：一妊娠眩晕之候，名曰子眩。如因肝火上升，内风扰动，致昏眩欲厥者，宜桑丹杞菊汤主之，桑叶、丹皮、滁菊花、炒杞子、煨天麻、焦栀子、生地、钩藤、橘红。如因痰涎上涌，致眩晕欲呕者，宜加味二陈汤主之，仙半夏、陈皮、茯苓、甘草、川贝、瓜蒌皮、淡竹沥、姜汁。

《诸病源候论·妊娠痉候》：体虚受风，而伤太阳之经，停滞经络，后复遇寒湿相搏，发则口噤背强，名之为痉。妊娠而发者，闷冒不识人，须臾醒，醒复发。亦是风伤太阳之经作痉也。亦名子痫，亦名子冒也。

《沈氏女科辑要笺正·妊妇似风》沈尧封曰：妊娠病源有三大纲。一曰阴亏，人身精血有限，聚以养胎，阴分必亏。二曰气滞，腹中增一障碍，则升降之气必滞。三曰痰饮，人身脏腑接壤，腹中遽增一物，脏腑之机括为之不灵，津液聚为痰饮。知此三者，庶不为邪说所惑。妊妇卒倒不语，或口眼歪斜，或手足瘛疭，皆名中风。或腰背反张，时昏时醒，名为痉，又名子痫。古来皆作风治，不知卒倒不语，病名为厥。阴虚失纳，孤阳逆上之谓。口眼歪斜，手足瘛疭，或因痰滞经络，或因阴亏不吸，肝阳内风暴动。至若腰背反张一证，临危必见戴眼，其故何欤？盖足太阳膀胱之经脉，起于目内眦，上额交巅，循肩膊内，夹脊抵腰中；足太阳主津液，虚则经脉时缩，脉缩，故腰背反张。经云"瞳子高者，太阳不足"，谓太阳之津液不足也。脉缩急则瞳子高，甚则戴眼。治此当用地黄、麦冬等药，滋养津液为主。胎前病，阳虚者绝少，慎勿用小续命汤。

【医案选】

案一　金××,26岁，第一胎。

初诊：1975年5月23日。

怀孕八月余，头晕目眩，下肢浮肿，血压140/100 mmHg(18.7/13.3 kPa)，小便(−)，于5月22日住院，曾用健脾平肝，头晕较减，浮肿较退，但血压未降，血压150/100 mmHg(20/13 kPa)。口苦而渴，咽干，夜寐不安，脉弦滑数，苔薄质红有刺。胎火上扰，引动心火内炽，肝阳偏亢。治以泻肝清火。

龙胆草4.5 g　丹皮9 g　炒山栀9 g　当归9 g　生地12 g　白芍9 g　钩藤12 g（后下）　白蒺藜12 g　生石决15 g（先入）　茯苓9 g　天仙藤30 g　2剂

二诊：5月26日。血压120/60 mmHg(22/8 kPa)。

头晕已瘥，下肢浮肿减退，口苦且渴，鼻衄寐艰，脉弦滑数，苔薄质红，尖有刺。肝阳渐平，胎火未敛。前方有效，毋庸更张。

守方加茅根30 g　1剂

三诊：5月27日。血压128/78 mmHg(17.6/10.4 kPa)。

诸症均瘥,血压亦平,舌红转淡,脉弦带数。仍予清热平肝,以竟全功。

白蒺藜 12 g　钩藤 12 g(后下)　生石决 15 g(先入)　生地 12 g　丹皮 9 g　白芍 9 g　炒栀子 9 g　天仙藤 30 g　茅根 30 g　女贞子 9 g　旱莲草 15 g　带回出院。(《老中医临床经验选编》第一辑)

案二　贺××,女,30岁,住××产院,系××公社农民。

第一诊:1971 年 11 月 15 日。

证状:以预产期已过,住院待产。于本日下午四时,突发抽搐,两目上翻,人事不知而厥。脉弦数而细,舌尖红绛。

诊断:子痫。

辨证:阴虚阳亢。

治则:育阳潜阳,镇肝熄风。

(先用铁称锤烧红入醋,就鼻熏之,稍得安静,口不紧咬,再投下方煎服。)

自制方:(王渭川验方)

羚羊角 2 g(磋末吞服)　生地 30 g　麦冬 10 g　牛膝 10 g　生白芍 12 g　紫石英 10 g　沙参 10 g　川贝母 10 g　菊花 10 g　僵蚕 10 g　玉竹 10 g　女贞子 20 g　蜈蚣 2 条　乌梢蛇 10 g　槟榔 10 g

嘱每四小时,服头煎药。

疗效:服药后,渐次停止搐搦,人事渐清醒。天明分娩,母子平安。(《王渭川妇科治疗经验》)

9·10　子悬

妊娠胸胁胀满,甚或喘急,烦躁不安者,称为"子悬",亦名"胎上逼心"。《医学入门》曰:"胸膈胀满疼痛,谓之子悬。"

【病因病机】

本病的产生,主要是素体阴虚,孕后赖肾水养胎,则肾阴更虚,阴虚肝经失养,肝木乘脾,以致气机升降失常,发为子悬。

【诊断要点】

本病病位在胸脘,发作时犹如有物悬阻胸膈,甚或影响呼吸,故名子悬。临症时须与子烦相鉴别。悬者恰似有物悬挂。烦者,惟心烦不安。

【辨证论治】

[主要证候]　妊娠胸腹胀满,痞满不舒,呼吸迫促,坐卧不舒,烦躁不安。苔薄黄,脉弦滑。

[证候分析]　孕妇素体肝郁脾虚,肝为刚脏,性喜条达,肝气郁结而乘脾。脾胃气壅,升降失调,故胸腹胀闷疼痛,坐卧不安,甚则烦躁不宁。胎气上逆迫肺,则呼吸不畅,甚或喘促。苔薄黄,脉弦滑,也为肝旺脾弱所致。

[治法]　疏肝扶脾,理气行滞。

[方药]　紫苏饮(《普济本事方》)加黄芩。

紫苏　陈皮　大腹皮　白芍　当归　川芎　人参　甘草

方中紫苏、陈皮、大腹皮宽中下气,当归、白芍养血柔肝,川芎疏肝理气,人参、甘草益气扶脾,加黄芩以清热安胎。全方重在疏肝理气,调和肝脾,以达到胎气安和之目的。

服上方后,若胸腹胀满,呼吸迫促等标病已解,惟觉烦躁不安者,又宜滋阴养血以培其本。方用阿胶养血汤(《中医妇科治疗学》)。

阿胶　生地　沙参　麦冬　女贞子　旱莲草　桑寄生

方中阿胶、生地以养血,沙参、麦冬以滋阴,合女贞子、旱莲草、桑寄生补肝肾之阴以安胎。

【文献摘要】

《医学心悟》:子悬者,胎上迫也。胎气上逆,紧塞于胸次之间,名曰子悬。其症由于恚怒伤肝者居多。亦有不慎起居者,亦有脾气郁结者,宜用紫苏饮加减主之。

【医案选】

例一　一妇人孕七月,忽然胎上冲心而痛,坐卧不安,医治不效,又作死胎治。而用草麻、麝香研贴脐中,命在垂亡。陈(陈良甫)诊之,两尺脉皆绝,余脉和平。曰:此子悬也。若是胎死,必面赤舌青。今面不赤,舌不青,其胎无伤。是胎上逼心。此紫苏饮治之。用紫苏、腹皮、川芎、白芍、陈皮、当归、人参、甘草、生姜、葱,十服而胎安矣。(《女科医案选粹·陈良甫案》)

9·11　子瘖

因妊娠而出现声音嘶哑,甚或不能出声者,称为"子瘖",亦名"妊娠失音"。《素问·奇病论》云:"人有重身,九月而瘖。"本病多发生在妊娠晚期。

【病因病机】

子瘖之病,与肺、肾密切相关。因音出于喉,发于舌本,肾脉循喉咙,系舌本。喉者,肺之门户,肺主声音,若素体阴虚,复因妊娠胎体渐长,阴血养胎,阴津益虚,肾精不能上承,遂致声瘖。

【诊断要点】

本病主要特点是因妊娠而失音,并多在妊娠后期发生。若因外感风寒而致音瘖者,必有外证,可作鉴别。

【辨证论治】

本病多属阴虚,治疗重在滋肾养阴。如因外感者,则按内科处理。

[主要证候]　妊娠八九月,声音嘶哑,咽喉干燥,头晕耳鸣,掌心灼热,心悸而烦,便结,小便短赤。舌红,苔花剥,脉细数。

[证候分析]　肺肾阴虚,复因胎体渐长,阴津益感不足。肾精不能上乘,则声音嘶哑,咽喉干燥。肾主骨,骨生髓,脑为髓海,开窍于耳。肾虚脑失所养,则头晕耳鸣。阴虚不能敛阳,故掌心灼热,心悸而烦。肺与大肠相表里,肺失濡润,则大便燥结。阴虚内热,则小便短赤。舌红,苔花剥,脉细数,均为阴津不足、虚热内生之象。

[治法]　滋肾益阴。

[方药]　六味地黄丸(《小儿药证直诀》)加沙参、麦冬。

熟地　山茱萸　山药　泽泻　茯苓　丹皮

本方可改用汤剂服用。方中熟地、山茱萸补肝肾之精,山药健脾益肾,丹皮、泽泻清热泻火,茯苓淡渗利小便;加沙参、麦冬生津润肺,使津充液盛,上荣舌本,则声自出。如肺挟痰火,咳吐脓痰,咽干口燥,则宜滋阴润肺,可于方中去泽泻、山茱萸,加瓜蒌仁、芦根、桔梗、贝母清热化痰,润肺生津。

【文献摘要】

《女科证治约旨》:妊娠音涩之候,名曰子瘖。由于少阴之脉,下养胎元,不能上荣于舌,故声音不扬。待足月生产,自能复常,本非病也。即《内经》"妇人重身,九月而瘖"之谓,可不必治。如必欲治之,宜加味桔梗汤主之,桔梗、甘草、元参、麦冬、金石斛、细辛。

9·12 子嗽

妊娠期中,久嗽不已,或伴五心烦热者,称为"子嗽",亦名"妊娠咳嗽"。《诸病源候论》有"妊娠咳嗽候"的记述。

【病因病机】

子嗽一证,总由火热上扰、肺失清肃所致。产生火热的原因,有阴虚或痰壅的不同。

1. 阴虚肺燥　素体阴虚,肺阴不足,孕后血聚养胎,则阴血愈亏,阴虚火旺,灼肺伤津,肺失濡润,发为咳嗽。《女科经纶》引朱丹溪云:"胎前咳嗽,由津血聚养胎元,肺乏濡润,又兼郁火上炎所致。"

2. 痰火犯肺　素体阳旺,孕后胎气亦盛,两因相感,火乘肺金,炼液成痰,壅阻于肺,肺失宣降,遂发咳嗽。若久咳不已,可致堕胎,故应及时诊治。

【诊断要点】

子嗽乃因妊娠阴虚肺失濡润或痰火上扰而作,一般无寒热之表证。若因外感而咳者,则有表证可辨,不属本节论述范畴。

【辨证论治】

因其咳发于妊娠期间,尤须注意胎孕。治疗必须治病与安胎并举,对过于降气、豁痰、滑利等碍胎药物必须慎用。

1. 阴虚肺燥

［主要证候］　妊娠咳嗽,干咳无痰,甚或痰中带血,口干咽燥,手足心热。舌红少苔,脉细滑数。

［证候分析］　阴虚津亏,虚火内生,则灼肺伤津,故干咳无痰,口干咽燥。肺经受损,则痰中带血。五心烦热,为阴虚阳浮之象;舌红少苔,脉细滑数,乃为阴虚热盛之兆。

［治法］　养阴润肺,止嗽安胎。

［方药］　百合固金汤(《医方集解》引赵蕺庵)去当归、熟地,加桑叶、阿胶、黑芝麻、炙百部。

生地　熟地　麦冬　贝母　百合　当归　白芍　生甘草　玄参　桔梗

方中百合、百部润肺止咳,麦冬、玄参养阴清肺,白芍养血敛阴,生地、芝麻以补肝肾之阴,贝母化痰止咳,桑叶、桔梗、甘草清肺利咽,阿胶助白芍养血止血。全方重在养阴、润肺、滋肾,使金水相生,阴津充足,虚火自平,则咳嗽自愈。

2. 痰火犯肺

［主要证候］　妊娠咳嗽,咯痰不爽,痰液黄稠,面红口干。舌红,苔黄腻,脉滑数。

［证候分析］　素有痰湿,郁久生热,痰热壅肺,灼肺伤津,则咳痰不爽,痰黄而稠;痰热内扰,津液不能上承,故面红口干。舌红,苔黄厚腻,脉滑数,均为痰热内盛之象。

［治法］　清金化痰,止嗽安胎。

［方药］　清金降火汤(《古今医鉴》)去石膏,加桑叶、枇杷叶。

黄芩　北杏　贝母　前胡　瓜蒌仁　石膏　炙甘草　陈皮　茯苓　法夏　桔梗　生姜枳壳

方中黄芩、桑叶、枇杷叶清金宣肺,并能安胎;北杏、贝母、瓜蒌仁、前胡、桔梗化痰止咳;

茯苓、炙甘草、陈皮、法夏、生姜、枳壳健脾除湿,利气化痰,共奏清金化痰,止咳安胎之效。

【文献摘要】

《医宗金鉴·妇科心法要诀》:妊娠咳嗽,谓之子嗽。嗽久每致伤胎。有阴虚火动痰饮上逆,有感冒风寒之不同。因痰饮者,用二陈汤加枳壳、桔梗治之;因感冒风寒者,用桔梗汤,即紫苏叶、桔梗、麻黄、桑白皮、杏仁、赤茯苓、天冬、百合、川贝母、前胡也。若久嗽,属阴虚,宜滋阴润肺以清润之,用麦味地黄汤治之。

《校注妇人良方》:嗽久不愈者,多因脾土虚而不能生肺气,而腠理不密,以致外邪复感;或因肺气虚不能生水,以致阴火上炎所致。治法当壮土金,生肾水为善。

【医案选】

朱××,25岁,已婚,工人。

从怀孕三个月起,即感受风寒,喉痒咳嗽。现已七月,症尚未愈,腰痠胁痛,小便频数并时有潮热恶寒现象,咳剧时甚至小溲不禁,胎动不安,心窝苦闷,乃来就诊。约经半个月调治,症方痊愈。现将脉案录于后,以观疾病进退和用药次序。

初诊:1月12日。怀孕七月,咳嗽已三个月,咯痰不爽,略有喉痒,恶寒潮热,胸胁闷胀,泛之欲呕,脉象滑数,舌苔薄白。证属风寒袭肺,痰湿内蕴。治当宣肺疏散。

紫苏叶梗各6g 前胡4.5g 藿香梗4.5g 新会皮6g 制半夏6g 姜竹茹9g 玉桔梗4.5g 白术6g 炙款冬9g 炙甘草3g 象贝粉3g(吞)

二诊:1月15日。服药后寒热已退,咳嗽已爽,食欲不振,略有腰痠,慎防久咳伤胎。治以化痰安胎,并祛余邪。

焦白术6g 新会皮6g 桔梗24g 沙参6g 炙紫菀6g 炙款冬6g 淮山药9g 杜仲9g 续断9g 炙甘草2.4g 杏仁6g

三诊:1月18日。咳嗽已瘥,痰亦渐清,胃口稍开,腰痠仍然。腰为肾之府,不容忽视。治拟固肾养金。

炙款冬6g 炙紫菀6g 肥麦冬6g 苏梗6g 白术6g 白芍6g 菟丝子9g 覆盆子9g 五味子2.4g 炙甘草3g

四诊:1月21日。服药调治后,胸闷已宽,咳嗽已少,有胎动不安,腰痠不舒,肺脏余邪已清。但胎已受震。治以镇咳安胎。

枇杷叶6g(包) 蒸百部9g 炙紫菀6g 炙款冬6g 蛤粉炒阿胶9g 杜仲9g 续断9g 五味子2.4g 炙甘草2.4g 苎麻根9g

五诊:1月31日。咳嗽已停,诸恙次第就愈,稍有腰痠乏力。邪去扶正,以复康宁。治拟固肾安胎。

太子参4.5g 白术6g 麦冬6g 杜仲9g 续断9g 菟丝子9g 五味子2.4g 熟地9g 茯苓9g 苎麻根9g 南瓜蒂2枚(《老中医临床经验选编·朱小南案》)

9·13 子淋

妊娠期间出现尿频、尿急、淋漓涩痛等症状者,称为"子淋",亦称"妊娠小便淋痛"。《金匮要略》已有妊娠小便不利等的记载。

【病因病机】

本病主要机理为肾虚、膀胱积热,气化失司所致。《素问·灵兰秘典论》云:"膀胱者,州都之官,津液藏焉,气化则能出矣。"临床上常见的有实热、阴虚两种。

1. 实热

(1)心火偏亢 素体阳盛,或过食辛温助阳,孕后血养胎元,阴不济阳,心火偏亢,移热小肠,传入膀胱,灼伤津液,则小便淋漓涩痛。

(2)湿热下注 摄生不慎,湿热蕴结,灼伤膀胱津液,发为小便淋痛。

2.阴虚　素体阴虚,孕后阴血愈亏,阴虚火旺,下移膀胱,灼伤津液,则小便淋漓涩痛。《胎产心法》云:"妊娠胞系于肾,肾间虚热,移于膀胱,而成斯证。"

【诊断要点】

本病以妊娠而兼小便淋漓涩痛为特征,临证时应与"转胞"相鉴别。

【辨证论治】

子淋之作,虽多因热,但治以清润为主。不宜过于通利,致伤胎元。

1.实热

(1)心火偏亢

［主要证候］　妊娠期间,尿少色深黄,艰涩而痛,面赤心烦,甚者口舌生疮。舌红欠润,少苔或无苔、脉细滑数。

［证候分析］　因证属心火偏亢,心火上炎,则面赤心烦,口舌生疮;火热移热于小肠,则尿少淋痛。舌红少苔,脉细滑数,均为心火偏旺所致。

［治法］　泻火通淋。

［方药］　导赤散(《小儿药证直诀》)加玄参、麦冬。

生地　木通　甘草梢　淡竹叶

方中生地凉血清热,玄参滋肾壮水,麦冬养阴宁心,淡竹叶清心泻火,木通、甘草梢利小便,泻心火,使热退而小便自通。

(2)湿热下注

［主要证候］　妊娠期间,突感小便频数而急,尿黄赤,艰涩不利,灼热刺痛,面色垢黄,口干不多引饮,胸闷食少。舌红,苔黄腻、脉滑数。

［证候分析］　湿与热搏,蕴结膀胱,气化不行,水道不利,故小便频数而短,尿黄赤,灼热刺痛。脾胃湿热,熏蒸于上,故面色垢黄,口干不多引饮。湿困脾胃,则胸闷食少。舌红,苔黄腻,脉滑数,皆为湿热内盛之象。

［治法］　清热利湿,通淋。

［方药］　加味五淋散(《医宗金鉴》)。

黑栀子　赤茯苓　当归　白芍　黄芩　甘草梢　生地　泽泻　车前子　木通　滑石

方中黑栀子、黄芩、滑石、木通清热泻火通淋;茯苓、泽泻、车前利湿通淋;甘草梢泻火、止淋、缓痛,使火热之邪俱由小溲而出。佐当归、白芍、生地养血安胎。使邪去而不伤正,治病而不动胎,诚为治湿热子淋之良方。惟滑石一味,性较滑利,易动胎气,须慎用。

2.阴虚

［主要证候］　妊娠数月,小便频数淋沥,灼热刺痛,量少、色深黄,形体消瘦,两颧潮红,午后潮热,手足心热,心烦不寐,大便不畅。舌红,苔薄黄而干,脉细滑数。

［证候分析］　肾阴不足,命火偏旺,津液亏耗,膀胱不利,故小便淋沥而痛,量少色深黄。津伤不能濡润肠道,则大便不畅。虚火上炎,故颧红,心烦不寐。阴虚内热,故潮热,五心烦热。舌红,苔薄黄,脉细滑数,均为阴虚内热之象。

［治法］　滋阴润燥,通淋。

［方药］　知柏地黄汤(方见经行口糜)加麦冬、五味子、车前草。

方中熟地、山茱萸滋阴补肾,养血润燥;丹皮清肝胆相火,兼泻血中之热;麦冬、五味子补肺,滋肾,生津,润燥;茯苓、泽泻、车前草利尿通淋;知母、黄柏泻命门相火。使火平水足,津液来复,淋痛自愈。或用子淋汤(《沈氏女科辑要笺正》)亦佳。

生地　阿胶　黄芩　山栀仁　木通　甘草梢

【文献摘要】

《沈氏女科辑要笺正》:小便频数,不爽且痛,乃谓之淋。妊妇得此,是阴虚热炽,津液耗伤者为多,不比寻常淋痛,皆由膀胱湿热郁结也。故非一味苦寒胜湿,淡渗利水可治。转胞亦是小溲频数,不能畅达,但不必热,不必痛,则胎长而压塞膀胱之旁,府气不得自如,故宜归、芎之升举。窃谓此证与子悬,正是两两对峙,彼为胎元之太升,此是胎元之太降。惟子淋与转胞,必不可竟认作同是一病。

【医案选】

案一　赵氏,怀孕六月,小便涩少,心烦闷乱,按脉大而数。乃膀胱小肠虚热,虚则不能制水,热则不能通利,致成子淋。当用安荣散,其淋沥烦闷自痊。

麦冬　党参　当归　滑石　通草　细辛　甘草　加灯芯水煎服。(《临证医案笔记》)

案二　陈××,女,23岁,工人。

1978年10月5日初诊。本人自述:妊娠已有六个月,小便淋沥不利,时尿道涩痛,尿色淡黄,四肢浮肿,身重疲倦,起则头眩,胸闷腹胀,纳呆。诊之舌苔白腻,脉濡滑。此为下焦湿热所致。

治法:祛湿清热,用加味四苓汤。

处方:猪苓10g　云苓10g　白术10g　泽泻10g　黄柏10g　知母10g　甘草10g　共3剂

二诊:服上方3剂后,诸证好转,小便已不涩痛。再守上方,3剂而愈。(《中医妇科临床经验选》)

9·14　妊娠小便不通

妊娠期间,小便不通,甚至小腹胀急疼痛,心烦不得卧,称为"妊娠小便不通",古名"转胞"或"胞转"。本病首见于《金匮要略》。

【病因病机】

妊娠小便不通的病因病机,主要是胎气下坠,压迫膀胱,以致膀胱不利,水道不通,尿不得出。临床有气虚、肾虚之分。

1. 气虚　素体虚弱,中气不足,妊娠后胎儿逐渐长大,气虚无力举胎,胎重下坠,压迫膀胱,溺不得出。

2. 肾虚　素体肾气不足,胞系于肾,孕后肾气愈虚,系胞无力,胎压膀胱,或肾虚不能温煦膀胱化气行水,故小便难。

【诊断要点】

本病临床以妊娠期小便不通以致小腹胀急疼痛为特点,与子淋不同。子淋乃小便频数,滴沥涩痛。《秘传证治要诀及类方》云:"然子淋与转胞相类,但小便频数,点滴而痛为子淋;频数出少而不痛为转胞。间有微痛,终是与子淋不同。"

【辨证论治】

本病临床上以虚证为多见。因胎在母腹,赖气以承载,血以滋养,若气虚不能举胎,或肾虚胎失所系,则胎压膀胱,以胞系了戾,溺不得出。治疗总以补气升提,助膀胱气化为主。不可妄用通利之品,以免影响胎元。

1. 气虚

[主要证候]　妊娠期间,小便不通,或频数量少,小腹胀急疼痛,坐卧不安,面色㿠白,精神疲倦,头重眩晕,短气懒言,大便不爽。舌淡,苔薄白,脉虚缓滑。

[证候分析]　气虚无力举胎,胎重下坠,压迫膀胱,水道不通,溺不得出,故小便不利,或

频数量少。溺停膀胱,膀胱胀满,故小腹胀急疼痛,坐卧难安。气虚下陷,清阳不升,中气不足,故头重眩晕,面色㿠白,气短懒言。舌淡,苔薄白,脉虚缓,皆气虚不足之象。

　　［治法］　补气,升陷,举胎。

　　［方药］　益气导溺汤(《中医妇科治疗学》)。

　　党参　白术　扁豆　茯苓　桂枝　炙升麻　桔梗　通草　乌药

　　方中党参、白术、茯苓、扁豆补气健脾以载胎,升麻、桔梗升提举胎,乌药温宣下焦之气,桂枝、通草化气行水而通溺。全方共奏益气导溺之效。或用补中益气汤疗效亦佳。

　　2. 肾虚

　　［主要证候］　妊娠小便频数不畅,继则闭而不通,小腹胀满而痛,坐卧不宁,畏寒肢冷,腰腿痠软。舌淡,苔薄润,脉沉滑无力。

　　［证候分析］　肾虚系胞无力,胎压膀胱,或命门火衰,不能温煦膀胱以化气行水,故小便频数不畅,甚至小便不通。溺蓄脬中,则小腹胀急而痛,坐卧不宁。肾虚,阳气不振,则畏寒肢冷,腰痠腿软。舌淡,苔薄润,脉沉滑无力,均为肾虚之候。

　　［治法］　温肾扶阳,化气行水。

　　［方药］　肾气丸(《金匮要略》)去丹皮。

　　干地黄　山药　山茱萸　泽泻　茯苓　丹皮　桂枝　附子

　　方中地黄、山茱萸、山药为滋肾补肝之品,泽泻、茯苓渗利行水,桂枝通阳化气,附子通阳化气以行水。附子一般列为妊娠禁忌药,用时宜久煎,并用量要小,恐有伤胎之弊。丹皮泻火伤阳,故去之。

　　［其他疗法］

　　1. 针灸　主穴取气海、膀胱俞(双),阴陵泉(双),灸关元,配穴取大椎、足三里(双)。手法:强刺激,留针 15～20 min,每隔 1～2 min 捻转一次。须有通上达下的痠麻胀感。出针后加用电灸或艾卷灸,直至局部皮肤呈轻度充血为止。

　　2. 热熨法　四季葱(大葱连须)每天用 500 g,洗净,用手截断,稍捣烂,放入锅内炒热,分二次轮流使用,每次 250 g。用布或毛巾包裹,热熨下腹部(自脐部顺次向耻骨部熨下)。冷则易之。每天一次(不拘时,每次约 30 min)。

　　【文献摘要】

　　《金匮要略》:问曰:妇人病饮食如故,烦热不得卧,而反倚息者,何也? 师曰:此名转胞,不得溺也。以胞系了戾,故致此病。但利小便则愈,宜肾气丸主之。

　　《医宗金鉴·妇科心法要诀》:妊娠胎压,胞系了戾,不得小便,饮食如常,心烦不得卧者,名曰转胞。宜用丹溪举胎法。令稳婆香油涂手举胎起,则尿自出,以暂救其急。然后以四物汤加升麻、人参、白术、陈皮煎服。服后以指探吐,吐后再服再吐,如此三四次,则胎举而小便利矣。如不应,则是有饮,用五苓散加阿胶以清利之。

　　【医案选】

　　周××,女,29 岁,干部,1976 年 4 月 8 日初诊。

　　本人自述:妊娠已八个月,面目及下肢浮肿,疲乏,头眩怕冷,腰腿痠软,小便不通,大便溏泄。诊之舌质淡,苔薄白,脉沉迟而虚。

　　治法:温补肾阳行水,用金匮肾气丸。

　　处方:熟地 10 g　山药 10 g　山萸肉 10 g　泽泻 10 g　茯苓 10 g　丹皮 6 g　桂枝 6 g　熟附子 6 g　共

3 剂

二诊:服上方 3 剂后,尿量增多,下肢浮肿已消,但大便仍烂,腰腿仍痠软。继服上方,加白术 10 g　巴戟天 10 g　连服 6 剂而愈。(《中医妇科临床经验选》)

9·15　难产

妊娠足月到分娩时,胎儿不能顺利娩出,名为"难产",古人又称"产难"。始见于《肘后方》。

难产的原因,历代文献论述较多,如《保产要旨》云:"难产之故有八,有因子横、子逆而难产者;有因胞水沥干而难产者;有因女子矮小,或年长遣嫁,交骨不开而难产者……有因体肥脂厚,平素逸而难产者;有因子壮大而难产者;有因气虚不运而难产者。"可见,与现代医学论述难产有产力异常,产道异常,胎儿、胎位异常等原因是一致的。所谓产力是指促使胎儿自宫内娩出的一种动力,包括宫收缩力及腹压两方面的力量,其中以子宫收缩力为主。正常子宫收缩有一定的节律性、强度和频率。如果产道及胎儿、胎位均正常,仅子宫收缩失去其节律性或强度,频率有所改变,影响产程进展而致难产者,为产力异常。若总产程超过 24 小时者,则称"滞产"。

产力异常,可分为子宫收缩乏力、收缩不协调和收缩过强三种。另外,腹压乏力,亦可使产程延长。本节以论述产力异常为主。

【病因病机】

产生本病的主要机理,是气血虚弱或气滞血瘀。但无论因虚因滞,均能影响胞宫的正常活动,而致难产。

1. 气血虚弱　孕妇素体虚弱,正气不足;或产时用力过早,耗气伤力;或临产胞水早破,浆干液竭,以致难产。如《胎产心法》说:"孕妇有素常虚弱……用力太早,及儿将出,母已无力,令儿停住,产户干涩,产亦艰难。"

2. 气滞血瘀　临产时过度紧张,心怀忧惧,或产前过度安逸,以致气不运行,血不流畅;或感受寒邪,寒凝血滞,气机不利,致成难产。如《医宗金鉴·妇科心法要诀》说:"难产之由,非只一端。或胎前喜安逸不耐劳碌,或过贪生冷,皆令气滞难产;或临产惊恐气怯……或胞伤血出,血壅产路。"已明确指出因气滞血瘀而致难产的机理。难产历时过久,可发生胎儿宫内窒息、产后血晕、产后发热等症,故需及时确诊,采取措施。

【诊断要点】

子宫收缩乏力,其主要临床表现为子宫收缩乏力,及持续时间短,间歇时间长而不规则。在子宫收缩最强时,腹部也不变硬,不隆起,临床检查宫口不能如期扩张,胎儿不能逐渐下降,以致产程延长。

子宫收缩乏力,有原发性和继发性两种。原发性:产程一开始,子宫收缩就乏力;继发性:产程开始时,子宫收缩尚正常,当进展到一段时间,子宫收缩逐渐减弱,产程进展不大,甚或无进展。

子宫收缩不协调,主要表现为产妇自觉宫缩很强,呈持续性腹痛,拒按,烦躁不安,呼痛不已。临床检查,宫颈口不扩张,胎先露不下降,产程延长。

【辨证论治】

难产一证,有虚有实。虚者阵痛微弱,坠胀不甚;实者阵痛剧烈,腹痛不已。治以调和气血为主,虚者补而调之,实者行而调之。分别采用养血益气,温经化瘀等法。但不宜过用攻破,以免耗气伤血,反致加重难产情况。

1. 气血虚弱

［主要证候］ 分娩时阵痛微弱,宫缩时间短,间歇时间长。产程进展缓慢,或下血量多而色淡,面色苍白,神疲肢软,心悸气短。舌淡苔薄,脉大而虚或沉细而弱。

［证候分析］ 气血俱虚,无力促胎外出,故阵痛微弱,宫缩短而间歇时间长。阳气衰微,气虚不摄,故下血量多而色淡。血虚不能上荣,故面色苍白。气虚中阳不振,则神疲肢软,心悸气短。舌淡苔白,脉虚大或细弱,皆为气血虚弱之征。

［治法］ 大补气血。

［方药］ 蔡松汀难产方(经验方)。

黄芪(蜜炙) 当归 茯神 党参 龟版(醋炙) 川芎 白芍(酒炒) 枸杞 水煎,只取头煎,顿服。

方中党参、黄芪大补元气;当归、白芍、川芎养血活血;茯神健脾宁心;枸杞滋补肝肾;龟版填精补血,润胎催产。

2. 气滞血瘀

［主要证候］ 分娩时腰腹疼痛剧烈,宫缩虽强,但间歇不匀,产程进展缓慢,或下血暗红,量少。面色紫黯,精神紧张,胸脘胀闷,时欲呕恶。舌红,苔正常或腻,脉弦大而至数不匀。

［证候分析］ 气滞血瘀,气血运行受阻,胎儿欲娩不出,故腰腹剧痛,辗转不安,久产不下。因气滞血行不畅,故血色暗红,量少。气血凝滞,气机不利,升降失调,故面色紫黯,胸闷脘胀,时欲呕恶。舌黯红,脉弦大至数大匀,均为气滞血瘀所致。

［治法］ 理气活血,化瘀催产。

［方药］ 催生饮(《济阴纲目》)加益母草。

当归 川芎 大腹皮 枳壳 白芷

方中芎、归、益母草活血,大腹皮、枳壳破气散结下胎,白芷芳香通窍。共奏行气活血,催生下胎之功。

［其他治法］

1. 一般处理 首先应解除产妇思想顾虑,消除紧张情绪,鼓励产妇多进饮食,使产妇有适当休息和睡眠,保持产妇有充沛的精力,排空膀胱,全身情况改善后,产力常可恢复正常。

2. 针灸治疗 取合谷(双)、三阴交(双)、支沟(双)、太冲(双)等穴位。手法:强刺激,久留针。

如经上述处理,产程进展仍较缓慢,视其病情,必要时需手术助产。

【预防】

分娩时久产不下,对母婴健康危害甚大。因此,要做好产前检查。如发现异常,应及时纠正和处理,是预防难产发生的重要措施。

【附】 纠正胎位方法

凡产前检查中发现胎位不正者,如横位产、臀位产等,均可采用下法治疗。一般于妊娠28周开始。

1. 艾灸 取至阴(双侧),用艾条灸,每次15 min,每日1～2次,七天为一疗程,胎位转正后停灸。

2. 保产无忧散(《傅青主女科·产后篇·补篇》)　当归、川芎各4.5g　白芍3.6g　生黄芪2.4g　厚朴2.1g　羌活1.5g　菟丝子、川贝母各3g　枳壳1.8g　芥穗2.4g　蕲艾2.1g　生姜三片　虚甚加人参

本方俗称"保产十三太保方",近来用于纠正胎位,效果较好。古人誉为安胎妙剂。方中芎、归、芍养血活血。黄芪补气举胎。更以羌活、荆芥升举元气。蕲艾以暖宫。川贝利肺气。菟丝子益精固胎。厚朴、枳壳宽胸理气。怀胎六七月服之,能使胎气安和,临产服之,亦可催生。

本方一般一天1剂,或隔天1剂,10剂为一疗程。药后往往有不同程度的胎动增加。

【文献摘要】

《妇人大全良方·产难门》:妇人以血为主,惟气顺则血和,胎安则产顺。今富贵之家,过于安逸,以致气滞而胎不转动;或为交合,使精血聚于胞中,皆致产难。若腹或痛或止,名曰弄胎。稳婆不悟,入手试水,致胞破浆干,儿难转身,亦难生矣。凡产直候痛极,儿逼产门,方可坐草。时当盛署,倘或血运血溢,当饮清水解之。冬末春初,产室用火和暖下部,衣服尤当温厚,方免胎寒血结。若临月洗头濯足,亦致产难。

【医案选】

案一　一妇产难五日后,精神已竭,六脉沉微,奄奄一息,腹中毫不觉动,下部肿极,知母子俱困,何能健运而出,乃与参芪归芍姜桂白术牛膝温暖调补气血之剂。下咽少顷,腹中运动,疼痛而产,母子俱活。(《续名医类案》)

案二　凌表侄妇,年二十余,暑月临蓐,自旦及暮,不得产。体素弱,屡发晕迷闷。时师诊之,以为挟瘀,不可服参,渐危急。延余视无他,乃肾气不能做强,肝气不能疏泄,又血液枯涸,致胎不易下耳。与熟地二两　杞子一两　当归五钱,日服下即产矣,已而果然,次日觉恶露行少,饮砂糖老姜汤,血行甚涌。专科以炮姜、白术、枣仁、茯神、当归、白芍等不效,反加自汗,口苦,小便热涩,烦躁不眠。再延诊曰,但以余前方加枣仁、当归愈矣,1剂安。余此方催生,则用当归,止崩则用枣仁,甚者杞地俱倍之,凡治百余妇人,无不神验。无力之家,可代人参,亦无后患,古今诸方,无出其右者。(《续名医类案》)

10 产后病

产妇在新产后至产褥期中所发生与分娩或产褥有关的疾病,称为"产后病"。

汉代《金匮要略》已有"妇人产后病脉证并治"的专论。历代医家对产后常见病和危重证概括为"三冲""三急""三病"等,如《金匮要略》指出:"新产妇人有三病,一者病痉,二者病郁冒,三者大便难。"又《张氏医通》云:"败血上冲有三,或歌舞谈笑,或怒骂坐卧,甚者逾墙上屋⋯⋯此败血冲心⋯⋯若饱闷呕恶,腹满胀痛者,曰冲胃⋯⋯若面赤呕逆欲死,曰冲肺⋯⋯大抵冲心者,十难救一,冲胃者,五死五生,冲肺者,十全一二。"又说:"产后诸病,惟呕吐、盗汗、泄泻为急,三者并见必危。"此外,还有产后痢、产后疟疾、产后咳嗽、产后虚劳等。前人所指的产后病,涉及范围较广,从今天的认识,有的已不属妇产科范围,如产后"三急"之呕吐、泄泻、产后痢、产后疟疾等。现在临床常见的产后病有产后血晕、产后痉证、产后腹痛、产后恶露不绝、产后发热、产后大便难、产后排尿异常、产后自汗、盗汗、产后身痛、缺乳、乳汁自出等。产后诸证,多发生于新产之后,其中产后血晕、产后痉证、产后发热等属产后危重病证,临证时必当详察,及时明确诊断,以免贻误病情。

产后病的病因病机,可归纳为三个方面:一是亡血伤津,由于分娩用力,出汗和产伤或失血过多,使阴血暴亡,变生他病;二是瘀血内阻,产后余血浊液易生瘀滞,或胞衣残留或感染邪毒,均可导致瘀血内阻,败血为病;三是外感六淫或饮食房劳所伤。产后气血俱伤,元气受损,抵抗力减弱,所谓"产后百节空虚",稍有感触或生活失慎,致生产后诸病。

产后病的诊断,除运用四诊八纲外,还须注意"三审"。即先审小腹痛与不痛,以辨有无恶露停滞;次审大便通与不通,以验津液的盛衰;再审乳汁的行与不行和饮食多少,以察胃气的强弱。同时还应了解产时情况,如分娩方式、出血多少、有无产伤等,并结合产后有无发热,恶寒,出汗多少,有无身痛、尿频、尿闭等临床症状,或配合必要的辅助检查,进行综合分析,及时诊治。

产后病的治疗,应根据亡血伤津、瘀血内阻、多虚多瘀的特点,本着"勿拘于产后,亦勿忘于产后"的原则。临证时须细心体察,针对病情,虚则宜补,实则宜攻,寒者宜温,热者宜清的原则。《景岳全书·妇人规》云:"产后气血俱去,诚多虚证。然有虚者,有不虚者,有全实者。凡此三者,但当随证随人,辨其虚实,以常法治疗,不得执有诚心,概行大补,以致助邪。"此种论述,颇为中肯,实为产后随证诊治之要领。选方用药,必须照顾气血。行气无过耗散,消导必兼扶脾,寒证不宜过用温燥,热证不宜过用寒凉,应因人因证,灵活掌握。勿犯虚虚实实之戒。并应注意调护,适寒温,节饮食,和情志,禁房事。注意外阴及乳房卫生和恶露情况。有产伤应及时修复,因急产或滞产疑有产道感染者,必要时应作预防性治疗,以免邪毒为患。

10·1 产后血晕

产妇分娩后,突然头晕眼花,不能坐起或心胸满闷,恶心呕吐,痰涌气急,心烦不安,甚则口噤神昏,不省人事,称为"产后血晕"。《诸病源候论》有"产后血运闷候"。

【病因病机】

导致血晕的病因病机,有虚实二端。虚者,乃由阴血暴亡,心神失养;实者,则为瘀血上攻,扰乱心神所致。

1. 血虚气脱　产妇素体气血虚弱,复因产时失血过多,以致营阴下夺,气随血脱。如《女科经纶》引李东垣曰:"妇人分娩,昏冒瞑目,因阴血暴亡,心神无所养。"

2. 瘀阻气闭　产时感寒,血为寒凝,瘀滞不行,以致血瘀气逆,并走于上,扰乱心神,而致血晕。如《女科经纶》引陈良甫曰:"产后血晕,其由有三……如下血少而晕者,多恶露不下,上抢于心,心下满急,神昏不省。"

【诊断要点】

本病以产妇刚分娩后,突然晕厥为特征。产后郁冒与产后血晕不同,前者是由亡血复汗感寒而致;后者乃产后失血过多,血不上荣或瘀血上攻于脑所致。病因不同,治法各异,当详细辨证,方不致误。此外,又应与宿有痫证,适于产后发作,以及产后子痫、产后痉证等相鉴别。此三病均有抽搐,宜详加诊别。

【辨证论治】

本病有虚实之分:虚者为脱证,恶露特多,面色苍白,心悸愦闷,渐至昏厥,眼闭口开,手撒肢冷,多见于产后大出血;实者为闭证,恶露量少或不下,面色紫黯,心腹胀痛,神昏口噤,两手握拳,类似"三冲"(冲心、冲肺、冲胃)症。不论虚实,俱属危急,均须立即抢救。必要时可配合中西医治疗,以免延误病情。

1. 血虚气脱

[主要证候]　产后失血过多,突然晕眩,面色苍白,心悸,愦闷不适,渐至昏不知人,眼闭口开,甚则四肢厥冷,冷汗淋漓。舌淡无苔,脉微欲绝或浮大而虚。

[证候分析]　由于失血过多,则心失所养,故心悸,愦闷不适,昏不知人。出血多则气随血脱,阳气不能达于四肢,故肢冷。阴不内守,虚阳外越,则冷汗淋漓。舌淡无苔,脉微欲绝或浮大而虚,是血虚气脱之征。

[治法]　益气固脱。

[方药]　独参汤(《十药神书》)。

人参

若汗出肢冷,则用参附汤(方见月经病·崩漏),以回阳救逆;若伴阴道出血不止,则于参附汤中加姜炭,以止血。

2. 瘀阻气闭

[主要证候]　产后恶露不下或量少,少腹阵痛拒按,甚至心下急满,气粗喘促,神昏口噤,不省人事,两手握拳,牙关紧闭,面色紫黯。唇舌均紫,脉涩。

[证候分析]　由于产时受寒,气血凝滞,以致恶露不下,停蓄小腹,则痛而拒按,甚至心下急满。瘀血不去,则新血不能上荣,致使心肺受损,故神昏,气粗喘促。营卫流行不畅,经络阻滞,故两手握拳,口噤,面色、唇舌均紫。脉涩亦为瘀阴气滞之征。

[治法]　行血逐瘀。

[方药]　夺命散(《证治准绳》)加当归、川芎。

没药　血竭

方中没药、血竭逐瘀止痛;川芎、当归活血行瘀,瘀去则气畅,晕厥可除。若兼胸闷呕哕者,则加姜半夏以降逆化痰。

［其他疗法］

1. 用铁器烧红,焠醋中,以熏其鼻孔,促其苏醒。这是急则治标之法,必须辨证求因,审因论治。

2. 针刺:眉心、人中、涌泉;十宣放血;或艾灸百会。

【文献摘要】

《诸病源候论》:运闷之状,心烦气欲绝是也。亦有去血过多,亦有下血极少,皆令运。若产去血过多,血虚气极,如此而运闷者,但烦闷而已;若下血过少而气逆者,则血随气上掩于心,亦令运闷,则烦闷而心满急。二者为异。

《景岳全书·妇人规》:产时胎胞既下,气血俱去,忽尔眼黑头眩,神昏口噤,昏不知人。古人多云恶露乘虚上攻,故致血晕。不知此证有二:曰血晕,曰气脱也。若以气脱作血晕,而用辛香逐血化瘀等剂,则立刻毙矣,不可不慎也。

10·2　产后痉证

产后发生四肢抽搐,项背强直,甚则口噤,角弓反张,称为"产后痉证",又称"产后发痉"。是古人称为新产三病之一,在《金匮要略·妇人产后病脉证并治》已有论述。本病之感染邪毒型,实为产后"破伤风"症,为产后急重症之一。因为本症是由感染外邪所致,故采用新法接生,注意消毒及产褥卫生,可防上邪毒入侵。对急产、滞产,或产道有污染和损伤者,作预防性治疗,是预防本病发生的重要措施。

【病因病机】

本病的发生,多因产后亡血伤津,心肝血虚,筋脉失养;或亡血复汗,邪毒乘虚直窜气血筋脉所致。后者,症情急重,若治不及时,可危及产妇生命。

1. 阴血亏虚　产后失血伤津,营阴耗损,血少津亏,不能濡润筋脉,以致拘急抽搐。《景岳全书·妇人规》云:"产后发痉,乃阴血大亏症也。"

2. 感染邪毒　多因接生不慎,局部创伤,伤口不洁,邪毒乘虚而入,伤动血脉,直窜筋络,以致经脉拘急发痉。

【诊断要点】

产后发生四肢抽搐,项背强直,甚则口噤,角弓反张,为本病之诊断依据。临床上须与产后子痫、癫痫或高热抽搐等相鉴别。子痫多有高血压、水肿和蛋白尿等体征;癫痫以往有同样发作史;高热之抽搐必有热象可辨,以此为别。

【辨证论治】

产后发痉,证有虚实。凡面色苍白,舌淡脉细者,属血虚;面呈苦笑,项强口噤,发热恶寒者,属邪毒。

本病的治疗原则,虚实各异。属阴血亏虚者,以养血熄风为主;若感染邪毒,则宜解毒祛风镇痉。但不可过用辛温之品,以防燥血伤津,致生他变。

1. 阴血亏虚

［主要证候］　产后骤然发痉,头项强直,牙关紧闭,四肢抽搐,面色苍白或萎黄。舌淡红无苔,脉虚细。

［证候分析］　产后亡血伤津,筋脉失养,血虚生风,肝风内动,则四肢抽搐,头项强直。

血虚不能上荣于面,则面色苍白。舌淡红无苔,脉虚细,皆为血虚之候。

[治法] 滋阴养血,柔肝熄风。

[方药] 三甲复脉汤(《温病条辨》)加天麻、钩藤、石菖蒲。

白芍 阿胶 龟版 鳖甲 牡蛎 麦冬 干地黄 炙甘草 麻仁

方中白芍、阿胶、地黄、麻仁滋阴养血,龟版、鳖甲、牡蛎育阴潜阳,天麻、钩藤平肝熄风,菖蒲芳香开窍,甘草健脾和中。全方有滋阴养血,柔肝熄风之效。使津充血足,筋脉得养,则诸证自愈。

2. 感染邪毒

[主要证候] 新产后头项强痛,发热恶寒,牙关紧闭,口角搐动,面呈苦笑,继而项背强直,角弓反张。舌质正常,苔薄白,脉浮而弦。

[证候分析] 产后感染邪毒,邪初入侵,正邪交争,故发热恶寒,头项强痛。邪毒内陷,窜入筋脉,则牙关紧闭,面呈苦笑,甚则项背强直,角弓反张。

[治法] 解毒镇痉,理血祛风。

[方药] 撮风散(《证治准绳》)加桑寄生、白芍。

蜈蚣 钩藤 朱砂 蝎尾 麝香 僵蚕 研为细末,竹沥汁调下。

方中蜈蚣、蝎尾、僵蚕解毒镇痉熄风,钩藤平肝熄风,麝香芳香开窍,朱砂安神安志,桑寄生、白芍养血柔肝,调以竹沥汁清热祛痰。全方共奏解毒镇痉熄风,养血柔肝止痉之效。

破伤风症情急重,应千方百计控制抽搐发生,可配合现代医学方法抢救。同时,注意加强护理,避免声、光、热的刺激,防上创伤、窒息等。

【文献摘要】

《金匮要略》:新产血虚,多汗出,喜中风,故令病痉。

《景岳全书·妇人规》:产后发痉,乃阴血大亏证也,其证则腰背反张,戴眼直视,或四肢强劲,身体抽搐……凡遇此证,速当察其阴阳,大补气血。用大补元煎或理阴煎及十全大补汤之类,庶保其生,若认为风痰而用发散消导等剂,则死无疑矣。

10·3 产后腹痛

产后以小腹疼痛为主证者,称"产后腹痛",《金匮要略·妇人产后病脉证并治》已有记载。其中因瘀血引起的,又称"儿枕痛",如《女科经纶》引大全曰:"儿枕者由母胎中,宿有血块,因产时其血破败,与儿俱下则无患。若产妇脏腑风冷,使血凝滞在小腹,不能流通,令结聚疼痛,名曰儿枕痛。"本病以新产后为多见。

【病因病机】

本病的发生,主要是气血运行不畅,迟滞而痛。导致不畅的原因,有血虚和血瘀。

1. 血虚 由于产后伤血,冲任空虚,胞脉失养,或因血少气弱,运行无力,以致血流不畅,迟滞而痛。《沈氏女科辑要笺正》云:"失血太多,则气亦虚馁,滞而为痛。"

2. 血瘀 产后正气虚弱,起居不慎,寒邪乘虚侵入胞脉,血为寒凝,或情志不畅,肝气郁结,疏泄失常,气机不宣,瘀血内停,恶露当下不下,以致腹痛。《万氏女科》云:"腹中有块,上下时动,痛不可忍,此由产前聚血,产后气虚,恶露未净,新血与故血相搏而痛。"

【诊断要点】

本病的特点是发生于新产后,痛在下腹部,多为阵发性,不伴有寒热等症。临证时应与伤食腹痛,感染邪毒腹痛等鉴别。伤食腹痛,多有伤食史,痛在脘腹,常伴大便异常;感染邪毒者,多有恶寒发热,恶露臭秽,其痛持续不减而拒按等。

【辨证论治】

产后腹痛,有血虚血瘀之分。血虚者,小腹隐痛,按之痛减,恶露量少色淡。血瘀者,小腹疼痛,拒按,恶露量少,色暗有块。

1. 血虚

[主要证候] 产后小腹隐隐作痛,喜按,恶露,量少色淡,头晕耳鸣,便燥。舌淡红,苔薄,脉虚细。

[证候分析] 由于产后失血较多,经脉空虚,运行无力,冲任失养,故小腹隐隐作痛而喜按。气血亏损,故恶露量少色淡。精髓不足,故头晕耳鸣。血虚津液不足,大肠失润,是以便燥。舌淡红,脉虚细,为产后血虚之征。

[治法] 补血益气。

[方药] 肠宁汤(《傅青主女科》)。

当归 熟地 阿胶 人参 山药 续断 麦冬 肉桂 甘草

方中当归、熟地、阿胶、麦冬养血滋阴;人参补气;山药、甘草扶脾健中;续断补肾养肝;佐肉桂少许,取其温通。全方具有补血益气之功。如津亏便燥较重,去肉桂,加肉苁蓉温肾润肠。

若血虚兼寒,症见面色青白,腹痛得热则减,手足逆冷,脉细而迟,宜养血散寒。方用当归建中汤(《千金翼方》)。

当归 桂心 芍药 甘草 生姜 大枣 饴糖

方中饴糖、炙甘草、大枣温中补虚,生姜、桂心温阳,当归、芍药养血。且芍药与甘草合用,为芍药甘草汤,具有缓急止痛之功。共成甘温建中、补虚缓急之剂。

2. 血瘀

[主要证候] 产后小腹疼痛,拒按,或得热稍减,恶露量少,涩滞不畅,色紫黯有块,或胸胁胀痛,面色青白,四肢不温。舌黯,苔白滑,脉沉紧或弦涩。

[证候分析] 寒邪入侵,血为寒凝,或因肝郁气滞,血行不畅,滞而不通,故小腹疼痛拒按,恶露量少,色紫黯有块。血得热则运行稍畅,故疼痛得缓。肝郁气滞不宣,则胸胁胀痛。舌黯,苔白滑,脉沉紧或弦涩,均为瘀血内停之征。

[治法] 活血祛瘀、散寒止痛。

[方药] 生化汤(方见堕胎、小产、滑胎)加益母草。

方中当归、川芎活血行血,桃仁活血化瘀,炮姜温经散寒,甘草和中缓痛,加益母草以助活血散瘀之力。全方为温经活血行瘀之剂。若小腹胀甚于痛,胸胁胀满者,属气滞血瘀之征,上方加枳壳、乌药、广木香,以理气行滞消胀。

【文献摘要】

《医宗金鉴·妇科心法要诀》:产后腹痛,若因去血过多而痛者,为血虚痛;若因恶露去少及瘀血壅滞而痛者,为有余痛;若因伤食而痛者,必恶食胀闷;若因风寒乘虚入于胞中而作痛者,必见冷痛形状。

《景岳全书·妇人规》:产后腹痛,最当辨察虚实。血有留瘀而痛者,实痛也;无血而痛者,虚痛也。大都痛而且胀,或上冲胸胁,或拒按而手不可近者,皆实痛也,宜行之散之;若无胀满或喜揉按或喜热熨,或得食稍缓者,皆属虚痛,不可妄用推逐等剂。

【医案选】

劳××,女,32岁,干部,1978年5月7日初诊。

本人自述:产后7天,恶露较少,少腹作痛,有坚硬块,按之痛增。诊之面色紫黯,舌质略紫,脉沉紧。

治法:祛瘀活血止痛,用加味生化汤。

处方:当归10g　川芎6g　益母草10g　红花4g　桃仁9g　炮姜3g　炙甘草3g　炒蒲黄9g　五灵脂9g　山楂10g　共3剂

二诊:服上方3剂后,恶露增多,腹痛减轻,再继服3剂而痊愈。

按语:恶露瘀积于内,故少腹痛拒按,有坚硬块,按之痛增。舌质紫,面色紫黯,脉沉紧,均是血瘀之征象。方中用川芎、当归调血;红花、桃仁、蒲黄、五灵脂祛瘀;山楂破积血;益母草直入胞宫,祛积血,配合五灵脂,有止腹痛之功。(《中医妇科临床经验选》)

10·4　产后恶露不绝

产后恶露持续二十天以上仍淋漓不断者,称为"恶露不绝",又称"恶露不尽"或"恶露不止",首见于《金匮要略·妇人产后病脉证并治》。隋《诸病源候论》有"产后崩中恶露不尽候",指出本病可由"虚损"或"内有瘀血"所致。对有瘀血患者,"不可断之,断之终不止"。《胎产心法》对本病的病因病机有了较全面的论述:"产后恶露不止……由于产时伤其经血,虚损不足,不能收摄,或恶血不尽,则好血难安,相并而下,日久不止。"又云:"火动病热,下血日久不止,此产后间有之实证。"《傅青主女科》立加减生化汤为治。这些宝贵经验,至今仍为临床上的重要参考。

【病因病机】

本病发生的机理,主要是冲任为病,气血运行失常所致。因冲为血海,任主胞胎,恶露为血所化,而血源于脏腑,注于冲任。若脏腑受病,冲任不固,则可导致恶露不绝。其病因有气虚、血热、血瘀等。

1. 气虚　体质素弱,正气不足,产时失血耗气,正气愈虚。或因产后操劳过早,劳倦伤脾,气虚下陷,以致冲任不固,不能摄血,而致恶露不绝。

2. 血热　平素阴虚,复因产时失血,阴液更亏,营阴耗损,而致阴虚生内热。或因产后过服辛热温燥之品,或感受热邪,或肝郁化热,以致热扰冲任,迫血下行,导致恶露不止。

3. 血瘀　产后胞脉空虚,寒邪乘虚入胞,与血相搏,瘀血内阻,或胞衣残留,影响冲任,血不归经,以致恶露淋漓,日久不净。

本病若治不及时或迁延日久,可因失血伤阴而致血虚阴竭,若复加感染,可变生他症。

【诊断要点】

产后恶露,在正常情况下,一般在二十天内便完全排尽。如超过这段时间,仍然淋漓不断者,为恶露不绝。

【辨证论治】

本病的辨证,应从恶露的量、色、质、臭气等辨别寒、热、虚、实。如色淡红、量多、质清稀、无臭气,多为气虚;色红或紫、质稠黏而臭秽,多为血热;色紫黯有块,多为血瘀。治疗应遵循虚者补之,瘀者攻之,热者清之的原则分别施治。

1. 气虚

[主要证候]　产后恶露过期不止,量多,或淋漓不断,色淡红,质稀薄,无臭气。小腹空

坠,神倦懒言,面色㿠白。舌淡,脉缓弱。

［证候分析］　气虚胞宫失摄,故产后恶露过期不止而量多。气虚则阳气不振,血失温煦故恶露色淡、质稀无臭气。气虚下陷,故小腹空坠,神疲懒言。面色㿠白,舌淡,脉缓弱,亦为气虚之征。

［治法］　补气摄血。

［方药］　补中益气汤(方见月经先期)加鹿角胶、艾叶炭。

方中补中益气汤补益中气,加鹿角胶、艾叶炭以温阳益气摄血。

2. 血热

［主要证候］　恶露过期不止,量较多,色深红,质稠黏,有臭秽气,面色潮红,口燥咽干。舌红,脉虚细而数。

［证候分析］　产后阴液耗损,阴虚生内热,热扰冲任,迫血下行,故恶露过期不止而量较多,色深红,质稠黏。热邪上扰,面色潮红。热伤阴液,则口燥咽干。舌红,脉虚细而数,均为阴虚血热之征。

［治法］　养阴,清热,止血。

［方药］　保阴煎(方见月经过多)加阿胶、旱莲草、乌贼骨以助养阴清热止血之力。

若肝郁化热恶露不绝,症见两胁胀痛,心烦,舌苔黄,脉弦数者,治宜疏肝解郁,清热凉血。方用丹栀逍遥散(方见月经先期)加生地、旱莲草、茜草根以清热凉血止血。

3. 血瘀

［主要证候］　产后恶露淋漓涩滞不爽,量少,色紫黯有块,小腹疼痛拒按。舌紫黯或边有紫点,脉弦涩或沉而有力。

［证候分析］　血被寒凝,瘀阻胞脉,故产后恶露淋漓不爽。血瘀于内,则色紫黯,小腹疼痛拒按。舌紫黯或边有紫点,脉弦涩或沉实有力,为瘀血阻滞之象。

［治法］　活血化瘀。

［方药］　生化汤(方见堕胎、小产、滑胎)加益母草、炒蒲黄,以祛瘀止血。

若为气虚挟瘀,伴小腹空坠者,加党参、黄芪;若瘀久化热,恶露臭秽者,加红蚤休、蒲公英。

【文献摘要】

《医学心悟·恶露不绝》:产后恶露不绝,大抵因产时、劳伤经脉所致也。其症,若肝气不和,不能藏血者,宜用逍遥散。若脾气虚弱,不能统血者,宜用归脾汤。若气血两虚,经络亏损者,宜用八珍汤。若瘀血停积,阻碍新血,不得归经者,其症腹痛拒按,宜用归芎汤,送下失笑丸,先去其瘀而后补其新,则血归经矣。

【医案选】

方××,女,32岁,病历号11941号。初诊日期1971年1月6日。

主诉:产后50天,阴道流血淋漓不断。

病史:初产一女已3岁,今又足月产一女已50天,阴道出血时多时少,淋沥不断,血色黑红,少腹疼痛胀坠,身热汗出,食欲欠佳,大便正常,小便短赤。脉沉弦,舌质暗红,苔白薄。

妇科诊断:子宫复旧不全。

辨证分析:产后血瘀内滞,恶露不绝。

治法:行血祛瘀。

方药:生化汤合失笑散加减。

酒当归 13 g　川芎 5 g　大赤芍 7 g　炒灵脂 7 g　生蒲黄 10 g　益母草 15 g　焦山楂 9 g　炙甘草 6 g　姜炭 1 g　水煎服,连服 2 剂。

复诊:1 月 9 日。药后 1 天,阴道出血量增多,从昨天下午血量减少,腹痛减轻。今再按上方去大赤芍、炒灵脂,加炒远志 9 g、川续断 10 g,连服 2 剂。

三诊:1 月 12 日。腹痛消失,阴道流血似有似无,食欲增加。改用当归丸内服,痊愈。(《妇科证治验录》)

10·5　产后大便难

产后大便艰涩,或数日不解,或排便时干燥疼痛,难以解出者,称为"产后大便难"。属新产三病之一,早在《金匮要略·妇人产后病脉证并治》即有记载。

【病因病机】

由于分娩失血,营血骤虚,津液亏耗,不能濡润肠道,以致肠燥便难。或阴虚火盛,内灼津液,津少液亏,肠道失于滋润,传导不利,则大便燥结。

【诊断要点】

本病特点是分娩后排便困难,一般饮食如常,且无腹痛、呕吐等症伴见。与其他疾病引起的便秘有别。

【辨证论治】

治疗本病应针对产后体虚津亏的特点,以养血润肠为主,不宜妄行苦寒通下,徒伤中气。同时按症之属阴虚兼内热或兼气虚,分别佐以泻火或补气之品。

[主要证候]　产后大便干燥,数日不解,或解时艰涩难下,但腹无胀痛,饮食如常。面色萎黄,皮肤不润。舌淡苔薄,脉虚而涩。

[证候分析]　由于产后失血伤津,液少津亏,则肠道失于濡润,以致便难。证非外感里实,故饮食如常,腹无胀痛。血虚不荣于外,则面色萎黄,皮肤不润。舌淡,脉虚涩,为血少津亏之征。

[治法]　养血润燥。

[方药]　四物汤(方见崩漏)加肉苁蓉、柏子仁、生首乌、火麻仁。

方中四物汤养血润燥,加肉苁蓉、柏子仁、火麻仁、生首乌以滋补阴精,滑肠通便。全方为养血润燥通便之剂。

若兼有内热者,则症见口干,胸满腹胀,舌红,苔薄黄,脉细数。宜养血润燥,佐以泻热。方用麻仁丸(《证治准绳》)加麦冬、元参、生地。

麻仁(研如泥)　枳壳　人参　大黄为末,炼蜜丸如梧桐子大,空心温酒下二十丸,未通渐加丸数,不可太过。

本方以火麻仁、麦冬、元参、生地养阴润燥,枳壳、大黄泻热通便,人参益气扶正。

若兼气虚者,则症见气喘自汗,头晕目眩,精神疲倦,脉大而虚。宜补气养血,佐以润肠。方用圣愈汤(方见痛经)加杏仁、郁李仁。

【文献摘要】

《圣济总录》:大肠者,传导之官,变化出焉,产后津液减耗,胃中枯燥,润养不足,糟粕壅滞,故大便难而或致不通,凡新产之人,喜病此者,由去血多,内亡津液故也。

《寿世保元·产后》:产后大便不通,因去血过多,大肠干涸,或血虚火燥干涸,可不计其日期,饮食数多,以药通润之。必待腹满觉胀,自欲去下不能者,乃结在直肠,宜用猪胆汁润之。若服苦寒药润通,反伤中焦元气,或愈加难通,或通而泻不能止,必成败证。若属血虚火燥,用加味逍遥散。气血俱虚八珍汤。慎不可用麻子、杏仁、枳壳之类。

10·6　产后发热

产褥期内,出现发热持续不退,或突然高热寒战,并伴有其他症状者,称为"产后发热"。如产后一二天内,由于阴血骤虚,阳气易浮,常有轻微发热而无其他症状者,属正常生理现象。"产后发热"早见于《金匮要略·妇人产后病脉证并治》,嗣后,历代医家对本病的病因病机及辨证治疗均有论述,如《医宗金鉴·妇科心法要诀》云:"产后发热之故,非止一端。"指出本病可由外感、瘀血、血虚、伤食、蒸乳等所致,颇合临床实际。《沈氏女科辑要笺正》对本病的治则,提出"不可妄投发散""不可过于滋腻",实为经验之谈。

【病因病机】

本病的病因病机,主要是产时感染邪毒,正邪交争;产后阴血骤虚,阳易浮散;元气亏虚,易感外邪;或瘀血内阻,壅遏气机而致。临床常见者有感染邪毒发热,血瘀发热,外感发热,血虚发热等。

1. 感染邪毒　由于分娩时的产伤和出血,元气受损;或护理不慎,邪毒乘虚侵入胞中,漫延全身,正邪交争,致令发热。

2. 血瘀　产后恶露不畅,瘀血停滞,阻碍气机,营卫失调,故令发热。

3. 外感　产后失血伤气,百脉空虚,腠理不密,卫外之阳不固,以致风、寒、暑、热之邪,乘虚袭入,营卫不和,因而发热。

4. 血虚　由于产时或产后失血过多,阴血暴虚,阳无所附,以致阳浮于外而发热。

感染邪毒发热,因热毒炽盛,直犯胞中,传变迅速,症情危重,治不及时,可致热入营血,热陷心包,或虚脱等危候。

【诊断要点】

本病的诊断主要依据发热见于产褥期,尤以新产后为多见,常伴有恶露异常,或小腹疼痛等。但产褥期发热,尚可由产后伤食、蒸乳或内外各科疾病所致,如痢疾、疟疾、肠痈等。临证时务需详参四诊,结合必要的检查,予以鉴别。

【辨证论治】

产后发热,病因不同,症状各异。若发热恶寒,伴小腹疼痛,拒按,恶露有臭气,则为感染邪毒。若高热神昏、惊厥,属产后发热危重症。寒热时作,恶露量少,小腹拒按,为血瘀发热。恶寒发热,肢体疼痛,咳嗽流涕,为外感发热。炎热季节,身热多汗,口渴心烦,体倦少气,为中暑发热。产后失血过多,微热自汗,为血虚发热。

产后发热的治疗,应以调气血、和营卫为主。产后诚多虚证,不宜过于发表攻里,但又不可不问证情,片面强调补虚,而忽视外感和里实之证,致犯虚虚实实之戒。

1. 感染邪毒

[主要证候]　高热寒战,小腹疼痛拒按,恶露量多或少,色紫黯如败酱,有臭气,烦躁口渴,尿少色黄,大便燥结。舌红苔黄,脉数有力。

[证候分析]　感染邪毒,直犯胞宫,正邪交争急剧,故高热寒战。邪毒入胞,与瘀血相结,以致小腹疼痛拒按,恶露量多或少,色紫黯有臭气。热盛于内,灼伤津液,故烦躁口渴,尿少色黄,大便燥结。舌红苔黄,脉数有力,均为邪毒感染内热之征。

[治法]　清热解毒,凉血化瘀。

[方药]　解毒活血汤(《医林改错》)加金银花、益母草。

连翘　葛根　柴胡　枳壳　当归　赤芍　生地　红花　桃仁　甘草

方中连翘、葛根、柴胡、甘草清热解毒,升散退热;生地、赤芍、当归凉血和血;红花、桃仁活血化瘀;枳壳散结行滞;芍药配甘草缓急止痛。加金银花、益母草,以增强其解毒祛瘀之功。

若小腹痛剧,恶露不畅,有臭气,高热便秘者,此为热毒与瘀血互结胞中,治宜清热泻下逐瘀,方用大黄牡丹皮汤(《金匮要略》)加败酱草、红藤。

大黄　丹皮　桃仁　冬瓜仁　芒硝

方中大黄、芒硝泻瘀热结聚,清热解毒,软坚散结;丹皮清热凉血;桃仁活血散瘀滞;冬瓜仁清湿热,排脓散结消痈。加红藤、败酱草,以增强其清热解毒之功。

若症见高热汗出,烦躁,斑疹隐隐,舌红绛,苔黄燥,脉弦细而数,为邪已入营分而累及血分。治宜清营解毒,凉血养阴。方用清营汤(《温病条辨》)加紫地丁、红蚤休。

玄参　生地　麦冬　金银花　连翘　竹叶心　丹参　黄连　犀角

方中玄参、生地、麦冬甘寒清热养阴;黄连、竹叶心、连翘、金银花清心解毒;犀角咸寒清解营分之热毒;丹参活血散瘀,以防血与热结;加紫地丁、红蚤休,以增强其清热解毒之功。

若高热不退,神昏谵语,甚或昏迷,面色苍白,四肢厥冷,脉微而数,为热入心包之象。治宜清心热,养阴液及芳香开窍。方用清营汤(《温病条辨》)送服安宫牛黄丸(《温病条辨》)或紫雪丹(《和剂局方》)。

本型发热,势急症重,必要时中西医结合救治。同时注意加强护理,如取半坐卧位,以利恶露排出,注意营养,多饮水;高热者或以物理降温;保持外阴清洁,以及床边隔离,防止交叉感染等。

2. 血瘀

[主要证候]　寒热时作,恶露不下,或下亦甚少,色紫黯有块,小腹疼痛拒按,口干不欲饮。舌紫黯或有瘀点,脉弦涩。

[证候分析]　由于产后恶露不下或下亦甚少,以致瘀血内阻,营卫失调,故寒热时作。气机不畅,故恶露紫黯有块,少腹疼痛拒按。瘀血内阻,津液不得上承,故口干而不欲饮。舌紫黯,脉弦涩,亦为血瘀之征。

[治法]　活血化瘀。

[方药]　生化汤(方见堕胎、小产、滑胎)加丹参、丹皮、益母草,以助其活血化瘀之力。瘀去则热自除。

3. 外感

[主要证候]　产后恶寒发热,头痛肢体疼痛,无汗,或咳嗽流涕。舌苔薄白,脉浮。

[证候分析]　产后气血虚弱,卫外之阳不固,风寒乘虚侵袭,正邪交争,则恶寒发热。外邪入侵,首及太阳之表,太阳经脉络于头目项背,故头痛,肢体疼痛。腠理为寒邪所闭,则无汗,风寒之邪侵肺,肺气失宣,故咳嗽流涕。舌苔薄白,脉浮,均为风寒袭表之征。

[治法]　养血祛风。

[方药]　荆防四物汤(《医宗金鉴》)加苏叶。

荆芥　防风　川芎　当归　芍药　地黄

方中四物汤养血,荆芥、防风祛风解表,加苏叶以疏风散寒。方为养血祛风解表之剂。

若症见发热,微恶风寒,头痛,咳嗽,口渴,微汗出或无汗,舌尖边红,苔薄白,脉浮数,为风热之邪,乘虚侵袭肺卫,卫气被遏,开阖失司所致。治宜辛凉解表,疏风清热。方用银翘散(《温病条辨》)。

金银花　连翘　竹叶　荆芥蕙　牛蒡子　薄荷　桔梗　淡豆豉　甘草　芦根

方中金银花、连翘清热解毒,轻宣透表;荆芥穗、薄荷、淡豆豉辛散表邪,透热外出;牛蒡子、桔梗、甘草合用,能解毒利咽散结,宣肺祛痰;竹叶、芦根甘凉轻清,清热生津止渴。共济疏散风热,清热解毒之功。

若症见往来寒热,口苦咽干作呕,舌苔白润,脉弦者,为外邪客于少阳之半表半里,治宜和解表里,用小柴胡汤(《伤寒论》)。

柴胡　黄芩　人参　炙甘草　生姜　半夏　大枣

方中柴胡散邪透表,使半表之邪得以外宣;黄芩除热清里,使半里之邪得以内撤;半夏降逆和中;人参、甘草补正和中以祛邪;生姜、大枣配甘草调和营卫。共奏和解少阳,补中扶正之功。

若产时正值炎热酷暑季节,症见身热多汗,口渴心烦,体倦少气,舌红少津,脉虚数,为感染暑热,气津两伤。治以清暑益气,养阴生津。方有清暑益气汤(《温热经纬》)。

洋参　石斛　麦冬　黄连　竹叶　荷梗　知母　甘草　粳米　西瓜翠衣

方中西瓜翠衣清热解暑,洋参益气生津,荷梗、石斛、麦冬清热养阴生津,黄连、知母、竹叶清热解毒除烦,甘草、粳米益胃和中。全方具有清暑益气,养阴生津的作用。

4. 血虚

[主要证候]　产后失血过多,身有微热,自汗,头晕目眩,心悸少寐,腹痛绵绵,手足麻木。舌淡红,苔薄,脉虚微数。

[证候分析]　产后失血伤津,阴不敛阳,虚阳外浮,故身有微热自汗。血虚清窍失养,则头晕目眩。血不养心,则心悸失眠。胞脉失养,则腹痛绵绵。血虚不能濡养四肢,则手足麻木。舌淡红,苔薄,脉虚数,为血虚之征。

[治法]　补益气血。

[方药]　八珍汤(方见经行头痛)去川芎,加黄芪补气。

如午后热甚,两颧红赤,口渴喜冷饮,大便干燥,小便黄赤,舌质红,苔薄黄而干,脉细数者,为阴虚内热。治宜滋阴清热养血。方用加减一阴煎(方见闭经)加青蒿、鳖甲。

方中生地、白芍、麦冬滋阴养液;知母、地骨皮清火退热;熟地滋肾补血;甘草益气和中。加青蒿、鳖甲增其益阴退热之功。

此外,尚有伤食发热,由于产后饮食太过,症见发热,不思饮食,吞酸嗳腐,脘腹胀满。舌苔厚腻,脉濡滑。治宜健脾和胃,消导化滞。方用保和丸(《丹溪心法》)。

连翘　山楂(炒)　神曲(炒)　莱菔子　制半夏　陈皮　茯苓　麦芽(炒)

方中山楂、神曲、麦芽称"焦三仙",善消一切饮食积滞;半夏、陈皮、茯苓消痰行滞,和胃健脾;食积易于化热,故以连翘清热散结。本方消导和胃,药性平和,故以保和名之。

【文献摘要】

《医宗金鉴·妇科心法要诀》:产后发热之故,非止一端,如食饮太过,胸满呕吐恶食者,则为伤食发热。若早起劳动,感受风寒,则为外感发热。若恶露不去,瘀血停留,则为瘀血发热。若去血过多,阴血不足,则为血虚发热。

《女科经纶》引吴蒙斋曰:新产后伤寒,不可轻易发汗,产时有伤力发热,有去血过多发热,有恶露不去发热,有三日蒸乳发热,有早起劳动,饮食停滞发热,状类伤寒,要在仔细详辨,切不可便发汗。大抵产后大血空虚,汗之则变筋惕肉瞤,或郁冒昏迷,或搐搦,或便秘,其害非轻。

《沈氏女科辑要笺正》:新产发热,血虚而阳浮于外者居多,亦有头痛,此是虚阳升腾,不可误谓冒寒,妄投发散,以煽其焰,此惟潜阳摄纳,则气火平而热自己。如其瘀露未尽,稍参宣通,亦即泄降之意,必不可过于滋填,反增其壅。感冒者,必有表证可辨,然亦不当妄事疏散,诸亡血虚家,不可发汗,先圣仪型,早已谆谆告诫。

【医案选】

案一 陈××,女,26岁,干部,1975年4月10日初诊。

本人自述:产后10天,发热怕冷。患者面色苍白,略带淡黄,形体瘦弱,头痛眩晕,腰疼骨楚,心悸寐少。诊之舌质淡,苔薄白,脉浮细。

治法:补血驱风,用四物汤加荆芥、柴胡。

处方:川芎6g 归身10g 熟地10g 白芍10g 荆芥6g 柴胡10g 共3剂。

二诊:服上方3剂后,病情好转,发热怕冷消除,再服3剂而愈。

按语:因产流血过多,阴血不足,抵抗外邪之力不足,风邪乘虚而入,故治疗以四物汤补血,荆芥驱风,柴胡解热,合之达到补血、驱风、清热之作用。(《中医妇科临床经验选》)

案二 张某,女,26岁,教员。

时值季秋,于产后第4天,因不慎寒暖,将息失宜,初觉形寒不适,体温不高,翌日即恶寒高热,无汗身楚,恶露减少,小腹切痛。自服姜糖水一大碗,并西药解热镇痛片,汗出热不解,晚间体温达40.6℃(腋下),家属急邀往视,情词恳切。诊其体肤,炕燠蒸热,而不恶寒,颜面潮红,身半以上汗出如洗,口干频饮,便秘溲黄,舌质红,苔干黄,脉浮数有力。此风寒化热,内传气分,已成阳明经证,亟宜辛凉泻热,沃焚救涸。

处方:银花21g 生石膏30g(先煎) 竹叶6g 芥穗6g 花粉15g 白薇12g 党参9g 鲜石斛12g 当归9g 南红花4.5g 粉甘草6g 粳米一撮煎汤代水

服1剂后,遍体透汗,形困神疲,沉沉入睡。次晨体温降至38.2℃,又一剂则府行2次,恶露增多,体温续降,大渴已减,腹痛顿除。惟头晕神疲,纳少口干,自汗低热,脉见细数。此余热不解,阴液为伤,再进清热滋阴,养血益胃法。

处方:菊花(后下)、白薇、沙参、麦冬、玉竹、秦当归各9g 银花15g 竹叶3g 红花6g 炒神曲15g 佛手片4.5g 太子参、生牡蛎(先煎)各15g 予服两剂而愈,嘱进糜粥,"食养尽之"。(《哈荔田妇科医案医话选》)

10·7 产后排尿异常

新产后小便不通或尿意频数,甚至小便失禁者,统称"产后排尿异常",包括了多种证候,早在《诸病源候论》有"产后小便不通候""产后小便难候""产后小便数候""产后遗尿候""产后淋候""产后尿血候"等记载。嗣后,历代医著均有专篇论述。因此等证候虽表现不同,但总的病因病机、治则大体一致,故统称为"排尿异常"。本节仅论述小便不通和小便频数或失禁。

【病因病机】

本病发生的机理,主要是膀胱气化失职所致。如《素问·宣明五气》云:"膀胱不利为癃,不约为遗溺。"导致膀胱气化失职的原因,与肺、肾有密切关系。因肾司二便,与膀胱为表里;肺主一身之气,通调水道,下输膀胱。临床常见有气虚、肾虚和膀胱损伤三种。

1. 气虚　素体虚弱,肺气不足,复因产时耗气伤血,肺脾之气益虚,不能通调水道,而致小便不利。气虚膀胱失约,故小便频数、失禁。

2. 肾虚　元气素虚,产时复伤气血,以致肾气不固,膀胱气化失职,导致排尿异常。

3. 膀胱损伤　接生不慎,或难产手术损伤膀胱,致令膀胱失约,以致小便频数或失禁。

【诊断要点】

本病多发生于新产后,症见排尿困难,小腹胀急,坐卧不安,或小便次数增多,甚至日夜数十次,或排尿不能自行控制等。临证时须与产后尿淋、产后血尿相鉴别。淋者应有排尿频急、淋沥涩痛之特点,尚可伴见恶寒、发热;血尿可从小便性状加以辨别,但对血尿之原因,又需结合必要的检查方可明断。

【辨证论治】

本病的辨证,主要在于观察小便。如小便频或失禁,其量昼夜相等,多属于气虚;如夜尿特多或遗尿,多属于肾虚;致于膀胱损伤者,多有产伤史,小便常挟有血液。以上治疗以补气温阳为主。若小便频数或失禁者,佐以固涩;若小便不通者,佐以行水通利。

1. 气虚

［主要证候］　产后小便不通,少腹胀急,或小便频数甚或失禁,少气懒言,四肢无力,面色少华。舌淡,苔少,脉缓弱。

［证候分析］　产后气虚,不能通调水道,膀胱气化不行,故小便不通。脬中尿液蓄积,故小便胀急。气虚膀胱失约,故小便频数或失禁。气虚中阳不振,则少气懒言,四肢无力。面色少华,舌淡,脉缓弱,均为气虚血少之候。

［治法］　补益通利。

［方药］　补中益气汤(方见月经先期)加桔梗、通草、茯苓。

补中益气汤补益中气,使膀胱得以气化,加桔梗、通草、茯苓升清降浊,以增益气通溺之效。

若小便频数不尽者,宜益气固涩,则用补中益气汤加益智仁、金樱子,以固肾涩小便。

2. 肾虚

［主要证候］　产后小便不通,小腹胀满而痛,或小便频数,甚则遗尿,面色晦黯,腰膝痠软。舌淡苔润,脉沉细而迟。

［证候分析］　肾阳不足,命门火衰,膀胱失于温化,气化不行,故小便不通,小腹胀满而痛。肾虚,膀胱气化不及或失约,则小便频数或遗尿。肾主骨,肾虚则腰膝痠软。肾阳虚则面色晦暗,舌淡苔润,脉沉细而迟。

［治法］　补肾温阳,化气行水。

［方药］　肾气丸(方见妊娠小便不通)。

如肾虚致小便频数或失禁者,宜于肾气丸方中加桑螵蛸、覆盆子、补骨脂以温肾固涩。

3. 膀胱损伤

［主要证候］　产后小便不能约束而自遗,或排尿淋漓挟有血丝。舌质正常,脉缓。

［证候分析］　由于分娩损伤膀胱,以致小便失禁,日久可形成尿瘘。

［治法］　补气固脬。

［方药］　黄芪当归散(《医宗金鉴》)加白及。

黄芪　当归　人参　白术　白芍　甘草　生姜　大枣　猪尿脬　水煎服

方中人参、黄芪、白术、甘草补气;当归、芍药和血;用猪尿脬温固膀胱,取其同类相求。为补虚固摄之剂。加白及生肌收敛。由于分娩损伤膀胱引起的漏尿,产后应即治疗,服药期间应卧床休息,以促进组织修复。如日久形成尿瘘,可作修补手术。

[其他疗法]

1. 针刺　取穴关元、气海、三阴交、阴陵泉、水道。

2. 艾灸　用盐填脐中,葱白十余根去粗皮,作一束,约切一指厚,置盐脐上,用艾灸至患者自觉有热气入腹内,小便可通。

【文献摘要】

《诸病源候论·妇人产后病诸候下》:因产用气,伤于膀胱,而冷气入胞囊,胞囊缺漏不禁,小便故遗尿,多因产难所致。

因产动气,气冲于胞,胞转屈辟,不得小便故也。亦有小肠本夹于热,因产水血俱下,津液竭燥,胞内热结,则小便不通也。然胞转则小腹胀满,气急绞痛,若虚热津液竭燥者,则不甚胀急,但不通。津液生,气和,则小便也。

产则津液空竭,血气皆虚,有热客于胞者,热停积,故小便否涩,而难出。

【医案选】

患者陶××,女性,25岁,农,住院号28177。

产妇于2月24日在我院用中位产钳拉下胎儿,当时产妇疲惫不堪,嗣后小便癃闭,经用各种引尿法无效,乃于2月29日晨参加会诊。患者小便点滴不通,脐腹胀急作痛,面色㿠白,呼吸短浅,心悸,头晕目眩,神疲乏力,饮食少思,舌淡白,脉软弱。症系产后用力过甚,以致气虚下陷,不能升清泄浊。急拟补中益气汤加味。方用黄芪12g,党参、生白术、当归、车前子各9g,炙甘草、陈皮、升麻、木通各3g,柴胡、桔梗各4.5g,荠菜花30g。2剂后复诊,小便欲解而苦不畅,且有灼热感,原方将黄芪加倍,党参增至15g,另吞服滋肾通关丸9g。此方续服两剂,尿出正常,于3月5日痊愈出院。

按　本例采用补中益气汤固中气以升清降浊,佐以桔梗开提肺气于上。木通、车前子、荠菜花泻浊利尿于下,上通则下达,气升则水降。2剂后小便虽解,而热涩欠畅,再加东垣滋肾通关丸,以坚阴化气。这又运用了“膀胱者,州都之官,津液藏焉,气化则能出矣”的经旨,用药丝丝入扣,故能效如桴鼓。(《浙江中医杂志》1964年第10期)

10·8　产后自汗、盗汗

产妇于产后出现溱溱汗出,持续不止者,称为“产后自汗”。若睡后汗出湿衣,醒来即止者,称为“产后盗汗”。属产后“三急”症之一。但不少妇女产后汗出较平时多,尤其于饮食、活动后或睡眠时为显,此因产后气血较虚,腠理不密所致,可在数天后营卫自调而缓解,可不作病论。

本病早在《诸病源候论》中即有“产后汗出不止候”的论述,认为产后汗出的原因是“阴气虚而阳气加之,里虚表实,阳气独发于外”所致。并指出本病的转归预后,“因之遇风则变为痉,纵不成痉,则虚乏短气,身体柴瘦,口干燥,久变经水断绝,津液竭故也。”《医宗金鉴·妇科心法要诀》按汗出之部位以辨证情,云“头汗阴虚阳上越,周身大汗是亡阳”,这些理论都是临证的重要参考。

【病因病机】

本病的主要机理,乃产后气虚,卫阳不固或阴虚内热,浮阳不敛,迫汗外溢所致。

1. 气虚自汗　素体虚弱,复因产时气血耗伤,气虚益甚,卫阳不固,腠理不实,以致自汗不止。

2. 阴虚盗汗　营阴素弱,产时失血,阴血益虚,阴虚内热,迫汗外泄,而致盗汗。

【诊断要点】

本病以产后出汗量过多和持续时间长为特点。据出汗时间之不同以分盗汗、自汗。睡中汗出,醒来即止为盗汗。白昼汗多,动则益甚者为自汗。临床上尚有中暑或发热等所致出汗,应据病史、病情缓急以及有无发热等症加以鉴别。

【辨证论治】

本病着重在虚,但有气虚、阴虚之别。气虚自汗者,治当益气固表;阴虚盗汗者,治宜养阴潜阳敛汗。

1. 气虚产后自汗

［主要证候］　产后汗出较多,不能自止,动则加剧,时或恶风,面色㿠白,气短懒言,语声低怯,倦怠乏力。舌淡苔薄,脉虚弱。

［证候分析］　因产伤血,气随血耗,卫阳不固,故自汗恶风。气虚则面色㿠白,气短懒言,语声低怯,倦怠乏力。舌淡苔薄,脉虚弱,均为气虚之象。

［治法］　补气固表,和营止汗。

［方药］　黄芪汤(《济阴纲目》)。

黄芪　白术　防风　熟地黄　煅牡蛎　白茯苓　麦冬　甘草　大枣

方中黄芪、白术、茯苓、甘草补气健脾固表;熟地、麦冬、大枣养阴滋血;牡蛎固涩敛汗;防风达表,助黄芪、白术益气御风,且黄芪得防风,其功益彰。

2. 阴虚产后盗汗

［主要证候］　产后睡中汗出,醒来自止,面色潮红,头晕耳鸣,口燥咽干,渴不思饮,或有五心烦热,午后较甚,腰膝痠软。舌嫩红或绛,少苔或无苔,脉细数无力。

［证候分析］　因产伤血,营阴耗损,阴虚生内热,热迫汗泄,故在睡中汗出。醒后阳气外卫,故汗即止。阴虚阳浮于上,则面色潮红,头晕耳鸣,口燥咽干,渴不思饮,乃虚热灼津,不得上承。五心烦热,午后较甚及腰膝痠软等,为阴虚损及肝肾。舌嫩红或绛,脉细数无力,为阴虚热扰于内之征。

［治法］　养阴益气,生津敛汗。

［方药］　生脉散(方见崩漏)加煅牡蛎、浮小麦。

方中人参益气生津,麦冬、五味子滋阴敛汗、加牡蛎固涩,浮小麦止汗。共奏益气养阴,生津敛汗之效。

【文献摘要】

《诸病源候论·妇人产后诸病候》:夫汗由阴气虚,而阳气加之,里虚表实,阳气独发于外,故汗出也。血为阴,产则伤血,是为阴气虚也。气为阳,其气实者,阳加于阴,故令汗出。而阴气虚弱不复者,则汗出不止也。凡产后皆血虚,故多汗,因之遇风则变为痉,纵不成痉,则虚乏短气,身体柴瘦,唇口干燥,久变经水断绝,津液竭故也。

《医宗金鉴·妇科心法要诀》:产后血去过多则阴虚,阴虚则阳盛。若微微自汗,是荣卫调和,故虽汗无妨。若周身无汗,独头汗出者,乃阴虚阳气上越之象也。若头身俱大汗不止,则恐有亡阳之虑也。

《傅青主女科》:产后睡中汗出,醒来即止,犹盗瞰入睡,而谓之盗汗,非汗自至之比。杂症论云,自汗阳亏,盗汗阴虚,然当归六黄汤又非产后盗汗方也,惟兼气血而调治之,乃为得耳。

【医案选】

陆××,女,24岁,已婚,工人。

1959年冬季,第一胎产后,流血过多,体虚自汗,胸闷头眩,肢节痠楚,夜寐不安,乃来就诊。

初诊:11月12日。产后第25朝,恶露未净,自汗漐漐,睡不能安,乳水缺少,头眩神疲,脉象虚细,舌质绛,苔薄。证属新产伤血,阴虚阳越。治宜养血固表。

炒归身9g 黄芪9g 五味子4.5g 炒阿胶9g 白术6g 枸杞子9g 陈皮6g 通草4.5g 浮小麦9g 糯稻根12g

二诊:11月14日。服药后自汗减轻,恶露亦止,夜寐尚安,刻有胸脘不宽,腿膝痠软。治以补气益血,调和阴阳。

潞党参2.4g 黄芪9g 远志肉9g 麦冬6g 炒归身6g 大熟地9g(砂仁2.4g,拌) 嫩桑枝9g 木瓜9g 白芍6g 通草6g 炙甘草2.4g

上方服后自汗已止。(《朱小南妇科经验选》)

10·9 产后身痛

妇女产褥期间,出现肢体痠痛、麻木、重著者,称为"产后身痛",或称"产后关节痛",亦称"产后痛风"。见于《经效产宝》等妇产科专著。

【病因病机】

本病的发病机理,主要是产后血虚,经脉失养。亦有因肾虚而致胞脉失养者。

1. 血虚 产时失血过多,四肢百骸空虚,筋脉关节失于濡养,以致肢体麻木,甚或疼痛。

2. 风寒 产后气血俱虚,营卫失调,腠理不密,若起居不慎,则风、寒、湿邪乘虚而入,留着经络、关节,使气血运行受阻,瘀滞而作痛。

3. 肾虚 素体肾虚,因产伤动脏腑,气血俱虚,胞脉失养。因女子腰肾,胞脉所系,去血过多,则胞脉虚,虚则肾气亦虚,故腰痛也。

【诊断要点】

本病特点是产后肢体痠痛、麻木、重著,局部无红、肿、灼热,临证时应与风湿热相鉴别。

【辨证论治】

产后身痛与一般风湿身痛不同,因产后气血俱虚,虽夹外邪,亦当以调理气血为主。《沈氏女科辑要笺正》云:"此证多血虚,宜滋养,或有风寒湿三气杂至之痹,则养血为主,稍参宣络,不可峻投风药。"

1. 血虚

[主要证候] 遍身关节疼痛,肢体痠楚、麻木,头晕心悸。舌淡红,少苔,脉细无力。

[证候分析] 产后血虚,筋脉失养,则遍身关节痠楚、麻木。血虚不能上荣,则头晕。心失所养,则心悸。舌淡红,少苔,脉细无力,均为血虚之象。

[治法] 养血益气,温经通络。

[方药] 黄芪桂枝五物汤(《金匮要略》)加秦艽、当归、鸡血藤。

黄芪 桂枝 白芍 生姜 大枣

方中当归、白芍、鸡血藤养血活血通络,黄芪益气以助血之运行,秦艽祛风,桂枝温经通络,生姜、大枣调和营卫。共奏养血益气,温经通络之效。

2. 风寒

[主要证候] 周身关节疼痛,屈伸不利,或痛无定处,或疼痛剧烈,宛如锥刺,或肢体肿

胀,麻木重着,步履艰难,得热则舒。舌淡,苔薄白,脉细缓。

［证候分析］ 产后体虚,风、寒、湿邪乘虚而入,留滞经络,气血受阻,不通则痛,故关节疼痛,屈伸不利。风邪偏胜,则痛无定处。寒邪独盛,则疼痛剧烈,宛如锥刺。湿邪偏盛,其性重浊留滞,影响气血运行,则肢体肿胀,麻木重着。血得热则行,故喜热熨。舌淡,苔薄白,脉细缓,均为血虚之象。

［治法］ 养血祛风,散寒除湿。

［方药］ 独活寄生汤(《千金要方》)。

独活 桑寄生 秦艽 防风 细辛 当归 白芍 川芎 干地黄 杜仲 牛膝 人参 茯苓 甘草 桂心

方中四物汤养血和血;人参、茯苓、甘草益气扶脾;独活、桑寄生、秦艽、防风祛风胜湿;牛膝、杜仲补益肝肾,强筋壮骨;细辛搜风散寒,桂心温经止痛。合为扶正祛邪之剂。

3. 肾虚

［主要证候］ 产后腰脊疫痛,腿脚乏力,或足跟痛。舌淡红,苔薄,脉沉细。

［证候分析］ 素体肾气亏损,因产后精血俱虚,胞脉失养,则腰脊疫痛,腿脚乏力。足跟是足三阴经脉所过之处,故肾虚则足跟痛。舌淡红,苔薄,脉沉细,均为肾虚之象。

［治法］ 补肾,强腰,壮筋骨。

［方药］ 养荣壮肾汤(《叶氏女科证治》)加熟地。

当归 川芎 独活 肉桂 防风 杜仲 川断 桑寄生 生姜

方中川芎、当归养血活血;生姜、肉桂温经散寒,防风、独活祛风胜湿,杜仲、川断、桑寄生补肾强腰壮筋骨,加熟地滋肾填精补血。全方具有补肾养血、强腰壮筋骨的作用。

此外,尚有产后瘀血阻滞经络,以致关节不利。症见产后身痛,四肢关节屈伸不利,或腹痛,恶露下而不畅。舌质紫暗或有瘀点,脉沉涩。治法:活血祛风,通络止痛。方用身痛逐瘀汤(《医林改错》)。

秦艽 川芎 桃仁 红花 甘草 羌活 没药 当归 灵脂 香附 牛膝 地龙

方中当归、川芎活血;香附理气;红花、桃仁、没药、五灵脂活血逐瘀定痛;地龙祛风通络;牛膝破血行瘀,强筋健骨;秦艽、羌活祛风胜湿利关节;甘草缓急止痛。

【文献摘要】

《校注妇人良方》:产后遍身疼痛者,由气虚百节开张,血流骨节,以致肢体沉重不利,筋脉引急,发热头痛,宜用趁痛散治之。陈无择云,若兼感寒伤食宜用五积散,若误作伤寒发汗,则筋脉抽搐,手足厥冷,则变为痉,当大补气血为主。

《叶天士女科》:产后遍身疼痛,因气血走动,升降失常,留滞于肢节间,筋脉引急,或手足拘挛不能屈伸,故遍身肢节走痛,宜趁痛散。若瘀血不尽,流于遍身,则肢节作痛,宜如神汤。

趁痛散 当归 白术 牛膝 黄芪 生姜 肉桂 薤白 独活 桑寄生

如神汤 当归 延胡索 桂心

【医案选】

案一 李××,女,30岁,已婚,1972年10月7日初诊。

产后二月余,周身关节疼痛疫楚,下肢尤甚,遇冷加重,按摩则舒,四末凉麻,腰背疫软,头晕无力,心悸眠差,面色少华,舌淡苔白,脉象沉细,此产后血虚,筋脉失养,肝肾不足,复感外邪所致。治拟益气养血,温经散寒。

处方：绵黄芪15 g　秦当归、炒白芍各12 g　鸡血藤、川独活、怀牛膝各12 g　川桂枝6 g　金狗脊(去毛)、炒杜仲、桑寄生各12 g　威灵仙9 g　北防风、炙甘草各4.5 g　3剂。

二诊　（10月11日）

药后关节痛减，头晕肢麻亦轻，舌淡苔薄白，脉来沉细，前法已获效机，仍守原方出入。

上方去防风、桂枝，加党参12 g　鹿角片9 g。5剂。

三诊　（10月18日）

上方共服七剂，身痛肢麻已止，惟感体倦乏力，心悸寐差，乳汁不多，舌脉如前。此邪去正虚，拟仍前法，兼予安神通乳之味。

处方：绵黄芪15 g　野党参12 g　秦当归9 g　杭白芍12 g　云茯苓、炒白术各9 g　鸡血藤12 g　炒杜仲、桑寄生各12 g　川续断、鹿角片、路路通各9 g　炙甘草4.5 g　5剂。

上方服后诸症均安，乳汁增多，嘱服丸剂以资巩固。每日上午服八珍益母丸一付，临睡前服人参归脾丸一付，连服10天。

按　本例肢体疼痛，手足凉麻，恶冷喜暖，按摩觉舒，诸因产后血虚，风寒乘袭所致；腰背酸软，下肢痛甚，则系肝肾不足，督脉虚弱之故。血不上荣则头晕面萎，心失奉养，故心悸寐差。气能生血，血虚须益气，故治用参、芪、归、芍、鸡血藤等益气养血，以舒筋脉；杜仲、狗脊、寄生、牛膝、鹿角等补肝益肾，温养督脉，以壮腰膝；再加桂枝、防风、独活、灵仙等温通经脉，逐散风寒，以共奏益气血，补肝肾，温通经络，蠲痹止痛之效。末诊则专事补虚扶正，并用丸药缓调，冀其康复。(《哈荔田妇科医案医话选》)

案二　万××，女，32岁，初诊日期1972年5月6日。

主诉：产后四肢关节痛三个多月。

现病史：自产后20天因不慎受风，开始感觉四肢关节胀痛，局部发热，肿胀，左半身麻木无力，左侧偏头痛，头晕，气短、恶风，口渴，烦闷，大便干，尿黄，舌质红苔薄黄。脉弦滑。

中医辨证：血虚受风，湿热阻络。

西医诊断：产后风湿热。

治法：养血宣痹，清热通络。

方用：当归9 g　川芎6 g　白芍、生地各9 g　金银藤30 g　清风藤9 g　海风藤15 g　菊花、桑叶各9 g　生石膏15 g　知母6 g

治疗经过：5月9日药后关节疼痛减轻，仍感全身发胀。上方加威灵仙、路路通、桑枝各9 g，继服。6月9日药后身痛已解，脉缓，方药如下再服三剂后症状消除。

生石膏15 g　知母9 g　薏苡仁15 g　防风9 g　金银藤、桑枝各30 g　大豆卷15 g　追地风9 g　桑寄生、茯苓各15 g　（《刘奉五妇科经验》）

10·10　缺乳

产后乳汁甚少，或全无，称为"缺乳"，亦称"乳汁不足"或"乳汁不行"。《诸病源候论》有"产后乳无汁候"，《经效产宝》有"产后乳无汁"方论。

【病因病机】

乳汁缺乏，多因身体虚弱，气血生化之源不足；或因肝郁气滞，乳汁运行受阻所致。

1. 气血虚弱　乳汁为血所化，赖气运行。气血来源于水谷精微，若脾胃素弱，生化之源不足，复因分娩失血过多，以致气血亏虚，不能化为乳汁，因而乳汁甚少或全无。《景岳全书·妇人规》云："妇人乳汁，乃冲任气血所化，故下则为经，上则为乳。若产后乳迟乳少者，由气血之不足。而犹或无乳者，其为冲任之虚弱无疑也。"

2. 肝郁气滞　产后情志抑郁，肝失条达，气机不畅，以致经脉涩滞，阻碍乳汁运行，因而乳汁不行。《儒门事亲》云："或因啼哭悲怒郁结，气溢闭塞，以致乳脉不行。"

此外,尚有精神紧张,劳逸失常,哺乳方法不善等,均可影响乳汁分泌。如郁久化火,可导致乳痈。

【诊断要点】

本病的特点是产后排出的乳汁量少,甚或全无,不够喂养婴儿。应与乳痈缺乳者相鉴别。乳痈初起恶寒发热,乳房红肿热痛,继则化脓溃破成痈,缺乳则无此证,可资鉴别。

【辨证论治】

乳汁缺乏,证有虚实,如乳房柔软,不胀不痛者,多为气血俱虚,治宜补益气血,并注意饮食,增加营养。如乳房胀痛者,多属肝郁气滞,治宜疏肝解郁,并注意乳痈的防治。

1. 气血虚弱

［主要证候］ 产后乳少,甚或全无,乳汁清稀,乳房柔软,无胀感,面色少华,神疲食少。舌淡,少苔,脉虚细。

［证候分析］ 气虚血少,乳汁化源不足,无乳可下,故乳房无胀感。气虚血少,不能上荣,则面色少华。阳气不振,脾失健运,则神疲食少。舌淡,少苔,脉虚细,均为气虚血少之候。

［治法］ 补气养血,佐以通乳。

［方药］ 通乳丹(《傅青主女科》)。

人参 黄芪 当归 麦冬 木通(或用通草) 桔梗 用猪蹄煮汤,或煮肉汤煎药服之。

方中人参、黄芪补气,当归、麦冬养血滋液,桔梗、通草利气宣络,猪蹄补血滋养。全方有补气养血,疏通经络之效。使气血充足,乳汁自生。

2. 肝郁气滞

［主要证候］ 产后乳汁分泌少,甚或全无,胸胁胀闷,情志抑郁不乐,或有微热,食欲减退。舌质正常,苔薄黄,脉弦细或数。

［证候分析］ 肝主疏泄,性喜条达,产后情志郁结,肝气不疏,气机壅滞,影响乳汁运行,故乳房胀满而痛。肝脉布胁肋,气滞不宣,则胸胁胀闷。肝气犯胃,则食少。苔薄黄,脉弦细或数,乃肝郁气滞、郁而化热之象。

［治法］ 疏肝解郁,通络下乳。

［方药］ 下乳涌泉散(《清太医院配方》)。

当归 白芍 川芎 生地黄 柴胡 青皮 花粉 漏芦 通草(或木通) 桔梗 白芷 穿山甲 王不留行 甘草

方中当归、白芍、川芎补血养血行血,生地、花粉补血滋液,青皮、柴胡疏肝散结,桔梗、通草理气宣络,漏芦、穿山甲、王不留行通络下乳,甘草以调和脾胃。全方有补血养血,疏肝解郁,通络行乳之效。如有身热者,酌加黄芩、蒲公英以清热。如乳房胀硬热痛,触之有块者,加丝瓜络、路路通、夏枯草、以通络散结。同时,外用蒲公英,捣烂敷于肿处。势欲成脓者,可按"乳痈"处理。

［其他疗法］

1. 针灸疗法

主穴:膻中、乳根。配穴:少泽、天宗、合谷。

2. 饮食疗法 适用于气血虚弱患者。如鸡血藤、红枣、桑寄生煎水代茶,鳝鱼煲花生等。

3. 外治法　局部用热水或用葱汤熏洗乳房,或用橘皮煎水热湿敷乳房。均可起到宣通气血作用。

【文献摘要】

《三因极一病证方论》:产妇有二种乳脉不行。有气血盛而壅闭不行者;有血虚气弱,涩而不行者。虚当补之;盛当疏之。盛者当用通草、漏芦、土瓜根辈;虚者当用钟乳、猪蹄、鲫鱼之属,概可见矣。

《傅青主女科》:妇人产后绝无点滴之乳,人以为乳管之闭也,谁知是气与血之两涸乎! 夫乳乃气血之所化而成也,无血固不能生乳汁,无气亦不能生乳汁。然二者之中,血之化乳,又不若气之所化为尤速。新产之归,血已大亏,血本自顾不暇,又何能以化乳? 乳全赖气之力,以行血而化之也。今产后数日,而乳不下点滴之汁,其血少气衰可知。气旺则乳汁旺,气衰则乳汁衰,气涸则乳汁亦涸,必然之势也。世人不知大补气血之妙,而一味通乳,岂知无气则乳无以化,无血则乳无以生,不几向饥人而乞食,贫人而索金乎! 治法宜补气以生血,而乳汁自下,不必利窍以通乳也。

【医案选】

案一　丘××,女,29 岁,干部,1975 年 9 月 4 日初诊。

本人自述:产后 14 天,乳汁稀少。患者两乳部柔软,无胀感,心悸气短,面色苍白无华。诊之舌淡红,舌苔薄白,脉细弱。

治法:补气养血,通络催乳,用益气通乳汤。

处方:党参 15 g　黄芪 15 g　当归 10 g　寸冬 10 g　王不留行 15 g　穿山甲 10 g　天花粉 10 g　陈皮 4 g　通草 3 g　共 3 剂

二诊:服上方 3 剂后,乳房有胀感,乳汁增多,心悸,气短减轻。再服 3 剂,乳汁如常。

按语:由于气血虚弱,乳汁化源不足,故乳汁缺之气血衰少,不荣于外,故面色苍白无华。心悸气短,舌质淡红,脉细弱,是气血俱虚之征象。方中以党参、黄芪补气,当归养血,王不留行,穿山甲,通草通络,天花粉,寸冬养阴,陈皮调气,使之气血调,血脉通,乳汁化源足,自然乳汁增多。(《中医妇科临床经验选》)

案二　周××,女 28 岁,干部,1968 年 2 月 12 日初诊。

本人自述:产后 21 天,因家庭小事,与爱人闹架之后,乳汁不行,乳房胀满而痛。精神郁闷,胸胁胀满,食欲减退。诊之舌黯红,苔薄黄,脉弦数。

治法:疏肝解郁,通络下乳,用疏肝通乳汤。

处方:当归 10 g　白芍 10 g　柴胡 6 g　薄荷(后下)5 g　寸冬 10 g　川芎 6 g　穿山甲 10 g　王不留行 10 g　漏芦 9 g　皂刺 3 g　瓜蒌 15 g　青皮 6 g　共 3 剂

二诊:服上方 3 剂后,乳汁已通,但不够多,胸胁胀满减轻。再继服六剂而愈。

按语:肝主疏泄,性喜条达,产后因与爱人闹架后,情志抑郁,肝气不疏,气机壅滞,影响乳汁生化,故乳汁缺乏。乳头胸胁为厥阴络脉循行部位,肝郁气滞,故胸胁胀满,乳房胀痛。舌质黯红,苔薄黄,脉弦数,是肝郁气滞蕴久化热之征象。方中当归、白芍、川芎补血养血,行血,柴胡、青皮、薄荷疏肝解郁,穿山甲、王不留行,漏芦、皂刺、瓜蒌通络行乳。(《中医妇科临床经验选》)

10·11　乳汁自出

产后乳汁不经婴儿吮吸而不断自然流出者,称为"乳汁自出",亦称"漏乳"或"乳汁自涌"。《诸病源候论》中有"产后乳汁溢候",《经效产宝》有"产后乳汁自出"方论,《校注妇人良方》则有"产后乳出"方论。若体质健壮,气血旺盛,乳汁充沛,乳房饱满由满而溢者,不属病态。

【病因病机】

乳汁自出的病机为气血虚弱,阳明胃气不固;或肝经郁热,疏泄失常,迫使乳汁外溢。

1. 气血虚弱　产后气血虚,中气不足,胃气不固,摄纳无权,乳汁随化随出。如《校注妇人良方》云:"产后乳汁自出,乃胃气虚。"

2. 肝经郁热 肝藏血,主疏泄,性喜条达。郁怒伤肝,肝火亢盛,疏泄太过,迫乳外溢。如《胎产心法》云:"肝经怒火上冲,乳胀而溢。"

【诊断要点】

本病的诊断,主要是产后乳汁不经婴儿吮吸或挤压而自然溢出。若溢乳发生于妊娠期,则属"乳泣"。流出的乳汁一般为乳白色或黄白色,乳房无结块;如溢出为血性液,乳房有块者,应结合有关检查,以明确病因,警惕是否乳癌。

【辨证论治】

本病证分虚实。虚者乳房柔软,乳汁清稀;实者乳房胀硬,乳汁浓稠,虚者宜补气摄乳,实者宜清热平肝。

1. 气血虚弱

［主要证候］ 乳汁自出,质清稀,乳房柔软无胀感,神疲气短。舌淡苔薄,脉细弱。

［证候分析］ 产后气血虚弱,中气不足,胃气不固,乳汁失约,故乳房柔软,乳汁自出而质清稀。血虚则乳汁乏源而量少;气虚则摄纳无权而量多。中气不足,则神疲气短。舌淡苔薄,脉细弱,均为气血虚弱之征。

［治法］ 补气益血,佐以固摄。

［方药］ 八珍汤(方见月经病·经行头痛)去川芎,加黄芪、五味子、芡实。

方中以党参、黄芪、白术、茯苓、甘草补中益气,熟地、当归、芍药养血柔肝,五味子、芡实固精止涩。共奏补气固摄敛乳之效。

2. 肝经郁热

［主要证候］ 乳汁自出,量多质稠,乳房胀痛,情志抑郁,烦躁易怒,甚或心悸少寐,便秘尿黄。舌红,苔薄黄,脉弦数。

［证候分析］ 肝郁化热,热迫津液,故乳汁自出而量多、质稠。肝失条达,气滞不宣,故情志抑郁,乳房胀痛。肝郁化火,则烦躁易怒。热扰心神,则心悸少寐。津被热灼,则便秘尿黄。质红,苔薄黄,脉弦数,均为肝郁化热之象。

［治法］ 疏肝解郁,清热。

［方药］ 丹栀逍遥散(方见月经病·月经先期)去生姜,加生地、夏枯草、生牡蛎。

丹栀逍遥散疏肝解郁清热,去生姜之辛散;加生地养阴滋血;夏枯草清热散结;生牡蛎平肝敛乳。使热去结散,则乳汁自安。

【附】 回乳

产妇不欲哺乳者,可予回乳。回乳的方法有:

1. 麦芽 200 g、蝉蜕 5 g。水煎作一天量服。

2. 免怀散(《济阴纲目》):红花、赤芍、当归尾、川牛膝水煎服,连服 3 剂。

3. 皮硝 120 g,装于布袋,排空乳汁后,敷于乳部,并扎紧,待湿后更换之。

如乳汁不多的妇女,逐渐减少哺乳次数,乳汁亦会渐渐减少,而达到停止分泌。

【文献摘要】

《校注妇人良方》:产后乳汁自出,乃胃气虚,宜服补药止之;若乳多满痛,用温帛熨之;未产而乳自出,

《医宗金鉴·妇科心法要诀》:产后乳汁暴涌不止者,乃气血大虚,宜十全大补汤,倍用人参、黄耆。若食少乳多,欲回其乳者,宜免怀散,即红花、归尾、赤芍、牛膝也。若无儿食乳,欲断乳者,用麦芽炒熟,熬汤作茶

饮之。

【医案选】

陈××,女,22 岁,保育员,门诊号 4822。

1965 年 7 月 7 日初诊。初产三天起,乳汁自动外流,至今已一月余,医治无效。诊时乳房柔软,纳食正常,二便自如。据述腰痛如折,俯仰艰难,乳胀即出,流净为止。脉象细弱,舌质淡红,苔薄白。方用熟地黄、淮山药、山萸肉、党参、炙黄芪、五味子、川续断、炒杜仲、生白芍各 9 g,炙甘草 4.5 g。服三帖,即告治愈。

历来对乳出一证,均责之于气血虚弱,阳明胃气不固;或由肝经郁热,怒火上冲所致。今患者素患腰痛,肾气本亏,产后气血虚弱,中气不足,致乳汁不摄。故用熟地、山茱萸、山药、五味子、续断、杜仲以补肾固摄,党参、黄芪、炙甘草以建补中气;又因兼有作胀,故佐白芍酸苦敛阴,养血平肝。但奏效如此之速,实非预料。

(《浙江中医杂志》1965 年 11 月)

11 妇科杂病

凡不属经、带、胎、产疾病范畴,而又与女性生理病理特点有密切关系的疾病,则属妇科杂病。包括癥瘕、不孕、脏躁、阴挺、阴痒、阴疮、阴吹等。

妇科杂病,证候不同,病因各异,分别阐述如下。

11·1 癥瘕

妇女下腹部胞中有结块,伴有或痛、或胀、或满,甚或出血者,称为"癥瘕"。癥者,坚硬不移,痛有定处;瘕者,推之可移,痛无定处。大抵癥属血病,瘕属气病,彼此密切相连,难于分割。

《素问·骨空论》及《灵枢·水胀》篇所载的"瘕聚""肠覃""石瘕"乃癥瘕疾患的较早记载。《诸病源候论》和《千金要方》对此记载较详。后世妇科著作,多有专章论述。

【病因病机】

癥瘕的形成,多与正气虚弱,血气失调有关。常见的以气滞血瘀、痰湿内阻等因素结聚而成。兹分析如下:

1. 气滞　七情内伤,肝气郁结,血行不畅,滞于胞中,结成癥瘕。

2. 血瘀　多因经期、产后,血室正开,风寒乘虚侵入,凝滞气血;或因房室不节,余血未净,与邪相搏成瘀;或忧思恚怒,血气不和,皆可致瘀。瘀积日久,则可成癥。《校注妇人良方》云:"妇人腹中瘀血者,由月经闭积,或产后余血未尽,或风寒滞瘀,久而不消,则为积聚癥瘕矣。"

3. 痰湿　脾肾不足,阳气虚弱,脾失健运,水湿不化,聚而成痰,痰滞胞络,与血气相结,积而成癥。亦有湿热与血瘀相并结为癥瘕者。

总之,癥瘕形成后,邪气愈甚,正气愈伤,故本病后期,往往虚实错杂,致成痼疾。

【诊断要点】

妇女子宫或胞脉、胞络等部结成包块,伴有或痛、或胀、或满,或影响经、带、胎、产诸证,临床上可出现月经过多或过少、疼痛、闭经、血崩、漏下不止、带下增多、堕胎、小产、不孕等证。为了及早防治,要求早期诊断,早期发现。如癥瘕发展缓慢,按之柔软活动者,多属善证,预后较好;如癥瘕伴疼痛有长期出血,或五色带下,且有臭气,患者形体消瘦,面色灰黯者,多为恶证,预后不良。

与内外科癥瘕的区别,除包块发生的部位、症状不同外,可通过妇科有关检查以鉴别。

【辨证论治】

本病辨证,重在辨气病、血病、新病、久病。病在气者,以理气行滞为主,佐以理血;病在血者,以活血破瘀散结为主,佐以理气。新病体质较强者,宜攻宜破;久病体质较弱者,可攻补兼施,或先攻后补,或先补后攻,随证施治。并需遵循"衰其大半而止"的原则,不可猛攻峻伐,以免损伤元气。

1. 气滞

[主要证候]　小腹胀满,积块不坚,推之可移,或上或下,痛无定处。苔薄润,脉沉弦。

[证候分析]　此乃气滞所致,故虽有积块而不坚,推之可移。气聚痛作,气行则止,故痛无定处。气滞则血行不畅,故小腹胀满。脉沉弦亦为气机不畅之象。

[治法]　行气导滞,活血消癥。

[方药]　香棱丸(《济生方》)。

木香　丁香　三棱　枳壳　莪术　青皮　川楝子　小茴香

上药共研细末,面糊为丸,如梧桐子大,朱砂为衣。

方中木香、丁香、茴香、枳壳均为行气导滞之品。青皮破气疏肝。川楝子清下焦郁热,且有行气止痛之效。佐三棱破血中之气滞,莪术逐气分之血瘀,以助行气导滞之力。朱砂,取其护心宁神之意。若月经不调者加丹参、香附;带下过多者加茯苓、苡仁、白芷;腹痛剧烈者加延胡、田七等。

2. 血瘀

[主要证候]　胞中积块坚硬,固定不移,疼痛拒按,面色晦黯,肌肤乏润,月经量多或经期延后,口干不欲饮。舌边瘀点,脉沉涩。

[证候分析]　血瘀不行,气机被阻,积结成癥,故积块坚硬不移,痛而拒按。脉络不通,血运失常,上不荣面,外不荣肌肤,故面色晦黯,肌肤不润。瘀血内阻,冲任失调,故月经量多或经期延后。津液不能上承,故口干不欲饮。舌边瘀点,脉沉涩,均属瘀血内阻之征。

[治法]　活血散结,破瘀消癥。

[方药]　桂枝茯苓丸(《金匮要略》)加减。

桂枝　茯苓　丹皮　芍药　桃仁　各等分研细末,炼蜜为丸。

方中桂枝温经,行气,通阳;丹皮、桃仁活血祛瘀;茯苓渗湿健脾;赤芍行血中之滞。若月经过多,崩漏不止者,加失笑散、血余炭等;带下多者加苡仁、白芷;疼痛剧烈者加延胡、乳香、没药;月经过少、闭经者加牛膝、泽兰。

若邪实正盛,肌肤甲错者,可选用大黄䗪虫丸(《金匮要略》)。

大黄　黄芩　甘草　桃仁　杏仁　芍药　干地黄　干漆　虻虫　水蛭　蛴螬　䗪虫共为细末,炼蜜为丸,小绿豆大,酒饮服五丸,日三服。

方中䗪虫、水蛭、虻虫、蛴螬逐瘀消坚,破积通络。桃仁、干漆、大黄攻瘀荡邪,黄芩、杏仁清热滑利,地黄、白芍滋血和营益阴。甘草解毒及调和诸药。全方具有逐积消坚,祛瘀生新之效。

3. 痰湿

[主要证候]　下腹包块时或作痛,按之柔软,带下较多,色白质黏腻,形体畏寒,胸脘痞闷,小便不多。舌暗紫,舌苔白腻。脉细濡或沉滑。

[证候分析]　痰湿结于下腹,气血运行不畅,故有时作痛。包块系痰湿所凝结,故按之柔软。痰湿下注,故带多色白而腻。痰湿内阻,故小便不多。脾肾阳气不足,故形体畏寒,胸脘痞闷。苔白腻,脉细濡或沉滑,均为痰湿阻滞之征。

[治法]　理气化痰,破瘀消癥。

[方药]　开郁二陈汤(《万氏妇人科》)。

制半夏　陈皮　茯苓　青皮　香附　川芎　莪术　木香　槟榔　甘草　苍术　生姜

方中青皮、香附、木香、槟榔为理气行滞之品;半夏、陈皮、茯苓有燥湿化痰之功;川芎为血中气药,功能调经;莪术能消癥瘕。若脾胃虚弱,纳差神疲者,可去槟榔,加白术、党参以健脾益气;若形体壮实,可加金礞石、葶苈子攻逐之品。

若为湿热癥瘕,症见带下量多,色黄白,质黏腻有臭气,或如脓样,少腹疼痛,胸闷烦躁,发热口渴,尿少色黄,舌苔黄腻而根部尤甚,舌红,脉弦大或滑数。治宜清热利湿,破瘀消癥,方用大黄牡丹皮汤(见产后发热)加入红藤、败酱草、桃仁、炙穿山甲等。

此外,根据病情需要,可采用手术治疗。

【文献摘要】

《三因极一病证方论》:多因经脉失于将理,产蓐不善调护,内作七情,外感六淫,阴阳劳逸,饮食生冷,遂致营卫不输,新陈干忤,随经败浊,淋露凝滞,为癥为瘕。

《景岳全书·妇人规》:瘀血留滞作癥,惟妇人有之,其证则或由经期,或由产后,凡内伤生冷,或外受风寒,或恚怒伤肝,气逆而血留,或忧思伤脾,气虚而血滞,或积劳积弱,气弱而不行,总由血动之时,余血未净,而一有所逆,则留滞日积,而渐以成癥矣。

《医宗金鉴·妇科心法要诀》:凡治诸癥积,宜先审身形之壮弱,病势之缓急而治之。如人虚,则气血衰弱,不任攻伐,病势虽盛,当先扶正气,而后治其病;若形证俱实,宜先攻其病也。经云:大积大聚,衰其大半而止,盖恐过于攻伐,伤其气血也。

【医案选】

案一　刘××,年25岁,经血不行,结成癥瘕。

病因:处境不顺,心多抑郁,以致月信渐闭,结成癥瘕。

证候:癥瘕初起时,大如核桃,屡治不消,渐至闭经。后则癥瘕侵长,三年之后,大如覆盂,按之甚硬,渐至饮食减少,寒热往来,咳嗽吐痰,身体羸弱。以为无可医治,待时而已。后忽闻愚善治此证,求为诊视。其脉左右皆弦细无力,一息近六至。

诊断:此乃由经闭而积成癥瘕,由癥瘕而侵成虚劳之证也。此宜先注意治其虚劳,而以消癥瘕之药辅之。

方用:生淮山药30g　大甘枸杞30g　生淮地黄15g　玄参12g　沙参12g　生箭芪9g　天冬9g　三棱4.5g　莪术4.5g　生鸡内金(黄色的,捣)4.5g　共煎汤一大盅,温服。

方解:方中用三棱、莪术非但以之消癥瘕也。诚以此证,廉于饮食,方中鸡内金故能消食。而三棱、莪术与黄芪并用,更有开胃健脾之功。脾胃健壮,不但善消饮食,兼能运化药力,使病速愈也。

复诊:将药连服六剂,寒热已愈,饮食加多,咳嗽吐痰亦大轻减,癥瘕虽未见消,然从前时或作疼,今则不复疼矣。其脉亦较前颇有起色,拟再治以半补虚劳半消癥瘕之方。

方用:生淮山药30g　大甘枸杞30g　生箭芪12g　沙参12g　天冬12g　生杭芍12g　三棱6g　莪术6g　桃仁(去皮)6g　生鸡内金(黄色的,捣)4.5g　共煎一大盅,温服。

三诊:将药连服6剂,咳嗽吐痰皆愈,身形已渐强壮,脉象又较前有力,至数复常。至此虚劳已愈,毋庸再治。其癥瘕虽未见消,而较前颇软。拟再专用药消之。

方用:生箭芪18g　天花粉15g　生淮山药15g　三棱9g　莪术9g　怀牛膝9g　潞党参6g　知母9g　桃仁(去皮)6g　生鸡内金(黄色的,捣)6g　生水蛭(捣碎)6g　共煎汤一大盅,温服。

效果:将药连服十二剂,其瘀血忽然下降若干,紫黑成块,杂以脂膜,癥瘕全消。为其病积太久,恐未根除,俾日用山楂片两许,煮汤冲红蔗糖,当茶饮之,以善其后。(《医学衷中参西录·妇女科·血闭成癥瘕》)

案二　吕××,36岁,干部,1963年6月初诊。

主诉月经量多,有大血块,伴有腹痛,每次月经用纸4~5刀,曾分娩4次,末次分娩在6年前,既往有高血压病史。

妇科检查:外阴正常,阴道通畅,子宫颈中度糜烂,子宫体如妊娠2月大小,质硬,双侧宫角突出,附件阴性,宫腔9厘米。经诊断性刮宫,病理报告为增生期子宫内膜有轻度增殖现象,患者要求保守治疗。

脉和缓,两尺沉细,舌质红,苔薄白。

治则:活血化瘀,通经活络。

方药：桂枝茯苓汤加味。

桂枝9 g　茯苓12 g　炒桃仁15 g　赤芍12 g　丹皮　酒大黄各9 g　鳖甲12 g　水煎服，每月12～18 副，月经量多时服血净饮，连续服用3个月，月经基本恢复正常，经按期复查，子宫无增大。1973年6月患者断经，妇科检查子宫如妊娠40天大小，无其他异常发现。

附：血净饮组成

白术15 g　黄芪30 g　龙骨18 g　牡蛎18 g　生地、海螵蛸各12 g　茜草9 g　川断12 g　（《中西医结合治疗常见妇科疾病》）

11·2　阴挺

妇女子宫下脱，甚则挺出阴户之外，或阴道壁膨出。前者为子宫脱垂，后者为阴道壁膨出，统称“阴挺”，又称“阴菌”“阴脱”。因多发生在产后，故又有“产肠不收”之称。本节着重论述子宫脱垂。阴挺在《诸病源候论》有“阴挺下脱”的记载，以后妇科医籍补充了不少临床资料，并运用外治法治疗。解放后，大力宣传计划生育，实施新法接生，注意产后保健，大大降低了发病率。加强妇女劳动保护，励行“四期”卫生，对预防子宫脱垂具有重要的作用。

【病因病机】

本病的主要病机是气虚下陷与肾虚不固致胞络损伤，不能提摄子宫。

1. 气虚　临盆过早、难产、产程过长，以及临产时用力太过，或产后劳动过早，或持续性地用一种体位劳动，或长期咳嗽等，以致脾虚气弱，中气下陷，不能提摄，故阴挺下脱。

2. 肾虚　素体虚弱，房劳多产，以致胞络损伤，子宫虚冷，摄纳无力，亦令下脱。如《诸病源候论》说：“胞络伤损，子脏虚冷，气下冲则令阴挺出，谓之下脱。”

此外，亦有子宫脱出阴户之外，摩擦损伤，邪气入侵，湿热下注，以致溃烂者。

【诊断要点】

本病以妇女子宫从正常位置沿阴道下降，子宫颈外口达坐骨棘水平以下，甚至子宫全部脱出于阴道口外作为诊断标准。

子宫脱垂分三度：

Ⅰ度　子宫颈下垂到坐骨棘水平以下，但不超越阴道口。

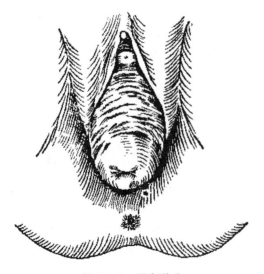
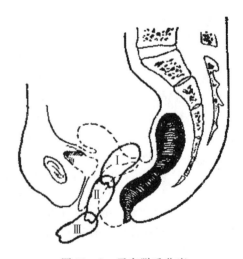

图 11－1　子宫脱垂　　　　　　　　　　图 11－2　子宫脱垂分度

Ⅱ度　子宫颈及部分子宫体脱出于阴道口外。

Ⅲ度　整个子宫体脱出于阴道口外。

阴道壁膨出、阴道内肿瘤、囊肿等,可通过妇科检查及其他检查明确诊断。

【辨证论治】

本病主因为气虚及肾虚。气虚则下陷而不能摄纳,肾虚则胞脉胞络受损,冲任不固,在治法上应按"虚者补之,陷者举之,脱者固之"的原则,以益气升提,补肾固脱。

1. 气虚

[主要证候]　子宫下移或脱出于阴道口外,劳则加剧,小腹下坠,四肢无力,少气懒言,面色少华,小便频数,带下量多,质稀色白。舌淡苔薄,脉虚细。

[证候分析]　脾主中气,脾虚则中气不足而易下陷,故小腹下坠,子宫下脱。脾主四肢,脾虚中阳不振,则四肢无力,少气懒言,面色少华。下元气虚则膀胱失约,故小便频数,脾虚不能运化水湿,湿浊下注,则带下量多,质清稀。舌淡苔薄,脉虚细,均为气虚之象。

[治法]　补气升提。

[方药]　补中益气汤(方见月经先期)加川断、金樱子。

方中黄芪、党参、甘草益气升提;黄芪必须重用,取效才佳。升麻、柴胡升提阳气,以助益气之力;白术健脾;当归补血;炒川断补肾;金樱子收涩固脱。

若继发湿热,带下量多,色黄质黏腻,有臭气者,可于原方去金樱子、党参,加黄柏、败酱草、苡仁等以清热利湿。

2. 肾虚

[主要证候]　子宫下脱,腰疫腿软,小腹下坠,小便频数,夜间尤甚,头晕耳鸣。舌淡红,脉沉弱。

[证候分析]　腰为肾之府,肾藏精而系胞,肾虚则冲任不固,带脉失约,而致子宫脱出,腰疫腿软,小腹下坠。肾与膀胱相表里,肾虚膀胱气化失司,故小便频数,夜间尤甚。肾精不足,清窍失养,故头晕耳鸣。舌淡红,脉沉弱,均为肾虚所致。

[治法]　补肾固脱。

[方药]　大补元煎(方见月经后期)加金樱子、芡实、鹿角胶、紫河车。

方用当归、熟地养血滋阴;杜仲、山萸肉、枸杞补肝肾;山药、炙甘草健脾和中;鹿角胶、紫河车温肾填精;金樱子、芡实收敛固脱。如命门火衰,元气不足者,可酌加破故纸、肉桂。

若子宫脱出阴道口外,常因摩擦损伤,继发湿热证候者,可出现红肿溃烂,黄水淋沥,带下量多,色黄如脓,有秽臭气,肛门肿痛,发热口渴,小便黄赤,灼热而痛等症状。轻者可于前方加黄柏、苍术、土茯苓、车前草等,以清利湿热;重者应首先清热利湿,待湿热清除后,再行扶正,可先用龙胆泻肝汤(方见带下病)加减。

[其他疗法]

1. 草药单方

(1)棉花根 60 g　枳壳 30 g　煎服。

(2)金樱子根 60 g,煎服,连服 3～4 日。

2. 针灸治疗

主穴:

(1)维胞(关元旁开 6 寸,进针后大幅度捻转,患者即有子宫收缩感)。

（2）子宫穴（髂前上棘与耻骨结节连接线中点向内一横指,进针后向耻骨联合方向斜刺,深度以病人感到阴部发痠上抽感为止）。

（3）三阴交

配穴：长强、百会、阴陵泉。可同时灸百会穴。

有膀胱膨出者,可针刺关元透曲骨,或斜刺横骨（双）。有直肠膨出者,可针刺提肛肌穴,有往上抽动感为度。

每周行针 2～3 次,2～3 周为一疗程。

3. 外治法

（1）丹参 15 g　五倍子、诃子肉各 9 g　煎水趁热熏洗。

（2）蛇床子、乌梅各 60 g　煎水熏洗。

（3）金银花、紫花地丁、蒲公英、蛇床子各 30 g　黄连 6 g　苦参 15 g　黄柏 10 g　枯矾 10 g　煎水熏洗坐浴,此方用于子宫脱出伴有黄水淋沥、湿热下注者。

4. 子宫托　适用于Ⅰ与Ⅱ子宫脱垂。常用的为塑料制的环状子宫托,放入阴道内,将子宫上托,早上出工放入,晚上自行取出,清水洗净抹干保存。月经期及妊娠三个月后停放。

5. 手术治疗　经上述治疗无效者,应作手术治疗。术式的选择,按患者子宫脱垂的程度、年龄及对生育的要求等,选用不同的手术。

【文献摘要】

《医宗金鉴·妇科心法要诀》：妇人阴挺,或因胞络伤损,或因分娩用力太过,或因气虚下陷,湿热下注。阴中突出一物如蛇,或如菌如鸡冠者,即古之癥疝类也。属热者,必肿痛,小便赤数,宜龙胆泻肝汤。属虚者,必重坠,小便清长,宜补中益气汤加青皮、栀子。外用蛇床子、乌梅熬水熏洗之。更以猪油调藜芦末敷之,无不愈者。

【医案选】

案一　一妇人阴中挺出五寸许,闷痛重坠,水出淋沥,小便涩滞,夕以龙胆泻肝汤分利湿热,朝以补中益气汤升补脾气,诸证渐愈。再以归脾汤加栀子、茯苓、川芎、黄柏,间服调理而愈。后因劳役或怒气,下部湿痒,小水不利,仍用前药即愈。（《校注妇人良方》薛己案）

案二　陆××,女,36 岁,农民,门诊日期 1971 年 11 月 20 日。

主诉：4 年前因产后过早操劳家务而患子宫脱垂,已丧失劳动力 2 年。症见面色萎黄,形瘦体弱,头晕目眩,心悸纳少,腰痠带下,少腹坠胀,全身乏力。舌淡苔薄,脉象沉细无力。妇科检查：Ⅱ度子宫脱垂。治以补中益气,补肾固涩。方用补中益气汤加减：炙黄芪 15 g　党参 15　焦白术 12 g　当归身、炙升麻各 9 g　炒柴胡 4.5 g　菟丝子 15 g　炒枳壳 18 g　炙甘草 6 g　棉花根 30 g　杜仲 9 g　熟地 15 g。配合针灸疗法：以① 曲泉、中极透关元；② 子宫、三阴交、后灸百会,两组交替使用。另加外用食醋半斤,放在痰盂内,另用小铁器一具烧红后,入盂内,顿时醋沸气腾,熏 15 分钟左右,迅速收效,一日痊愈。今年 7 月随访,已能参加体力劳动,从未复发。（《新中医》1974 年第 6 期）

11·3　脏躁

凡妇人精神忧郁,情志烦乱,哭笑无常,呵欠频作,称为"脏躁"。《金匮要略》说："妇人脏躁,喜悲伤欲哭,象如神灵所作,数欠伸,甘麦大枣汤主之。"为治疗本病提出了证治。

【病因病机】

脏躁者,乃脏阴不足,有干燥躁动之象。本病发生的病因病机,与患者体质因素有关。

如素多抑郁,忧愁思虑,积久伤心,劳倦伤脾,心脾受伤,化源不足,脏阴更亏;或因病后伤阴,或因产后亡血,使精血内亏,五脏失于濡养,五志之火内动,上扰心神,以致脏躁。

【诊断要点】

本病可根据精神忧郁,烦躁不宁,哭笑无常,呵欠频作等作为诊断要点。

脏躁与百合病相似,但本病以哭笑无常,悲伤欲哭为主;而百合病以沉默寡言,抑郁少欢为主。本病又与经行情志异常相似,但后者主要在于伴随月经周期性发作,以此为别。

【辨证论治】

本病在于心肾脾经,属内伤虚证,故虽有火而不宜清降,有痰而不宜温化,当以甘润滋养之法为主。

[主要证候] 精神不振,或情志恍惚,情绪易于波动,心中烦乱,睡眠不安。发作时,呵欠频作,哭笑无常,不能自主,口干,大便结。舌红或嫩红,苔少,脉细弱略数或细弦。

[证候分析] 本病主要表现在神志的异常改变,如神志恍惚,情绪易于波动,均系血虚不能养神所致。神有余则笑,不足则悲,故发作时悲伤欲哭,喜笑无常。志火内动,则使心烦,睡眠不安。呵欠亦为神疲之征。阴津不足,则口干便秘。舌红或嫩红,苔少,脉细弱略数或细弦,均为阴血亏虚之候。

[治法] 甘润滋补,养心益脾。

[方药] 甘麦大枣汤(《金匮要略》)加枣仁、柏子仁。

小麦 甘草 大枣

方中以小麦养心;甘草、大枣润燥缓急;专以甘平之味宁神健脾,枣仁、柏子仁宁心安神。

若肝肾阴亏,症见头晕耳鸣,腰膝痠软,手足心热,烦躁易怒,心悸不安,甚则意识朦胧,舌红,脉弦细略数,治法当以补养肝肾,养心安神,方用百合地黄汤(《金匮要略》)加味。即百合、生地黄,加入枸杞、白芍、枣仁、麦冬、茯神等。如兼夹痰浊者,则以前方加入胆星、茯苓、郁金、石菖蒲等。

【文献摘要】

《金匮心典》:血虚脏躁,则内火扰而神不宁,悲伤欲哭,有如神灵,而实为虚病……小麦为肝之谷,而善养心气,甘草、大枣甘润生阴,所以滋脏气而止其燥也。

《医宗金鉴·订正金匮要略》:脏,心脏也。心静则神藏,若为七情所伤,则心不得静,而神躁扰不宁也。故喜悲伤欲哭,是神不能主情也,象如神灵所凭,是心不能神明也,即今之失志癫狂病也。

【病案举例】

案一 邓××,女,32岁。

症状:头昏冒,喜欠伸,精神恍惚,时悲时喜,自哭自笑,默默不欲饮食,心烦失眠,怔忡心悸,多梦纷纭,喜居暗室,颜面潮红,舌苔薄白,脉象弦滑。

诊断:子脏血虚,受风化热,虚热相搏,扰乱神明。

治法:拟养心缓肝法,宗金匮甘麦大枣汤与百合地黄汤加减主之。

粉甘草18 g 淮小麦240 g 大红枣10 枚 炒枣仁15 g 野百合60 g 生牡蛎30 g

水煎服,日服2 剂,数剂见效,20 剂痊愈。(《蒲园医案》)

案二 贾××,女,21岁,未婚,1973 年10 月25 日初诊。

一年前因与人争吵,愤懑不解,从此常感脘闷不舒,胸胁刺痛,头痛作晕,夜寐不实。近来头疼胁痛加重,并发作项强肢搐,视物不清,但移时自解。通夜不眠,呵欠频作,泛恶欲呕,或无端自笑,或烦躁欲泣,每在行经期间烦躁尤甚,以至到处乱跑。询之月经或迟或早,食欲时强时弱,小便频数,大便如常,舌见瘀斑,苔白略腻,按脉弦细。辨为气郁肝胆,痰瘀交阻,心肾不交,肝胃不和,治拟养心安神,平肝和胃,活血化瘀法。

处方:杭白芍 12 g　粉甘草 4.5 g　白蒺藜、蔓荆子各 9 g　清半夏 12 g　姜竹茹、香佩兰、片姜黄各 9 g　紫丹参 18 g　夜交藤、炒枣仁、广寄生各 12 g　远志肉 9 g　先服 5 剂,如无不良反映续服 5 剂。水煎服。

二诊　(11 月 4 日)

诸症均见好转,睡眠亦较安宁,二便正常,食欲有加,惟仍烦躁,易于激动,治拟利肝胆,兼益心肾。

处方:杭白芍 12 g　秦当归、云茯苓、白蒺藜、淡竹茹各 9 g　醋柴胡 3 g　薄荷梗 4.5 g　淮小麦 20 g　大枣 6 枚　嫩小草、粉甘草各 6 g　桑寄生 12 g　炒枣仁 9 g　首乌藤 12 g　5～10 剂,煎服法同前。

三诊　(1974 年 1 月 10 日)

前方服后,月事来潮,经中烦躁诸症未见发作。嘱每日上午服加味逍遥丸一副,临睡服硃砂安神丸一副,连服 20 天。(《哈荔田妇科医案医话选》)

11·4　不孕症

女子结婚后夫妇同居二年以上,配偶生殖功能正常,未避孕而不受孕者,称"原发性不孕。"《山海经》称"无子",《千金要方》称"全不产"。如曾生育或流产后,无避孕而又二年以上不再受孕者,称"继发性不孕",《千金要方》称"断绪"。

《素问·骨空论》有不孕之名,《千金要方》在篇首论述。历代妇科医籍均辟有"求嗣""种子""嗣育"门,加以研究。

不孕症的因素很多,如古人谓之"五不女"的螺(又作骡)、纹、鼓、角、脉五种,大多属于女子先天性生理缺陷,非药物所能取效,不属本节论述范畴。

【病因病机】

肾主生殖,不孕与肾的关系密切,并与天癸、冲任、子宫的功能失调,或脏腑气血不和,影响胞脉胞络功能有关。临床上常见的有肾虚、肝郁、痰湿、血瘀等。

1. 肾虚　先天肾气不充,阳虚不能温煦子宫,子宫虚冷,以致不能摄精成孕。或精血不足,冲任脉虚,胞脉失养,不能成孕,或阴虚火旺,血海蕴热,亦不能成孕。

2. 肝郁　情志不畅,肝气郁结,疏泄失常,气血不和,冲任不能相资,以致不孕。

3. 痰湿　体质肥胖,或恣食膏粱厚味,脾虚不运,痰湿内生,气机不畅,胞脉受阻,不能摄精成孕。

4. 血瘀　经期、产后余血未净,若感受寒邪,寒凝血瘀,胞脉阻滞,两精不能结合,以致不孕。

【诊断要点】

结婚二年以上,或曾孕育后二年以上,夫妇同居,配偶生殖功能正常,未避孕而不受孕者,可诊为不孕症。诊断时应详细询问有关病史,如月经史、婚产史、带下史、性生活史等。并应进行妇科检查、输卵管通畅试验,卵巢功能测定,男方精液检查等,以助诊断。

【辨证论治】

初潮推迟,月经一贯后期量少,常有腰痠腿软者,多属肾虚证;胸闷烦躁,郁郁不乐者,多属肝郁证;形体肥胖,多属痰湿证;少腹作痛,经量偏少者,多属血瘀证。治疗上除针对各个证型外,应注意清心寡欲;择缊缊的候合阴阳,以利于成孕。

1. 肾虚不孕

（1）偏阳虚

[主要证候] 婚久不孕,月经后期,量少色淡,或月经稀发、闭经。面色晦黯,腰痠腿软,性欲淡漠,小便清长,小便不实。舌淡苔白,脉沉细或沉迟。

[证候分析] 肾虚冲任失养,血海不充,故婚久不孕月经后期、量少、色淡,或月经稀发、闭经。腰为肾之府,肾阳不足,命门火衰,故面色晦黯,腰痠腿软,性欲淡漠。肾阳虚衰,上不能温暖脾阳,下不能温化膀胱,则大便不实,小便清长。舌淡苔白,脉沉细或沉迟,均为肾阳虚衰之象。

[治法] 温肾补气养血,调补冲任。

[方药] 毓麟珠(《景岳全书》)加紫河车、丹参、香附。

人参 白术 茯苓 白芍 川芎 炙甘草 当归 熟地 菟丝子 杜仲 鹿角霜 川椒 共为末,炼蜜为丸。

方中四物汤补血;丹参、香附理气和血调经;四君子汤健脾而益气;菟丝子、杜仲、鹿角霜、紫河车有温养肝肾,调补冲任,补阴益精之功;佐川椒温督脉以助阳。全方既温养先天肾气以生精,又培补后天脾胃以生血,并佐以调和血脉之品,使精充血足,冲任得养,胎孕易成。

如腰痛似折,小腹冷甚,脉沉迟者,可于上方加巴戟、补骨脂、仙茅、仙灵脾等温肾壮阳。

（2）偏阴虚

[主要证候] 婚久不孕,月经先期,量少,色红无血块,或月经尚正常,但形体消瘦,腰腿痠软,头昏眼花,心悸失眠,性情急躁,口干,五心烦热,午后低热。舌偏红,苔少,脉细数。

[证候分析] 阴血亏虚,每致阳气偏旺,血海蕴热,故婚久不孕,月经先期;精血亏少,故月经量少;精血虚损,肢体失荣,故形体消瘦;阴血不足,心肝失养则头昏眼花,心悸失眠;腰为肾之府,肾精不足,故腰腿痠软;阴血亏虚,君相火旺,则心情焦急,五心烦热,午后低烧。舌红,苔少,脉细数,均为阴虚火旺之象。

[治法] 滋阴养血,调冲益精。

[方药] 养精种玉汤(《傅青主女科》)加女贞子、旱莲草。

当归 白芍 熟地 山萸肉

方中当归、白芍养肝和血;女贞子、旱莲草滋养肝肾;熟地、山萸肉补益精血。全方补血滋阴,适合妇女常服。若症见形体消瘦,五心烦热,午后潮热者,皆属阴虚火旺,可加丹皮、地骨皮、黄柏、龟版以清热降火,滋润填精。

2. 肝郁

[主要证候] 多年不孕,经期先后不定,经来腹痛,行而不畅,量少色黯,有小血块,经前乳房胀痛,精神抑郁,烦躁易怒。舌质正常或黯红,苔薄白,脉弦。

[证候分析] 情志不舒,则肝失条达,气血失调,冲任不能相资,故多年不孕。肝郁气滞,血行不畅,故经前乳胀,经行量少,色黯有块。肝郁则情志抑郁,郁而化火,则烦躁易怒。疏泄失常,则经行先后不定。舌黯红,苔薄白,脉弦,均为肝郁之象。

[治法] 舒肝解郁,养血理脾。

[方药] 开郁种玉汤(《傅青主女科》)。

当归 白术 白芍 茯苓 丹皮 香附 花粉

方中当归、白芍养血柔肝,丹皮凉血活血,香附调气解郁,白术、茯苓益脾,花粉生津清热,共奏疏肝、平肝、益脾之效。如胸胁胀满甚者,去白术,加青皮、玫瑰花、绿萼梅舒郁。梦多而睡眠不安者,加炒枣仁、夜交藤以益肝宁神。乳胀有块,酌加王不留行、橘叶、橘核、路路通。乳房胀痛有灼热感或触痛者,加川楝子、蒲公英。

若气滞而挟瘀血者,可见小腹痛胀,经期或劳累后加重,痛时拒按,则宜温阳化气,活血行瘀。方用少腹逐瘀汤(方见《月经病·痛经》)去干姜、肉桂,加丹参、香附、桂枝。

3.痰湿

[主要证候]　婚后久不受孕,形体肥胖,经行延后,甚或闭经,带下量多,质黏稠,面色㿠白,头晕心悸,胸闷泛恶。苔白腻,脉滑。

[证候分析]　形体肥胖为本型特征。痰湿壅阻气机,胞脉闭塞,不能摄精成孕,故婚久不孕,月经后期,甚或闭经。痰湿内阻,升降失宜,清阳不升,故面色㿠白,头晕心悸,胸闷泛恶。脾虚湿困,湿浊下注,故带下量多,质黏稠。苔白腻,脉滑,亦为痰湿内蕴之征。

[治法]　燥湿化痰,理气调经。

[方药]　启宫丸(经验方)加石菖蒲。

制半夏　苍术　香附　神曲　茯苓　陈皮　川芎　共研细末为丸。

方中半夏、茯苓、陈皮、苍术燥湿化痰,石菖蒲芳香化浊,神曲健脾消滞,香附、川芎理气和血。如经量过多,可去川芎,酌加黄芪、续断益气固肾。若心悸者,加远志以宁心。

4.血瘀

[主要证候]　婚久不孕,月经后期量少,色紫黑,有血块,或痛经,平时少腹作痛,痛时拒按。舌质紫黯或舌边有紫点,脉细弦。

[证候分析]　瘀血阻于胞脉,故婚久不孕,月经后期量少或痛经。瘀血随经血下泄则经色紫黑,有血块。瘀阻不畅,则腹痛拒按。舌黯有紫点,脉细弦为血瘀之征。

[治法]　活血化瘀,调经。

[方药]　少腹逐瘀汤(方见痛经)。

【文献摘要】

《校注妇人良方·求嗣门》:窃谓妇人之不孕,亦有因六淫七情之邪,有伤冲任,或宿疾淹留,传遗脏腑,或子宫虚冷,或气旺血衰,或血中伏热,又有脾胃虚损,不能营养冲任。审此,更当察其男子之形气虚实何如,有肾虚精弱,不能融育成胎者,有禀赋微弱,气血虚损者,有嗜欲无度,阴精衰惫者,各当求其源而治之。

《医林改错·少腹逐瘀汤》:更出奇者,此方种子如神,每经初见之日吃起,一连吃五副,不过四月必成胎。

《医宗金鉴·妇科心法要诀》:女子不孕之故,由伤其冲任也。经曰:女子二七而天癸至,任脉通,太冲脉盛,月事以时下,故能有子。若为三因之邪伤其冲任之脉,则有月经不调、赤白带下、经漏、崩漏等病生焉。或因宿血积于胞中,新血不能成孕,或因胞寒胞热,不能摄精成孕,或因体盛痰多,脂膜壅塞胞中而不孕,皆当细审其因,按证调治,自能有子也。

【医案选】

案一　胡××　女　31岁　工厂医务工作者　于1976年11月20日初诊。

患者结婚6年同居不孕,丈夫精液检查正常。本人14岁月经初潮,向来月经延后10天左右,经色淡红,量中等,有少许血块。末次月经11月18日。今年9月份经来六小时内取子宫内膜活检,病理报告为"分泌期子宫内膜,腺体分泌欠佳"。输卵管通水术结果"基本通畅",但久不受孕。近3年来腰酸痛楚(经照片未发现腰椎病变),经常头晕,疲乏,纳差,最近脱发较甚,怕冷,睡眠欠佳。二便尚调,面青白虚浮,唇淡,舌淡黯略胖,苔白,脉沉细。

妇检：外阴阴道正常,宫颈光滑,宫体前倾,较正常略小,活动,无压痛。双侧附件正常。

诊断：① 月经后期。② 不孕症。

辨证：脾肾阳虚型。

治则：温肾健脾补血。

处方：菟丝子 25 g　淫羊藿 12 g　破故纸 15 g　川断 15 g　党参 15 g　白术 15 g　当归 12 g　制首乌 30 g　每天 1 剂。

1977 年 1 月 29 日二诊：本次月经逾期 30 天。仍觉腰痛,纳呆,守前法。

处方：菟丝子 25 g　淫羊藿叶 10 g　桑寄生 30 g　金狗脊 15 g　党参 20 g　白术 15 g　云苓 25 g　陈皮 6 g　当归 12 g

5 月 4 日三诊：近两个月来常服上方加减后,腰痛减轻,眠纳好转,舌淡黯,苔白微黄略腻,脉细稍弦。

处方：菟丝子 20 g　淫羊藿 10 g　仙茅 10 g　金樱子 18 g　党参 15 g　白术 15 g　云苓 25 g　神曲 10 g

7 月 30 日四诊：服药后月经按时于本月 20 日来潮,量中等,腰痛减,但觉头晕,疲乏,健忘。守前法,稍佐以祛风。

处方：菟丝子 25 g　破故纸 15 g　淫羊藿 12 g　党参 25 g　白术 20 g　炙甘草 6 g　当归 12 g　川芎 6 g　白芷 10 g　每天 1 剂。

10 月 12 日五诊：前症渐见好转,但稍劳累则腰疲痛乏力,怕冷,胃纳一般,月经较前准。仍以温肾健脾养血为治。

处方：淫羊藿 10 g　仙茅 10 g　菟丝子 25 g　川断 12 g　黄精 15 g　首乌 15 g　鸡血藤 30 g　党参 20 g　白术 20 g　炙甘草 6 g　陈皮 5 g

11 月 12 日六诊：服上方十余剂后头晕已除,腰痛不甚,胃纳转佳,月经依期,末次月经 11 月 6 日,4 天干净。舌淡胖,苔白微黄,脉弦滑略缓。仍以温肾健脾治之。

处方：菟丝子 25 g　覆盆子 12 g　破故纸 15 g　淫羊藿 10 g　党参 20 g　白术 15 g　当归 12 g　艾叶 10 g

此后,按此方加减,每月经净后服八剂,身体康复,月事以时下,至 1978 年 3 月怀孕,现已临产。《罗元恺医著选》

案二　日本专家大石志良之妻坂本志计子教授,结婚后数年未孕,经国内外著名医生检查多次,均无疾患,查不出病因。经有关方面介绍,1976 年夏季的一天,大石专职翻译持有关部门介绍信前来我院门诊部求余往诊。余望其形体不甚健康,面色暗滞,精神抑郁,舌苔微黄,语言清晰。问其发病之由,云：性情急躁,无故多怒,胸胁胀满,经期乳房胀痛,血量涩少,色紫暗有块,小腹坠胀,经后乳痛腹胀较轻,手足干烧;呃逆,不欲饮食,喜食清淡而厌恶油腻,大便秘结,小便短赤。诊其脉象弦涩有力。

根据证候分析：乃属肝气郁滞,脉络不畅,疏泄失常,胞脉受阻而不孕。予以调肝理气通络之方：当归 9 g　赤芍 9 g　川牛膝 9 g　川芎 6 g　王不留行 9 g　通草 9 g　川楝 9 g　皂刺 3 g　瓜蒌 9 g　丹参 9 g　香附 9 g。嘱服 3 剂。七天后又诊,症无变化,脉象如前,惟食欲不振,此因肝气乘脾,脾气不运之故,仍以前方加白术 9 g、山药 9 g 以扶脾气,又服 3 剂。一周后又诊,据云：经期胸闷乳痛减轻,饮食增进,但腰疲痛。仍以原处方减皂刺、瓜蒌,加川断 9 g、寄生 9 g 以补肝肾,嘱其久服为佳。

于 1977 年其夫妇返回日本东京。在 1978 年春,大石志良来信说：他们夫妇回国以后,其夫人怀孕生一女孩,为纪念中国,借用松花江的"花"字,将这一女孩取名"大石花",并对中国医生治好他夫人的多年不孕症表示衷心的感谢。

此乃肝郁不孕症,是妇女最常见的疾病,也是最难医治的疾病。余通过五十余年临床验证,对此症运用该方药,故治愈。(《百灵妇科》)

11·5　阴痒

外阴及阴道瘙痒不堪,甚或痒痛难忍,或伴有带下增多等,称为"阴痒",亦称"阴门瘙痒""阴蜃"等。

本病见于《肘后备急方》及《诸病源候论》。历代妇科医籍均有记载。《外科正宗》、《疡医大全》有较详尽之外治法。

本病多与带下有关,治疗上除内服药外,还要配合外治,并应注意卫生,增强体质,做好预防工作。

【病因病机】

本病发生的病因病机,主要是肝、肾、脾功能失常。肝脉绕阴器,又主藏血,为风木之脏;肾藏精主生殖,开窍于二阴;脾主运化水湿。肝经湿热或肝郁脾虚化火生湿,湿热之邪,随经下注,蕴结阴器;或感染虫蜃,虫扰阴部,发为阴痒。此外,肝肾不足,精血亏虚,生风化燥,阴部肌肤失养,亦可不荣而痒。临床常见的以肝经湿热和肝肾阴虚为多。

1. 肝经湿热　忽视卫生,或久居阴湿之地,以致湿邪虫蜃侵入阴部,发为阴痒;或情怀不畅,肝郁脾虚,肝郁化火,脾虚生湿,湿热蕴郁生虫,亦致阴痒。

2. 肝肾阴虚　素体肝肾不足,或年老体衰,精血亏损;或久病不愈,阴血不足,生风化燥,阴部肌肤失常,发为阴痒。

【诊断要点】

本病以前阴瘙痒为主,甚或波及后阴、大腿内侧为诊断标准。临证时要注意外阴白色病损,如皮色变白者,要进一步检查,以明确诊断。此外,尚应排除癣证,湿疹等病变。

【辨证论治】

本病应从阴部瘙痒的情况及全身情况辨其原因。一般来说,湿胜作痒,常浸淫流液;热胜作痒,常焮热或溃烂;虫淫作痒,白带增多,色、质异常,奇痒如虫爬;风寒作痒,常局部皮肤变白;精血亏虚作痒,阴部干涩,灼热或皮肤变厚或萎缩。治疗着重调理肝、肾、脾的功能。故要注意"治外必本诸内"的原则,采用内服与外治,整体与局部相结合进行施治。

1. 肝经湿热

［主要证候］　阴部瘙痒,甚则痒痛,坐卧不安,带下量多,色黄如脓,或呈泡沫米泔样,其气腥臭,心烦少寐,口苦而腻,胸闷不适,纳谷不香。舌苔黄腻,脉弦数。

［证候分析］　由于脾虚生湿,肝经郁热,湿热下注,或感染虫蜃,虫蚀阴中,则阴痒。湿热下注,损伤任带,秽液下流,则带下量多,色黄如脓,或泡沫米泔样,其气腥臭,痒痛难忍,心烦少寐,坐卧不安。湿热内盛,阻于中焦,则口苦而腻,胸闷不适,纳谷不香。苔黄腻,脉弦数,为肝经湿热下注所致。

［治法］　清热利湿,杀虫止痒。

［方药］　萆薢渗湿汤(《疡科心得集》)加苍术、苦参、白藓皮、鹤虱。

萆薢　苡仁　黄柏　赤茯苓　丹皮　泽泻　通草　滑石

方中苍术、苡仁健脾化湿,黄柏清下焦湿热,丹皮清热凉血,泽泻、通草、赤茯苓、滑石、萆薢清热利湿,鹤虱、苦参、白藓皮杀虫止痒。

若肝经湿热,症见带多,阴部瘙痒,烦躁易怒,胸胁胀痛,口苦而干,大便秘结,小便短赤,舌红苔薄黄,脉弦数者,方用龙胆泻肝汤(方见带下病)。

2. 肝肾阴虚

[主要证候] 阴部干涩,灼热瘙痒,或带下量少色黄,甚则如血样,五心烦热,头晕目眩,时有烘热汗出,口干不欲饮,耳鸣,腰痠。舌红少苔,脉细数无力。

[证候分析] 肝肾阴虚,精血两亏,血虚生风化燥,则阴部干涩,灼热瘙痒。肾虚带脉失约,任脉不固,阴虚生内热,则或带下量少色黄,甚则如血样。阴虚阳亢,则五心烦数,口干不欲饮,时有烘热汗出。精血不足,清窍失养,则头晕目眩,耳鸣。腰为肾之府,肾虚则腰痠。舌红少苔,脉细数,均为肝肾阴虚之象。

[治法] 滋肾降火,调补肝肾。

[方药] 知柏地黄汤(方见经行口糜)加当归、白藓皮、制首乌。

此外,还有脾虚血少,症见阴部瘙痒,头昏心慌,眠差,纳呆腹胀,大便易溏,神疲乏力,脉细弦,舌质淡红,治以健脾养血,方用归脾汤(方见经行眩晕)。

[其他疗法]

阴痒要重视局部治疗。常用熏洗、外搽或阴道坐药。

1. 外洗方

(1)塌痒汤(《疡医大全》) 鹤虱30 g,苦参、威灵仙、归尾、蛇床子、狼毒各15 g,煎汤熏洗,临洗时加猪胆汁二个更佳,每天1次,10次为一疗程,如外阴并发溃疡者忌用。

(2)蛇床子散(《中医妇科学》1979年版) 蛇床子、川椒、明矾、苦参、百部各10~15 g,煎汤趁热先熏后坐浴,一天1次,10次为一疗程。若阴痒破溃者,则去川椒。

2. 外搽方 适用于阴痒皮肤破损者。

珍珠散(《中医妇科学》1979年)

珍珠 青黛 雄黄各3 g 黄柏9 g 儿茶6 g 冰片0.03 g 共研细末,外搽用。

3. 阴道坐药

可根据白带涂片检查的结果选用。

【文献摘要】

《医宗金鉴·妇科心法要诀》:妇人阴痒,多因湿热生虫,甚则肢体倦怠,小便淋漓,宜服逍遥散、龙胆泻肝汤。

【医案选】

案一 一妇人胸膈不利,内热作渴,饮食不甘,肢体倦怠,阴中闷痒,小便赤涩,此郁怒伤脾肝所致,用归脾汤加山栀而愈。复因怒,患处并小腹胀痛,用小柴胡加栀子、芎、归、芍等药,痛止,用逍遥散加栀子而愈。又因劳役,患处肿胀,小便仍涩,用补中益气汤加栀子、茯苓、丹皮而安。(《校注妇人良方》)

案二 李××,女,35岁,已婚,1972年6月15日初诊。

两月来,外阴部发现有红色丘疹,瘙痒不堪,甚则疼痛,抓破后分泌黄白色液体,随后可干燥结痂。如此反复发作,以致心烦少寐,坐卧不安,并有胸闷不舒,口干且苦,小便赤涩,带多色黄等症。月经尚属正常,但经后诸症加重。刻诊经期始过,外阴奇痒,余症如前。舌质红,苔黄腻,脉滑数。此乃肝经郁火,湿热下注为患,拟清利湿热以止痒。

处方:龙胆草、川黄柏、炒栀子各9 g 生苡米30 g 赤茯苓、滑石块、车前子(布包)各9 g 紫草根、干虎杖各12 g 地肤子、白藓皮、海桐皮各9 g 6剂,水煎服。

另用紫地丁15 g,川黄柏6 g,淫羊藿叶6 g,蛇床子9 g。6剂,布包,泡水,坐浴熏洗,每天2次。另以珠黄散3瓶,黄柏面6 g,紫荆皮粉9 g,共研匀,香油调呈糊状,摊于消毒纱布上,于临睡前敷贴患处,晨起去掉。

二诊 (6月23日)

经服上方,并配合外治法1周后,阴痒显减,带下亦少,外阴部原有之溃疡均已干燥结痂,未见新溃疡面。余症亦均轻减。腻苔已退,脉滑略数。

嘱内服二妙丸,加味逍遥丸各一付,每天上、下午分服,白水送下,继用前述外治法。10天后结痂脱落,痒感消失,遂停药。于7月12日月经来潮,经后未见反复。

按 本例外阴瘙痒,破溃流水,伴见带多质稠,口苦心烦,胸闷不舒等症,乃因肝经郁火、湿热下注所致。治以龙胆泻肝汤加减,泻肝火,利湿热,除带止痒。方中胆草、栀子、黄柏等清热郁泻肝火;赤苓、苡米、滑石、紫草根等利湿热除带下,与白藓皮、地肤子等配合并能祛风胜湿止痒。虎杖一药,清热解毒,消炎定痛、止带之力颇著,配合外治法,更能增强解毒化湿,除带止痒,愈合疮面的作用,因而获效较速。(《哈荔田妇科医案医话选》)

11·6 阴疮

妇人阴户肿痛,甚或化脓溃疡,黄水淋沥;或阴户一侧凝结成块坚硬,或如蚕茧状者,总称"阴疮",包括"阴肿""蚌疽""阴茧""阴蚀"等。

阴疮,首见于《金匮要略》:"少阴脉滑而数者,阴中即生疮。""阴中蚀疮烂者,狼牙汤洗之。"以后在妇科及外科的医籍中,均有描述。

【病因病机】

本病的主要机理,有热毒、寒凝两种,临床常见者以热毒为多。

1. 热毒 经行产后,忽视卫生,或阴户破损,感染邪毒;或湿热毒邪,蕴积于下,伏于肝经,与血气相搏,郁结成疮。

2. 寒凝 寒邪凝滞气血,瘀积于内,邪气不能外出,内陷于肌肉;或平素阳虚,气血失畅,与痰湿凝结成块。

【诊断要点】

阴疮在阴户上有红肿热痛或兼有脓水淋沥,又或结块坚硬。与带下阴痒或皮肤湿疹者不同,可资鉴别。

【辨证论治】

本病首先辨别寒热。红肿热痛,发病急骤,甚或脓水淋沥,或伴有全身发热者,为热为实;肿块坚硬,不痛不痒,日久不消,形体虚赢者,多为虚寒。其次要辨善恶。疮疡溃腐,久不收敛,脓水淋沥,恶臭难闻者,多属热毒蕴郁而气血衰败之恶候。治则仍按热者清之,寒者温之,坚者消之,虚者补之,下陷者托之的原则处理。

1. 热毒

[主要证候] 本病初期,阴户一侧或双侧忽然肿胀疼痛,行动艰难;继则肿处高起,形如蚕茧,不易消退,3~5天便欲成脓,并易向大阴唇内侧黏膜处溃破;溃后脓多臭秽而稠,一般经5~7天即可收口而愈,但亦有经常反复出脓而形成窦道者。当局部症状进展时,全身会出现恶寒发热,口干纳少,大便秘结,小便涩滞。舌苔黄腻,脉沉而数。

[证候分析] 热毒入侵,气血壅阻,以致阴户忽然肿胀疼痛,妨碍行动;邪热与气血搏结,故肿处高起;由于热毒蕴结,血气蒸腐化脓,脓液多臭秽黏稠,脓毒排出后,邪热外泄,则肿退痛止;如热毒未尽,可反复出脓形成窦道。热毒与血气相争,故恶寒发热,口干便艰。苔黄腻,脉数等,为热毒炽盛之象。

〔治法〕 清热解毒,活血化瘀。

〔方药〕 五味消毒饮(方见带下病)加乳香、没药、赤芍、丹皮。

方中以蒲公英、金银花、野菊、地丁、天葵清热解毒,乳香、没药化瘀止痛,丹皮、赤芍凉血活血。共奏清热解毒、化瘀排脓之效,为治疗疮肿之要剂。

高热肿胀,疼痛将化脓或已化脓者,可用仙方活命饮(《校注妇人良方》)。

金银花　甘草　穿山甲　皂角刺　当归尾　赤芍　乳香　没药　天花粉　陈皮　防风　贝母　白芷

方中以金银花、甘草、天花粉、防风清热解毒消风;山甲、皂刺、归尾、赤芍、乳香、没药化瘀止痛消结;贝母、白芷祛风排脓。如二便秘涩者,可加大黄、槟榔等。

2. 寒凝

〔主要证候〕 肿块坚硬,皮色不变,不甚肿痛,经久不消。又或日久溃烂,瘙痒出血,脓水淋沥,疮久不敛,神疲体倦,纳谷不香,心悸烦躁。舌淡嫩,苔淡黄腻,脉细软无力。

〔证候分析〕 寒凝气血,故肿块坚硬,或日久溃腐;由于津液内亏,气血不足,无力托毒外出,故溃烂而血水淋沥,经久不敛。神疲体倦,纳谷不香,心悸烦躁,均为气血不足、脾胃薄弱、津液内亏之象。

〔治法〕 益气养血,托毒外出。

〔方药〕 托里消毒散(《外科正宗》)。

人参　川芎　当归　白芍　白术　黄芪　甘草　茯苓　金银花　白芷　皂角刺　桔梗

方中四君子汤补气,当归、白芍、川芎养血和血,黄芪、桔梗扶正托邪;金银花、皂角刺、白芷解毒消肿。若体弱者,去白芷,倍人参。

若阳虚寒凝,症见阴户一侧肿胀结块,不红不热,状如蚕茧,经久不消者。治当温经散寒,化痰养荣,阳和汤合小金丹治之。

阳和汤(《外科全生集》)。

麻黄　熟地　白芥子(炒研)　炮姜炭　甘草　肉桂　鹿角胶

方中重用熟地,温补营血;鹿角胶养血助阳;姜炭、肉桂温经通脉;麻黄,白芥子通阳散滞而消痰结;甘草生用,解脓毒而调诸药。全方具有温阳补血,宣通血脉,散寒祛痰之功。用于阴疽之证,犹如日照当空,阴霾自散,可化阴凝而使阳和。

小金丹(《外科全生集》)。

白胶香　草乌头　五灵脂　地龙　木鳖子　乳香　没药　麝香　墨炭　归身

方中诸药芳香温化寒瘀,和经通络,能消散肿块,为临床常用的成药。

【文献摘要】

《校注妇人良方》:妇人少阴脉数而滑者,阴中有疮,名曰䘌,或痛或痒,如虫行状,脓水淋沥,亦有阴蚀几尽者,皆由心神烦郁,脾胃虚弱,气血流滞耳,内当补心养胃,外以药敷洗乃可。

《医宗金鉴·外科心法要诀》:妇人阴疮系总名,各有形证各属经……阴肿劳伤血分成,阴蚀胃虚积郁致。

《医宗金鉴·妇科心法要诀》:䘌蚀成疮浓水淋,时痛时痒若虫行,少腹胀闷溺赤涩,食少体倦晡热蒸,四物柴栀丹胆草,溃腐逍遥坠补中。

【医案选】

案一　一产妇素有肝火患此,内溃瘁痛,食少热渴,小水淋沥,用加味逍遥散,加味归脾汤兼服,间以芦荟

丸,外以鹤虱草煎洗而愈。(《校注妇人良方》)

案二　陆××　女　29岁

去年12月曾患盆腔炎,经中西医结合治疗而愈,前4天月事方尽,而耻骨部又起颗作痒。翌日阴部肿痛,全身发烧,曾在某医院用链霉素、合霉素治疗,未能控制。

检查:左侧大阴唇肿胀,皮色微红,并可扪及4 cm×2 cm之肿块,质较硬,有压痛;右侧阴唇部有一黄豆大颗粒,表皮破损;纳谷不馨,二便尚可,苔薄白质红,脉弦略数。

谅由经潮之后,将息失宜,感染湿毒,聚于肝络而成阴茧,兹拟清化,配以外治。

1. 金黄散,浓茶调敷左侧大阴唇,一天3次。

2. 黄连膏,外搽右侧阴唇破损处,一天3次。

3. 龙胆草3 g　黄芩5 g　黑栀子10 g　木通3 g　泽泻10 g　车前子10 g　银花12 g　赤芍10 g　柴胡2 g　生地10 g　生甘草2 g

治疗经过:5天后,在阴唇患处有一黄豆大溃破,流脓不多,疼痛仍甚,左腹股沟淋巴结肿痛,全身伴有恶寒发热,口干食少,苔薄黄质红,脉弦数,小便黄热,平素白带甚多,还系湿热充斥于下,改服清火解毒利湿之剂。

1. 紫地丁30 g　连翘10 g　赤芍10 g　黑栀子10 g　丹皮6 g　川柏6 g　泽泻10 g　知母6 g　木通3 g　六一散(包)12 g　车前子10 g

2. 疮口掺五五丹,外盖黄连油膏纱布。

治疗6天,疮口脓水减少,改用九一丹。再两天,脓水已净,外掺黄连粉,2天后疮口收敛而愈。(《许履和外科医案医话集》)

11·7　阴吹

妇女阴道中时时出气或气出有声,状如矢气,谓之“阴吹”。

本病最早载于《金匮·妇人杂病脉证并治篇》。唐、宋均承袭《金匮》所论。迄至明清,又提出气虚痰饮等论点,丰富了本病内容。

【病因病机】

本病主要是胃气下泄,不循常道,逼走前阴,其原因有三:

1. 腑气不通　胃腑燥实,谷道欠通,胃气下泄所致。正如尤在泾注《金匮要略心典》所说:“大便结而不通,是以阳明下行之气,不得从其故道,而乃别走旁窍也。”

2. 气虚　脾胃虚弱,中气不足,脾虚气弱,运行无力,腑气失循常道。《医宗金鉴·妇科心法》说:“若气血大虚,中气下陷者,宜十全大补汤加升麻、柴胡以升提之。”

3. 痰湿　脾胃薄弱,素有痰饮蓄积,蟠居中焦,浊邪相干,谷气不能上升清道,反而下泄。或痰湿下注,气随湿下,亦致阴吹。

【诊断要点】

妇女阴道出气有声,状如矢气者为阴吹。通过阴道和直肠的检查,要注意与阴道直肠瘘管的区别。

【辨证论治】

若大便秘结,腹部作胀者,为腑气不通证;大便通畅,肢疲乏力者,为气虚证;大便通畅,脘痞痰多者,为痰湿证。在治疗上调理脾胃较为重要,可按各证型分别论治。

1. 腑气不通

[主要证候]　阴吹较剧,大便干燥秘结艰行,口干烦热,腹部胀气。舌苔黄腻,脉弦滑。

　　〔证候分析〕　阴吹由于大便秘结干燥所致,腑气下行,胃气下泄,逼走前阴所致。口干烦热者,乃胃腑燥结。腹部胀气者,亦由腑气不行之故。脉舌均为阳明燥实,腑气不通之象。

　　〔治法〕　润燥通便。

　　〔方药〕　麻仁丸(方见产后大便难)。

　　2. 气虚

　　〔主要证候〕　阴吹时断时续,时甚时微,关昏神疲,四肢乏力,倦怠嗜卧,胃脘痞闷,或有小腹下坠。舌淡,苔白,脉细弱。

　　〔证候分析〕　气虚阴吹,故时断时续,时甚时微,气虚则营血不足,常见头昏不已;气虚脾弱,故有四肢乏力、倦怠、嗜卧之症;脾胃失和,则胃脘痞闷;气虚下陷,故小腹下坠。舌淡苔白,脉细弱者,乃气血俱虚之象。

　　〔治法〕　益气升清,调理脾胃。

　　〔方药〕　补中益气汤(方见月经先期)。

　　3. 痰湿

　　〔主要证候〕　阴吹而带下增多,色白质黏腻无臭,胸闷脘痞,口腻痰多,舌苔黄白腻,脉细滑。

　　〔证候分析〕　痰湿下注,气随湿下,则带多阴吹;痰饮阻塞中焦,则胸闷脘痞,口腻痰多。舌苔腻,脉细滑,均为痰湿之象。

　　〔治法〕　化痰燥湿,健脾和胃。

　　〔方药〕　桔半桂苓枳姜汤(《温病条辨》)加白术、苡仁。

　　桂枝　茯苓　生姜　橘皮　制半夏　枳实

　　方中桂枝、茯苓温化痰饮;二陈汤燥湿化痰;生姜散寒温中;枳实泄下除痰;再加白术、苡仁等健脾利湿之品,使痰饮化而脾胃健。若偏于湿热,症见带下量多,色黄或黄白质黏有臭,可于本方去桂枝、生姜;加入黄柏、萆薢等品。

【文献摘要】

　　《金匮心典》:阴吹,阴中出声,如大便矢气之状,连续不绝,故曰正喧。谷气实者,大便结而不通,是以阳明下行之气不得从其故道,而乃别走旁窍也。

【医案选】

　　于××,女,38岁,已婚,1973年7月12日初诊。

　　阴吹而正喧,迄已三月余,初不肯告人,亦不敢会客,后发作益频,日数次至数十次不等,发则连续不断,声如矢气,遂由其夫伴来求治。刻诊面色萎黄,神疲倦怠,腰痠膝软,气短声微,便溏溲频,带下清稀量多,脉象沉细无力。诊为脾肾两虚,中气下陷。《医宗金鉴》谓:"气虚下陷大补治,升提下陷升柴添。"予补中益气汤加味。

　　处方:党参、黄芪各15g　白术9g　陈皮6g　炒杜仲、川续断、当归各9g　炮姜炭6g　乌贼骨9g　绿升麻、软柴胡、炙甘草各4.5g　3剂,水煎服。

　　外用:蛇床子9g　黄柏6g　吴茱萸3g　3剂,布包,泡水,坐浴洗。

　　数月后其夫来访,谓服药3剂,阴吹即减,再三剂而愈。守方服至二十余剂,并坚持外用熏洗药,带下亦止,精神体力均见恢复,迄未再犯。

　　按:阴吹是妇女阴道有气排出,并带声响的一种疾病。其作为一个症状,也可伴随其他疾病出现,一般并不严重。作为主症出现时,则往往簌簌作响,连续不断,患者虽隐忍不肯告人,但因精神负担沉重,常能加重其他疾病。本病始见于《金匮要略·妇人杂病脉证并治篇》。如说:"胃气下泄,阴吹而正喧,此谷气之实也,猪膏发煎导之。"说明本病的成因,是由于谷气实,胃气下泄所致。但谷气实如何能引起阴吹,诸家解释不一,因而对猪膏发煎的作用机理也就产生了不同看法。《良方大全》引程云来说:"胃满则肠虚,肠满则胃虚,更虚更实,则气得上下,今胃中谷气实则肠胃虚,虚则气不得上下而肾又不能为关,其气但走胞门而出于阴户。膏发煎者,导小便药也,使其气以化小便,则不为阴吹之证也。"萧慎斋对这种解释颇不以为然,他认为:"夫人谷气,胃中何堂一日不实,而见阴吹之证者,未之尝闻。"但他也并未谈出所以然的道理,因此主张"千百年之书,其阙疑可也。"至于认为猪膏发煎为"导小便药"的,尚有李时珍,吴谦等,他们大都是从猪膏发煎尚能治黄疸这一点推测而来,恐难为训。尤在泾则认为:"谷气实者,大便结而不通,是以阳阴下行之气,不得从其故道,及别来旁窍也。猪发膏煎润导大便,便通气自归矣。"其说是较有道理的。

　　阴吹与矢气相似,发病有虚实之别。实者多因热结肠胃,煎熬津液,致使大肠津枯,血脉不利,络中血瘀,大便不下,肠腔变窄,以致胃中浊气不行不畅,别走旁窍,发出声音,遂成为阴吹而正喧。方用猪膏润燥,乱发消瘀,合奏滋润通便,利血脉之效,以促使肠胃机能的恢复。从临床所见,本证多兼见口渴思饮,大便秘结,小腹急满等症状。除用猪膏发煎外,也可应用脾约丸化裁,以使便通气自归,并配合坐浴熏洗药资助治疗。

　　阴吹虚证,多由于素体脾弱,不慎卫生,复因操劳过度,房室不节,以致气血亏虚,中气下陷所致。临床并见体弱无力,腰肢酸软,面白气短,大便溏薄等症,可用十全大补汤,益气养血,升提中气。因此,同为阴吹而虚实殊异,治疗宜详为分辨,方不致误。(《哈荔田妇科医案医话选》)

附　　录

附1　妇产科常见急症诊断简表

附表1　血　　证

病　　名	证候特点	腹部检查	妇科检查	辅助检查
月经过多	经量明显增多,甚或下血如注,但一般尚有月经周期。多伴血虚见症	分辨有无癥瘕	鉴别有无生殖系器质性病变	可做超声波检查、子宫内膜诊刮、血常规
崩　漏	阴道出血暴下不止,或淋漓不净,月经周期紊乱。多见于青春期及更年期,可有不同程度贫血症,大出血可致亡血暴脱		注意排除生殖器肿瘤,炎症,妊娠期等异常出血	
堕胎小产　胎动欲堕(难免流产)	由胎漏、胎动不安发展而来。阴道流血增多超过月经量,有血块,但未见组织物排出,下腹阵发性剧痛,坠胀感,腰酸痛甚	妊娠三个月以上者可扪及宫体及其阵缩	子宫增大与孕月相符,宫口已开,可见胚胎组织堵塞宫口,或羊水流出,或羊膜膨出于宫口	血常规检查
堕胎小产不全(不全流产)	由胎动欲堕发展而来。阴道流血持续少量或量多如注,甚或出现阴血暴亡,阳无所依之危象。下腹痛多减轻。如残留时间长者可有感染症		子宫小于孕月,阴窥可见子宫有活动性出血或见部分胚胎组织堵塞宫口	
异位妊娠(破损期)	多有停经后不规则阴道出血,或有蜕膜管型排出。而后突然一侧少腹撕裂样痛,伴急性贫血及休克征,其休克程度与外出血不成正比例	下腹压痛反跳痛,内出血多时可有腹部饱满及移动性浊音	子宫颈举痛,子宫胀软,内出血多时可有飘浮感,后穹窿饱胀触痛,宫旁有界线不清质软而触痛的包块	血常规,后穹窿或腹腔穿刺
鬼胎(水泡状胎块)	大多于停经三个月内出现不规则阴道出血或葡萄状物排出,恶阻症状严重,当水泡状胎块排出时,可突然或反复大量出血,甚者可致亡血暴脱	子宫异常增大而软,未扪及胎肢,无胎动,听不到胎心音	大多子宫异常增大超过孕月,子宫旁或可扪及黄素囊肿	尿妊娠试验、超声波检查

续表

病　名	证 候 特 点	腹 部 检 查	妇 科 检 查	辅 助 检 查
前置胎盘	多于妊娠晚期出现无原因、无痛性的阴道出血,可反复发生,或大量出血至休克	子宫无压痛,胎心、胎位清楚或耻联上听到胎盘杂音	一般禁止阴道检查和肛查,以防大出血,或可输血输液下进行	超声波以确定胎盘位置
胎盘早剥	多发生于妊娠晚期,常有子痫或外伤史,阴道流血量少,以内出血为主,伴持续性腹部剧痛。外出血情况与休克程度不符合	子宫部位硬、压痛,胎儿位置不清,胎心微弱或消失	阴道检查无胎盘组织触及	重复测定血小板、凝血酶原时间、纤维蛋白原
产后血崩	新产后阴道出血如崩,可有急性失血症,甚者致厥脱	注意子宫底之高低及收缩力之强弱	确定是否胞衣残留或软产道损伤	血常规及凝血功能检查
肿瘤出血	经量持多甚或如崩,或淋漓不止,或突然大量下血,可有肿瘤史	分辨包块的大小、性质、活动度以及有无压痛	子宫或附件包块或子宫颈异常改变或有阴道结节	超声波、诊刮、子宫颈活检
创伤出血	有阴部外伤史或不适当性交后阴道出血,色鲜红,甚或大出血致急性贫血症		外阴出血或见血肿。或有阴道穹窿撕裂,甚或穿破腹膜	血常规检查

附表 2　痛　　证

病证(名)	证 候 特 点	腹 部 检 查	妇 科 检 查	辅 助 检 查
痛　经	小腹疼痛,伴随月经周期反复发作,经血中多伴有血块或膜样物,块下则痛减,痛剧可致晕厥	分辨喜按、拒按,有无癥瘕	注意是否子宫发育不良或有子宫内膜异位症	超声波了解子宫发育情况及有无生殖器肿瘤
异位妊娠(见附表1,异位妊娠项)	多为停经后突然发生下腹一侧撕裂样剧痛,面色苍白,汗出肢冷,继之休克,常伴少量阴道流血,其出血量与休克程度不成比例	见附表1本项	见附表1本项	见附表1本项
胎盘早剥(见附表1,胎盘早剥项)	多发生于妊娠晚期,常有子痫或外伤史,突然发生持续性腹部剧痛,阴道流血量少,以内出血为主,外出血情况与休克程度不符合	见附表1本项	见附表1本项	见附表1本项

病证(名)	证候特点	腹部检查	妇科检查	辅助检查
孕痛 (妊娠合并阑尾炎)	妊娠期转移性下腹剧痛,伴发热恶寒,恶心呕吐	麦氏点(较平时位置高)压痛、反跳痛等阑尾炎体征	正常	血常规
妊娠合并附件炎	孕前多有附件炎史,孕后常见少腹持续性钝痛,或阵发性剧痛,可伴发热或恶寒	下腹部压痛或反跳痛	子宫增大与孕月相符,附件压痛、增粗,或有压痛之包块	血常规,超声波检查
癥瘕腹痛 (卵囊蒂扭转)	多有盆腔内活动性卵囊史,常于体位改变时突然发生一侧下腹剧烈疼痛,甚者痛至晕厥,伴恶心呕吐,体温升高	腹部或可扪及包块,腹肌较紧张	宫旁可扪及包块压痛,尤以蒂部触痛明显	血常规,超声波

附表3　热　　证

病证(名)	证候特点	腹部检查	妇科检查	辅助检查
热入血室	适值经期或经行前后外感发热或寒热如疟。经水猝止或过多或淋沥难净,神昧不清,昼则明了,夜则谵语	可正常	正常	血常规
产后发热 (邪毒感染型)	大多新产后突然寒战高热,下腹痛,常伴恶露量、色、质之异常改变	下腹压痛或反跳痛或可扪及包块	宫颈可有举痛,宫体胀软压痛,宫旁增厚或有包块,恶露秽臭如败酱	血常规
急性盆腔炎	多有慢性盆腔炎史或产后或盆腔手术后突然寒战高热,下腹剧痛伴带下量多,色、质异常,腰疫痛	下腹肌紧张,压痛,反跳痛	阴道内可有大量脓性带下,宫颈举痛,宫体压痛,宫旁增粗增厚或有形态不规则之包块,均有压痛	血常规

附2　妇科检查及常用特殊检查

1. 妇科检查

[一般检查]　包括体温、脉搏、呼吸、血压、体重、神志、精神状况、体态(须注意肥胖、消瘦,有无恶液质,毛发分布异常及第二性征发育情况等)、皮肤、淋巴结、甲状腺、心、肺、肝、脾、脊柱及四肢。

[腹部检查]　生殖器官的生理病理变化常表现在腹部,故必须有系统地进行视诊、触诊、叩诊、听诊。注意腹部形状是否对称,有无隆起。触诊腹壁柔软或紧张,有无压痛、反跳痛,有无肿块。如有压痛或反跳痛,要注意压痛部位及其严重程度;如有肿块,应查清部位、大小、形状、软硬度、活动度及有无压痛、表面是否光滑、是否伴有腹水。如为妊娠应检查宫底高度、胎位、胎心音、胎动等。

[盆腔检查]

(1)注意事项

1)进行检查时,应认真仔细,态度严肃,关心体贴患者,动作要轻柔。男医生检查患者时;应有其他医护人员在场。

2)检查前嘱患者排空小便。

3)患者在检查床上取膀胱截石位,如无检查床,可采用同样体位在床边进行检查。

4)有阴道出血,或正值月经期,一般暂不行阴道检查,以防感染。如病情需要行妇科检查时,应严格消毒外阴,使用无菌手套及器械。

5)未婚妇女一般只行肛腹诊,必要时需经家属同意,用一指进入阴道检查,或用处女窥窥视。

6)检查时须防止交叉感染,注意用具消毒及台垫清洁。

(2)检查法

1)外阴部检查 观察外阴的发育、阴毛的分布和多少、有无畸形,阴道口处女膜状态、外阴有无炎症、溃疡、损伤、肿瘤、色素异常及分泌物性状等。阴道前后壁有无膨出,增加腹压时有无子宫脱垂,尿失禁等。

2)阴道窥器检查 使用阴道窥器对阴道和宫颈进行观察。

放置方法 先将窥器两叶合拢,在其前端表面涂滑润剂(肥皂水或油类),若取阴道分泌物作细胞涂片检查时,则不宜用滑润剂,以免影响涂片效果(必要时用生理盐水湿润)。然后,检查者用左手分开小阴唇,暴露阴道口,右手持窥器倾斜沿阴道后壁插入阴道,旋转成正位,在直视下张开两叶,暴露宫颈及阴道壁。

阴道视诊 检查时注意旋转窥器,观察阴道黏膜有无充血、出血、溃疡、新生物等,分泌物多少、性质、颜色、有无臭气。阴道穹窿有无裂伤、疤痕、膨隆或肿块。

宫颈视诊 观察子宫颈大小、颜色、外口形状,有无糜烂、撕裂、外翻、息肉或肿物。

此外,结合病史及年龄进行防癌、滴虫、霉菌、阴道清洁度、内分泌等涂片检查(附图 2 - 1)。

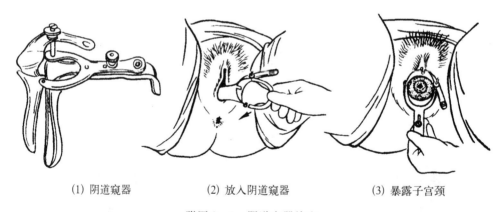

(1) 阴道窥器   (2) 放入阴道窥器   (3) 暴露子宫颈

附图 2 - 1 阴道窥器检查

3)双合诊 经阴道手指触诊的同时用手在腹部配合检查称为双合诊。目的在于检查阴道、宫颈、子宫、输卵管、卵巢及宫旁结缔组织和韧带,以及盆腔内壁情况。检查者用戴消毒手套一手的拇指及食指(沾滑润剂)了解外阴皮肤弹性,有无硬结、触痛及前庭大腺是否肿大。将食、中两指伸入阴道,检查阴道的松紧度、长度及有无疤痕、硬结、畸形。了解宫颈、穹窿部的情况。然后将两手指放在宫颈下,另一手按压下腹部,直至内、外两手同时触及子宫为止,通过两手配合触摸子宫的位置、大小、形状、硬度、活动度及有无压痛等。摸清子宫后,将两手移向子宫一侧,在一侧穹窿处互相对合,触摸附件有无增厚、肿块或压痛,继而再查对侧。正常情况下,输卵管不能触及,而卵巢偶可触到(附图 2 - 2、附图 2 - 3)。

4)三合诊 经直肠、阴道、腹部联合检查称三合诊。检查者用一手的食指置入阴道,中指入直肠,另一手置于下腹部进行检查,方法与双合诊同。能更清楚地了解极度后位的子宫、子宫后壁、阴道直肠隔、骶骨韧带、主韧带、骨盆侧壁等的情况(附图2-4)。

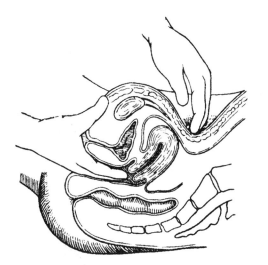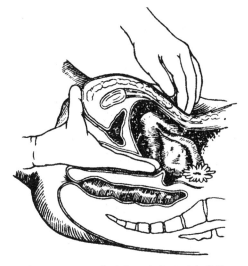

附图2-2　双合诊检查法　　　　　　附图2-3　双合诊检查宫旁及子宫附件

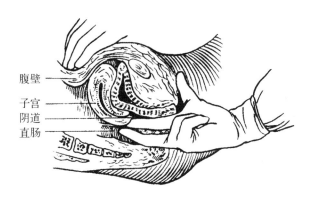

腹壁
子宫
阴道
直肠

附图2-4　三　合　诊

　　5)肛腹诊　经直肠与腹壁联合检查称肛腹诊。用一手的食指伸入直肠,另一手在腹壁协同检查,一般用于未婚妇女、阴道闭锁或阴道出血者。

　　2.妇科常用特殊检查

　　(1)阴道分泌物检查

　　1)滴虫检查　用棉签拭取后穹窿处分泌物,在滴有生理盐水的玻片上涂匀,立即置镜下检查(如不能立即送检,可将棉签放于置有1~2 ml生理盐水的试管内,保存在37℃送检)。阴道滴虫为一梨形有鞭毛的原虫,较白细胞稍大,如在镜下见到活动的滴虫,即为阳性(附图2-5)。

　　2)霉菌检查　标本采集与滴虫检查同。将分泌物涂在滴有10%氢氧化钠溶液的玻片上相混,镜检。找到典型的菌丝及芽胞者为阳性。亦可将分泌物涂在玻片上,干燥后用1%龙胆紫染色后镜检(附图2-6)。

　　3)阴道清洁度　取阴道分泌物做悬液检查,对炎症的诊断及术前准备有帮助,可分为三度。

　　Ⅰ度　镜下以阴道上皮细胞和阴道杆菌为主,白细胞极少或无,属正常。

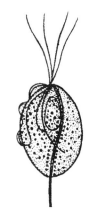

附图2-5　阴道毛滴虫

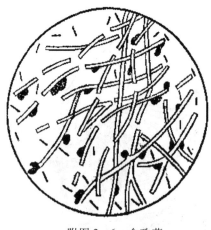

附图 2-6　念珠菌

Ⅱ度　阴道上皮细胞及白细胞约等量。

Ⅲ度　有大量白细胞及细菌,上皮细胞较少,表示阴道有明显炎症。

（2）阴道脱落细胞检查　阴道脱落细胞主要来自阴道上段及子宫颈阴道部的上皮,亦来源于其他内生殖器及腹腔。

1）阴道细胞涂片检查　阴道上皮细胞受卵巢激素的影响而有周期性改变,故临床应用观察阴道脱落细胞以间接了解卵巢功能。

［方法］　阴道窥器扩张阴道后,用刮板或经生理盐水浸湿后的棉签,在阴道侧壁上 1/3 处轻刮分泌物少许,将所得标本匀薄涂于脱脂的玻片上,放入 95% 酒精(或等量的乙醚与 95% 酒精)内固定 15 分钟以上取出待染,镜检。一般每周查 2~3 次,需连续一至数个周期。

［临床应用］　阴道细胞涂片检查可以了解闭经、功能失调性子宫出血等月经异常患者的卵巢功能及其动态变化,有助于诊断和正确处理及观察治疗效果。其涂片判定标准如下:

雌激素轻度影响　致密核表层细胞占 20% 以下。在行经后期或排卵前期的初期,或接受小量雌激素治疗时见到。

雌激素中度影响　致密核表层细胞占 20%~60%。在卵泡迅速发育成熟时,或在排卵前期及患者接受中等量雌激素治疗时见到。

雌激素高度影响　致密核表层细胞占 60%~90%。在正常排卵期或患者接受大量雌激素治疗时见到。

雌激素过高影响　致密核表层细胞占 90% 以上。常在体内雌激素过高或患有卵巢颗粒细胞瘤、卵泡膜细胞瘤等患者的涂片中见到。

雌激素轻度低落　底层细胞约占 20% 以下。表示雌激素水平恰能维持阴道上皮的正常厚度,比月经后期稍低。

雌激素中度低落　底层细胞占 20%~40%。在绝经症状轻的患者,年龄较大而无绝经症状者及青年人有其他卵巢功能障碍者见到。

雌激素高度低落　阴道上皮萎缩严重,底层细胞约占 40% 以上。在绝经症状严重患者及绝经期后妇女或青年人有卵巢长期功能缺损者见到。

雌激素极度低落　阴道上皮萎缩,脱落细胞均来自基底层。在卵巢切除后或绝经期后可出现。

2）宫颈刮片　是防癌检查中最常用的一种方法。

［方法］　阴道窥器暴露宫颈后,用小角刮板在宫颈外口鳞柱上皮交界处轻轻刮取一周。涂片与固定方法与阴道涂片相同。

［临床应用］　主要用在广大妇女进行子宫颈癌普查,能早期发现宫颈癌及癌前病变。涂片诊断常用巴氏五级分类法。

Ⅰ级　正常涂片。

Ⅱ级　炎症。

Ⅲ级　可疑癌。找到底层核异质细胞。

Ⅳ级　高度可疑癌。细胞特征符合癌细胞标准,但还不够典型或数量少多。

Ⅴ级　癌症。找到典型多量癌细胞。

为了简便易行,亦有按找到癌细胞(阳性)、找到核异质细胞(可疑)、未找到癌细胞(阴性)而分类。

（3）子宫颈黏液结晶检查　宫颈黏液形成的结晶,受卵巢激素影响而呈周期性变化,故可用以测定卵巢功能。

［方法］　用阴道窥器暴露宫颈,将宫颈及阴道穹窿部的分泌物揩净,以长镊伸入宫颈管 1 cm 左右夹取

黏液,顺一个方向涂抹于玻片上,待干后镜检。若阴雨或空气湿度大时可用酒精灯或灯泡烤干后镜检。

[宫颈黏液涂片形态]

典型结晶(+ + +)　涂片满布直且细长、分枝繁复的羊齿叶状结晶。

较典型结晶(+ +)　羊齿叶状结晶较阔而粗短且弯曲,边缘较厚,色较暗。

不典型结晶(+)　形态较多,或似雪后树枝,分枝短而稀疏;或呈金鱼草状及苔状,分枝纤细。

椭圆体　椭圆形物体较白细胞大 2～3 倍,其长轴顺一方向排列,透明而折光。

无结晶形成　涂片中无结晶体,仅有上皮细胞及白细胞(附图 2－7)。

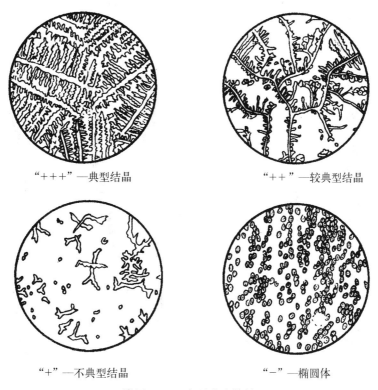

"+ + +"—典型结晶　　　　　　　　　"+ +"—较典型结晶

"+"—不典型结晶　　　　　　　　　"－"—椭圆体

附图 2－7　宫颈黏液结晶

[临床应用]　常用于不孕症、月经失调、早孕(正常或异常情况)等。正常月经周期中,从第七天起,涂片渐次出现结晶,从不典型、较典型至排卵前结晶最为典型,排卵后成为不典型结晶,并逐渐减少,一般至第 22 天后结晶消失,出现椭圆体。闭经患者如持续出现典型结晶,示雌激素过高;如无结晶形成或仅有不典型结晶,多为雌激素过低;如涂片全系排列成行的椭圆体而无羊齿叶状结晶出现,则为妊娠象。但应注意妊娠期宫颈黏液涂片也可见到不典型结晶(有先兆流产可能),而在月经周期后半期由于孕激素的影响亦可出现较少的椭圆体。如有习惯性流产史者,此次妊娠后,涂片一直不出现羊齿叶状结晶,表示此次妊娠预后较好。

(4)基础体温测定　基础体温指经较长时间(6～8 小时)睡眠,醒后尚未起来活动所测得的体温,亦称静息体温。可以间接反映卵巢功能。发育成熟妇女的基础体温,在卵巢分泌的性激素影响下呈周期性波动。于月经周期的前半期稍低,在 36.4～36.5℃ 之间,排卵期最低,排卵后由于孕激素的致热作用,使之较前上升 0.3～0.5℃,至月经前 1～2 天随孕激素水平下降而降低。因此,正常月经周期基础体温呈双相曲线;无排卵性月经周期缺乏孕激素作用,基础体温无上述规律性周期波动,呈单相曲线。

[方法]　每晨方醒而未活动前(如讲话、起床等),即用体温计测量口温 5 分钟。将所测温度逐日记录于基础体温单上,并绘成曲线。一般须连续测量 3 个月经周期以上(附图 2－8)。

[临床应用]　可了解有无排卵及黄体功能情况,常用于不孕症、闭经、功能失调性子宫出血等原因的诊

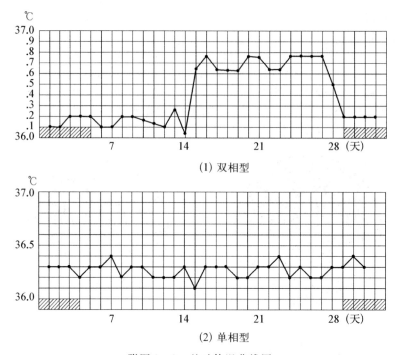

附图 2-8　基础体温曲线图

断及治疗效果观察。但双相型只能表示成熟卵泡已黄素化,并不能一概认为绝对发生排卵,而单相型则可认为无排卵及无黄体形成。

(5) 常用激素测定

1) 雌激素测定　雌激素主要来自卵巢分泌,少量来自肾上腺,也来自胎盘。借此了解卵巢及胎盘功能。雌激素可分为雌酮、雌二醇、雌三醇,均可由血、尿及羊水中测得。生育期尿内雌三醇正常值(微克/24 小时尿):月经期 0~15,排卵期 17~54,黄体期 8~27。雌激素排出量降低:见于原发或继发的卵巢功能不足,或受药物抑制如应用雄激素后。生育期妇女则有闭经、月经过少、不孕、早发更年期综合征等。妊娠期雌激素水平降低,表示胎儿预后不良或胎死宫内。雌激素排出量增高:见于无排卵性功能失调性子宫出血,卵巢女性化肿瘤等。

2) 孕激素测定　孕激素主要来自卵巢分泌,也来自胎盘,少许来自肾上腺。借以了解卵巢有无排卵。临床上多用于不孕症、功能失调性子宫出血、多囊性卵巢及内分泌治疗效果的观察。正常月经周期的前半期孕酮水平低,在排卵及黄体形成后孕酮水平增高,如孕二醇增高至 2 mg/24 小时尿以上,为排卵的标志。肾上腺皮质功能亢进时如柯兴氏病及肌内注射黄体酮后,尿中孕二醇亦可增高。

(6) 活组织检查　是采取小部分病变或可疑病变组织作病理学检查,以确定诊断的重要方法。

1) 子宫颈活组织检查　临床上用于疑有宫颈癌或结核等病变的确诊。阴道窥器暴露宫颈,消毒后,用活检钳在可疑病变处钳取组织。将取下组织放入 10% 福尔马林液内固定,标记送检。如病变区不明显,可在宫颈外口鳞状上皮与柱状上皮交界处多点(一般在 3、6、9、12 点处)钳取。

2) 子宫内膜活组织检查　刮取子宫内膜作病理学检查,可以了解卵巢有无排卵及黄体功能情况,同时也可确诊子宫内膜之器质性病变。检查目的不同,取材时间也应不同。若了解卵巢功能,应在月经临来前或来潮 12 小时内进行,此时内膜病理检查如为分泌期变化则有排卵;如为增殖期变化则无排卵。在月经第五天取的内膜,如为增殖期,分泌期同时存在,则考虑为黄体萎缩不全。

(7) 妊娠试验

[方法]

1) 雄蛙或雄蟾蜍试验　是临床上常用的生物试验法。根据绒毛膜促性腺激素可促使雄蛙排精的原理,将孕妇或患者晨尿(或新鲜尿液)5 ml 注入所选动物背部或腹部皮下。注射后 4 ~ 24 小时分别取尿液镜检，如发现精子即为妊娠试验阳性，否则为阴性。

2）免疫试验法　根据免疫学原理，某些蛋白质(抗原)注入动物体内可使其血清内产生抗体，当这类抗体与原来的抗原相遇时，即可发生凝集反应。这种反应肉眼观察不到，如将抗原吸附于乳胶颗粒或羊血的红细胞上，即可见到抗原抗体凝集反应。由于绒毛膜促性腺激素是一种蛋白类物质，故可用此法测定。常用方法有乳胶凝集抑制试验法(乳胶试验)、羊红细胞凝集抑制试验法(血凝试验)。均应留晨尿送检。

〔临床应用〕　正常妊娠一般于停经后 40 ~ 50 天即可出现阳性反应，尿中绒毛膜促性腺激素随妊娠日期而增多，在 12 周左右达高峰，其高限一般不超过 1:512 阳性，以后下降，14 周以后一般不超过 1:32 阳性，18 周以后一般不超过 1:16 阳性，产后数日转阴性。上述试验，可根据临床需要，用定性、稀释或浓缩方法。

1）定性试验　即判定妊娠试验阴性或阳性，用于诊断早期妊娠、确定宫内胎儿是否死亡、先兆流产预后的判定、流产后胎盘组织有否残留或疑为滋养层细胞肿瘤。

2）稀释试验　诊断滋养层细胞肿瘤，并与正常妊娠鉴别。

3）浓缩试验　葡萄胎流产后，恶性葡萄胎或绒毛膜癌化疗或手术后随访治疗效果。

(8) 输卵管通畅试验　测定输卵管是否通畅，并有一定的治疗作用。多用于不孕症的诊断。常用方法有：输卵管通液术及子宫输卵管造影术。一般宜于月经干净后 3 ~ 7 天内进行，生殖器官急性炎症或慢性盆腔炎急性发作时、月经期或有子宫出血者，有严重的心、肺疾患者为手术禁忌证。

1）输卵管通液术　将子宫导管轻轻插入宫颈管内，使导管前端皮塞与子宫颈外口紧贴，经导管缓慢注入无菌生理盐水 20 ml。若注入无阻力及外溢，病人无不适感，表示输卵管通畅，反之为梗阻，但不能确定梗阻部位。

2）子宫输卵管造影术　方法基本同前，但要在 X 线检查台上操作，术前应做碘过敏试验。子宫导管插入后缓慢注入 40% 碘化油 10 ml，在荧光屏上观察宫腔及输卵管显影情况，然后定位摄片。术毕后拭净阴道内碘油，24 小时后再透视摄片，若盆腔内有散在碘时，表示输卵管通畅；如输卵管不通，可由碘油的积聚来确定其阻塞部位。此外，并可了解内生殖器有否畸形、结核等。

(9) 穿刺检查　一般用于协助诊断性质不明的腹腔积液、积血者。取其内容物进行肉眼观察、化验或病理学检查。

1）腹部穿刺检查　穿刺点一般选择在左下腹脐与左髂前上棘连线中、外 1/3 交界处，经局部常规消毒后，用腰椎穿刺针刺入腹腔抽液，识别抽出液性状，必要时送检。

2）阴道后穹窿穿刺检查　常规消毒、暴露宫颈后，用宫颈钳夹持宫颈后唇向上外牵引，充分暴露后穹窿部，将 10 ml 注射器接上 7 ~ 9 号穿刺针头，于宫颈后唇与阴道壁之间(后穹窿中央部)，取与宫颈平行而稍后方向刺入 2 ~ 3 cm，然后抽吸。若抽出鲜血，可放置 4 ~ 5 分钟，血凝者为血管内液血，应改变穿刺部位、方向及深度。若抽出不凝血(放置 6 分钟后确定)，则为内出血，可结合病史及体征确定诊断(多为宫外孕)。若抽出为淡红色、稀薄、微浑液，多为盆腔炎症渗出物。若为脓液，则一目了然(附图 2-9)。

(10) 超声波检查　是利用向人体内部发射超声波并接受其回声信号，即所显示的波型(回声图)、图像(声像图)及信号音(多普勒)来进行疾病检查的方法。常用方法及所用诊断仪有：① A 型示波法及诊断仪。② B 型显像法及诊断仪。③ 多普勒超声法及诊断仪。在妇产科，常用于诊断早期妊娠、葡萄胎、异位妊娠、多胎妊娠、胎儿存活、胎儿畸形、子宫肌瘤、子宫体癌、卵巢肿瘤、非肿瘤性盆腔肿块，以及胎儿双顶经、胎位、宫内节育器的测定的胎盘定位。

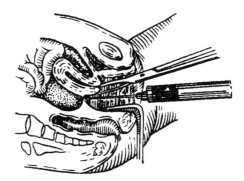

附图 2-9　后穹窿穿刺术

附3　计划生育

计划生育即有计划地控制生育。包括提倡晚婚和节育两个方面。这些内容,我国在一千多年前已有提出。如南齐时代的《褚氏遗书》已主张晚婚优育,明确提出女子必二十而后嫁,男子必三十而后聚。唐代的《千金要方》为了妇女身体健康的需要,载有妇人断产方及断产灸法以备选用。宋代《妇人大全良方》指出:"妇人有临产艰难,或生育不已,而欲断之",故录断产方以备采用。这都属于计划生育的范畴。由于时代要求不同,方法的繁简有别。复因古时受封建礼教所限,使这方面工作不能有较大的发展。现在,计划生育已定为国策之一,凡有利于计划生育的各种方法都应收集并不断予以改进提高,对中医中药和民间单方、验方,更应加以研究和发掘。医务工作者不仅要懂得计划生育知识,而且要大力宣传和指导执行。方法务求简单、安全、有效,以利推广,这是需要不断努力研究的方向。下面着重介绍目前常用的节育方法。

1. 避孕

避孕,是指用科学的方法使妇女暂时不受孕。避孕的原理:抑制精子、卵子产生;阻止精子与卵子相结合;改变宫内环境,使不利于精子获能、生存,以及不适宜受精卵的着床和成长。

工具避孕

(1) 避孕套(即阴茎套)　是由乳胶薄膜制成,顶端有小囊的筒状套子。性交时套在阴茎上,射精时精液排在套内,不使精液进入阴道中而达到避孕目的。如使用得当,效果良好。

(2) 子宫内节育器　是一种作用于局部,对机体全身功能干扰较少的有效避孕方法。放置一次可使用多年。具有安全、有效、简便,取器后不影响生育等优点,但也仍存在一些并发症,如脱落、带器妊娠、阴道不规则出血、或月经量过多、经期延长等,尚有待改进。

[种类]　由于使用材料不同,形状不一,因而种类很多(目前国内外有 30 余种)。常用的材料有不锈钢和塑料等,形状有环形、麻花形、花瓣形、T 形和 V 形等。近年来经过改进后,较新型的、优越的宫内节育器相继应用于临床,如在节育器内加具有生物活性的铜或孕酮等,并对其制作材料、形状和大小进行了许多改进(附图 3－1)。

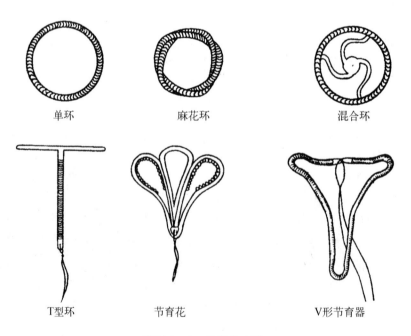

単环　　　　　　　麻花环　　　　　　　混合环

T型环　　　　　　　节育花　　　　　　　V形节育器

附图 3－1　常用节育器

[避孕原理]　目前尚未完全明确,较一致的看法是:宫内节育器在宫腔内作为异物,通过局部效应发挥其避孕作用。与以下因素有关:

(1) 宫内节育器的机械作用,使不利于孕卵着床发育。

(2) 宫内节育器可导致子宫内膜产生前列腺素,从而影响孕卵着床。

(3) 放置宫内节育器后,宫腔内吞噬细胞大量增加,可吞噬进入宫腔的精子。

(4) 宫内节育器使宫腔内炎症细胞显著增多,其退化物质致受精卵不能发育而破坏。

(5) 节育器内的活性物质,可引起不利于受精卵着床的生物化学变化。

[放置宫内节育器的适应证]　凡已婚育龄妇女要求避孕,而无禁忌证者。

[放置宫内节育器的禁忌证]

(1) 生殖器官炎症如急性盆腔炎、阴道炎、重度宫颈糜烂。

(2) 月经频发或月经过多。

(3) 宫颈口过松、重度陈旧性宫颈撕裂伤或Ⅱ～Ⅲ度子宫脱垂者。

(4) 严重的全身急性疾患,如心力衰竭、重度贫血、出血性疾患及各种疾病的急性期等。

(5) 生殖器肿瘤,如子宫肌瘤,或卵巢肿瘤未经治疗者。

[放置时间]

(1) 月经干净后 3～7 天。

(2) 人工流产后可立即放置(子宫收缩不良,出血过多者除外)。

(3) 中期妊娠引产后或足月产后满 3 个月者。

(4) 剖腹产后半年以上。

(5) 哺乳期闭经,排除早孕之可能时。

[宫内节育器的选择和消毒]

(1) 选择型号　根据子宫腔深度、宽度和宫口松紧来选择相应的节育器,现以月经后放置金属单环为例:子宫腔 5.5～6.5 cm 者用小号(外径 18 mm);6.6～7.5 cm 者用中号(外径 20 mm);7.6～8.5 cm 者用大号(外径 22 mm);大于 8.5 cm 者用特大号(外径 24 mm)。宫腔小于 5.5 cm 者不宜放置。

(2) 消毒　金属节育器可煮沸或高压消毒,或用 75% 酒精浸泡 30 min。塑料节育器可用 75% 酒精或 1‰。新洁而灭浸泡 30 min。注意金属类勿与碘酒接触。

[放置节育器方法]

(1) 常规消毒外阴、阴道后铺巾,并作双合诊,仔细复查子宫位置、大小及附件情况。

(2) 窥器扩张阴道及宫颈,并消毒宫颈和宫颈管。

(3) 以宫颈钳夹住宫颈前唇,稍向外牵拉。用子宫探针依宫腔方向探测宫腔大小,并根据宫口的松紧

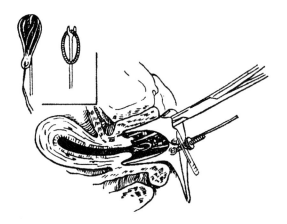
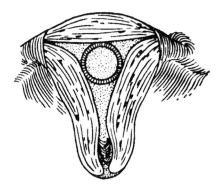

附图 3-2　用放环叉放入节育器　　　　　附图 3-3　节育器在子宫内的正常位置

和节育器的种类与大小,决定是否扩张子宫口。

(4) 将节育器置于放环叉上,沿宫腔方向送至宫底,然后轻轻退出放环叉。如放置带尼龙丝的环,则留1~1.5 cm长尾丝在宫颈口外,(人工流产后放置节育器,则留1 cm即可)多余部分剪去(附图3-2、附图3-3)。

[放置术后注意事项]

(1) 根据具体情况术后给予适当休息。

(2) 术后两周内禁止性交和盆浴,以免发生感染。

(3) 定期随访,一般在术后第1、3、6、12月各随访一次,以后每年随访一次。随访内容包括询问自觉症状和妇科检查,必要时可作X线检查。如无异常情况,金属节育器可放置10~15年,塑料或带铜节育器可放置4~5年。

[并发症及处理]

(1) 感染　多发生子宫内膜炎及附件炎等,应积极给予抗炎治疗。

(2) 带器妊娠　应予人工流产及取环。

(3) 月经异常或不规则阴道出血　多发生在半年内,出现月经量增多、经期延长或不规则阴道出血,如环位置正常者,可按月经过多、经期延长辨证治疗或现代医学对症治疗,给予止血药;若月经改变严重,经治疗无效时,可考虑取出节育器。

[节育器的取出与更换]

(1) 凡放置节育器已到期,经绝后,并发症治疗无效,要求再生育或改用其他方法避孕者可取出。

(2) 取出时间　于月经干净后3~7天,或绝后半年至一年为宜,如带器妊娠者则于人工流产的同时取出。

(3) 取器方法

有尾丝者　用止血钳夹住尾丝后牵出。

无尾丝者　其方法的1~3与放置方法同。然后用子宫探针测知节育器位置,将取环钩钩住节育器下缘徐徐拉出。如遇困难,应细心探查节育器位置或扩张宫颈后再试钩,严防粗暴钩伤宫壁(附图3-4)。

(4) 更换节育器　取出旧节育器后,可立即放置新的,或待下次月经干净后再放置。

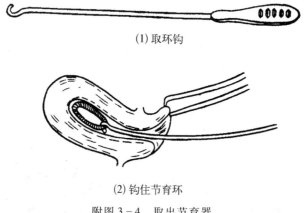

(1) 取环钩

(2) 钩住节育环

附图3-4　取出节育器

工具避孕

我国应用较广的女用避孕药,为人工合成的甾体类激素。常用的有短效片剂、长效片剂与针剂,临床试用的还有口服低剂量孕激素,硅胶囊孕激素皮下埋植或制成硅胶环放在阴道内,使药物缓慢地释放,起到长效作用。

[作用机理]　主要是抑制卵巢排卵;使宫颈黏液量减少而稠度增加,不利于精子穿透;改变子宫内膜组织形态,不利于受精卵着床。

［药物种类与用法］

（1）短效口服避孕药

1）避孕片1号（复方炔诺酮糖衣片）：每片含炔诺酮0.625 mg,炔雌醇0.035 mg。

2）避孕片2号（复方甲地孕酮糖衣片）：每片含甲地孕酮1 mg,炔雌醇0.035 mg。

3）复方18甲基炔诺酮（复方高诺酮糖衣片）：每片含18甲基炔诺酮0.3 mg,炔雌醇0.035 mg。

服法　从月经周期的第五天开始服药,每晚服一片,连服22天,一般在停药后1~3天来月经。服药当月能避孕。如停药7天后月经未来者,应在此日开始服下个周期的药。若连续停经2个月以上者,宜停药观察。

（2）常用注射避孕药（长效避孕针）

1）避孕针1号（复方己酸孕酮注射液）：每支含己酸孕酮250 mg和戊酸雌二醇5 mg。

2）复方甲地孕酮避孕针：每支含甲地孕酮25 mg和17环戊烷丙酸雌二醇5 mg。

用法　第一个月,于月经周期的第五天肌内注射2支,或第五天和第十二天各肌内注射1支,以后每月在月经周期的第十~十二天注射1支。

（3）探亲避孕药　适用于分居两地的夫妇临时短期探亲时服用。常用有：

1）炔诺酮：每片（丸）含炔诺酮5 mg。于探亲同居的当晚开始每晚服1片,同居1~10天必须连服10片,同居11~14天,连服14片,探亲一个月,服完14片后即接服短效避孕药。

2）甲地孕酮：每片含甲地孕酮2 mg。于探亲同居当天中午服1片,当晚再服1片,以后每晚服1片,探亲结束次晨加服1片。

3）18甲基炔诺酮：每片含18甲基炔诺酮3 mg。于探亲同居前1~2天开始服用,每天服1片,连续14~15天,如需继续避孕,可接服短效避孕药。

4）53号避孕药：每片含双炔失碳脂7.5 mg。于每次性交后即服1片。

［注意事项］

（1）避孕药片（丸）应保持干燥,因药物的有效成分在糖衣内,如有潮解就会失效。

（2）服药需按时进行,不能间断,漏服时应于次晨补服1片。

（3）针剂要行深部注射,以免局部疼痛,药液应全部吸尽并完全注入体内,以免影响效果。个别人可能产生过敏反应,因此注射后要观察15分钟方可离去。

（4）如停用长效避孕针,应在最后一次用药后,于月经周期的第五天开始接服短效避孕药2~3个月,以防停针后发生月经紊乱。

（5）有肝肾疾病、子宫肌瘤、恶性肿瘤或乳房内有肿块者,严重高血压、糖尿病、甲状腺功能亢进症患者均不宜应用。

（6）哺乳期妇女宜在产后6~8个月后开始服药,以免乳汁减少。

［副反应及处理］　药物所产生的副反应,主要由于体内激素水平一时失调所致,停药后反应消失。

（1）类早孕反应　少数人在服药后有食欲不振、恶心呕吐、头晕乏力等类早孕反应,轻症无需处理,症状较重者可服维生素 B_6 10 mg,每天3次,或奋乃静2 mg,每天3次。也可参照恶阻辨治。

（2）突破性出血　少数人在服药期间出现阴道不规则出血。如发生在月经周期的前半期,每晚加服炔雌醇1~2片,加到服完22片避孕药为止;如发生在月经周期的后半期,可每晚加服避孕药1/2~1片,加到服完避孕药;若出血如月经量则应停药,将此次出血作为月经,于停药的第五天开始重新服药。

（3）月经量减少或闭经　少数人服药后月经量显著减少,停药后可恢复正常。如连续停经2个月应停药,停药后持续性闭经者,可注射复方黄体酮,亦可用促排卵药物如克罗米芬等及用中医中药辨证治疗,可参照月经过少、闭经分型论治。

（4）其他　个别人服药后体重增加、白带增多、皮肤色素沉着等,停药后症状自然消失。

［中草药与针灸避孕］　祖国医书中记载有妇人断产方及断产灸法（用药物、针灸使之不能孕育者,称断产）。解放以来,我国从大量民间流传的单方、验方和古人经验中,对300~400余种具有避孕作用的中草药

进行科学试验和临床观察,已发现了男用口服避孕药棉酚,效果较好,但还有一定的副作用,目前正进行研制高效力、低副反应的衍生物。有关针灸石门穴避孕研究的报道也不少,但其避孕效果尚待于进一步研究。

2．绝育

用人为的方法断绝生育功能,以达到永久不孕目的,称为绝育。绝育术男女皆可施行,男性可做输精管结扎术,女性可做输卵管结扎术或堵塞术。手术后,使精子和卵子不能相遇而达到绝育目的。男方手术较女方方便,再接手术的成功率也较高。在此仅介绍女性绝育术。

输卵管结扎术

[适应证]

(1) 已婚妇女,为实行计划生育,经夫妇双方同意做绝育手术而无禁忌证者。

(2) 因某种疾病如心脏病、肾脏病等不宜妊娠者。

(3) 严重遗传病,如先天性畸形、酶缺乏症等。

[禁忌证]

(1) 有感染情况,包括内外生殖器、呼吸、泌尿等系统及腹壁皮肤感染。

(2) 24 小时内体温两次超过 37.5℃ 者。

(3) 身体虚弱不能经受手术者,如产后大出血、心脏病伴有心力衰竭等。

(4) 神经官能症和对手术顾虑较大者,决定手术时应慎重。

[手术时间]

(1) 月经干净后 3～7 天。

(2) 于人工流产后,剖宫取胎或剖腹产术的同时进行。

(3) 正常产后 1～3 天。

[术前准备]

(1) 做好思想工作,消除顾虑,以便更好地配合手术。

(2) 详细询问病史,全身及妇科检查,检验血、尿常规,必要时作胸透、肝、肾功能检查。

(3) 手术前的晚上,酌情给予镇静安眠药物,保证充分休息。

(4) 腹部及外阴皮肤准备,做好普鲁卡因皮试。

(5) 早孕者先行吸宫术。

[麻醉]　针麻或用 0.5%～1% 普鲁卡因局部浸润麻醉。

[手术方法]

(1) 寻找输卵管方法常用有指板取管法,卵圆钳夹取法和吊钩取管法。

(2) 结扎输卵管方法常用有抽心近端包埋法,双折结扎切除法。

输卵管堵塞

输卵管堵塞是通过向输卵管腔内注射化学药物使管腔堵塞而达到绝育的方法。目前常用的有苯酚胶浆剂闭塞法及复方苯酚糊剂粘堵法等。

一般需在月经干净后 3～7 天施行,此方法无切口,痛苦少,易被群众接受,现已对使用器械、药物性能等进一步研究改进中。

3．人工流产

在妊娠 24 周以内,用人工方法终止妊娠者,称为人工流产。人工流产不是节制生育的好办法,只能作为避孕失败的补救措施。根据妊娠月份的大小,需采用不同的方法终止妊娠。妊娠 10 周以内,宜用负压吸宫术,妊娠 11～14 周内适用钳刮术,妊娠 14～24 周用中期妊娠引产术。

负压吸宫术和钳刮术

[适应证]

(1) 按计划生育要求终止妊娠者。

(2) 因各种疾病不宜继续妊娠者。

（3）因防止先天性畸形、遗传病等。

（4）负压吸宫术适用于妊娠 10 周以内,钳刮术适用于妊娠 10～14 周。

［禁忌证］

（1）各种急性传染病或慢性传染病急性发作期,或严重的全身性疾病如心衰等。

（2）急性生殖器炎症。

（3）术前两次体温在 37.5℃ 以上者。

［术前准备］

（1）询问病史。

（2）检查心、肺,测血压及体温,并作妇科检查,必要时作阴道分泌物、血、尿常规等检查。

（3）钳刮术于术前 24 小时在宫颈管放置 18 号导尿管或海草,使宫颈缓慢扩张。

［手术方法］　应用-400～-500 mmHg(-53～-67 kPa)负压的装置器,将子宫内妊娠组织物吸出。负压吸引装置主要有三种：① 电动负压吸引器。② 负压瓶。③ 塑料负压针筒。各有优缺点,可视条件而选用。

［并发症］

（1）吸宫不全　指有部分胚胎或绒毛组织残留宫腔,可引起持续性阴道出血或大出血及继发性感染。刮宫或服中出血持续 2 周以上,妇科检查子宫稍大较软,子宫颈口较松,应考虑为吸宫不全。其治疗为再次对术后阴道药生化汤加减治疗观察。术前宜服 2～3 天消炎药物,术后继续用药数天,刮出物送病理检查。

（2）损伤　常见子宫穿孔,多由于术中用力过猛,对子宫大小及位置检查不正确因而操作错误所致。术中发现有穿孔现象,应立即停止手术。如裂孔小,无症状,且已刮净者,可注射子宫收缩剂,应用抗生素防止感染,并住院严密观察。未刮净而无流血者,保守治疗一周后再清理宫腔。如裂孔较大,或疑有其他内脏损伤时,或症状明显者,原则上应剖腹探查。

（3）子宫出血　术中出血多发生于钳刮术,因胚胎组织未能迅速排出,或子宫收缩不良而出血较多。可尽快吸出内容物,并加宫缩剂。术后出血要考虑组织残留和感染等情况。如为组织残留,可服生化汤加减治疗观察,或在消炎药预防下再次刮宫。如单纯感染,则给予消炎及止血药,或服中药。

（4）感染　多为子宫内膜炎,偶有输卵管炎,盆腔结缔组织炎等。患者有发热、腹痛等症状,妇科检查发现子宫底有压痛,两侧附件处有增厚及压痛。如发现感染症状,可按产后发热辨证施治,或给予抗生素及时治疗。

（5）人流综合征反应(迷走神经虚脱)　指在术中或术毕时,少数受术者出现心动过缓、心律不齐、血压下降、面色苍白、大汗淋漓、头昏、胸闷等症状,严重者甚至昏厥和抽搐。主要是由于手术时对子宫或宫颈的局部刺激引起迷走神经自身反射所致。因此,术时操作要轻柔,负压不宜过高,吸净后勿反复吸刮宫壁等,当发生反应时,可用阿托品 0.5～1 mg 静脉注射。

（6）宫颈或宫腔粘连　子宫颈管粘连较宫腔粘连多见,由于带负压吸管进出宫颈,吸伤宫颈黏膜或过度吸刮宫腔,损伤内膜基底层,而发生局部或全面粘连。表现为人流后闭经或月经过少,周期性腹痛,宫颈举痛,宫体稍大,有压痛。治疗可采用扩宫颈、探宫腔,或宫颈内放置节育器等。

中期妊娠引产

用于妊娠 14～24 周,因计划生育、疾病、防止先天性畸形、遗传病等原因需要终止妊娠者。方法很多,有药物引产和手术引产两大类。手术引产常用为水囊引产(将水囊放置在子宫壁与胎膜之间)。药物引产常用有利凡诺(用于羊膜腔内或羊膜腔外置药)、天花粉素(可作肌内注射或羊膜腔内、外置药)、芫花萜(用于羊膜腔内、外注射)、前列腺素(用于阴道内或羊膜腔内、外或静脉滴注)等。此类手术可出现药物副反应和并发症,均需住院进行,此处不详细介绍。

方 剂 索 引

丹栀逍遥散（《内科摘要》）：丹皮　栀子　当归　芍药　柴胡　白术　茯苓　炙甘草

乌药汤（《兰室秘藏》）：乌药　香附　木香　当归　甘草

牛黄清心丸（《痘疹世医心法》）：牛黄　朱砂　黄连　黄芩　栀子　郁金

六味地黄丸（《小儿药证直诀》）：熟地　山药　山茱萸　茯苓　泽泻　丹皮

少腹逐瘀汤（《医林改错》）：小茴香　干姜　延胡索　没药　当归　川芎　肉桂　赤芍　蒲黄　五灵脂

双柏散（经验方）：侧柏叶　大黄　黄柏　薄荷　泽兰

五　　画

左归饮（《景岳全书》）：熟地　山药　山茱萸　枸杞　茯苓　炙甘草

左归丸（《景岳全书》）：熟地　山药　山茱萸　枸杞　川牛膝　菟丝子　鹿胶　龟胶

右归丸（《景岳全书》）：熟地　山药　山茱萸　枸杞　鹿角胶　菟丝子　杜仲　当归　肉桂　制附子

甘露消毒丹（《温热经纬》）：滑石　茵陈　黄芩　石菖蒲　川贝　木通　藿香　射干　连翘　薄荷　白豆蔻

甘麦大枣汤（《金匮要略》）：甘草　小麦　大枣

龙胆泻肝汤（《医宗金鉴》）：龙胆草　栀子　黄芩　车前子　木通　泽泻　生地　当归　甘草　柴胡

艾附暖宫丸（《沈氏尊生书》）：当归　生地　白芍　川芎　黄芪　肉桂　艾叶　吴茱萸　香附　续断

归脾汤（《校注妇人良方》）：白术　茯神　黄芪　桂圆肉　酸枣仁　人参　木香　当归　远志　甘草　生姜　大枣

归肾丸（《景岳全书》）：熟地　山药　山茱萸　茯苓　当归　枸杞　杜仲　菟丝子

四神丸（《校注妇人良方》）：补骨脂　吴茱萸　肉豆蔻　五味子

四物汤（《和剂局方》）：熟地　当归　川芎　白芍

四苓散（《丹溪心法》）：茯苓　猪苓　泽泻　白术

生脉散（《内外伤辨惑论》）：人参　麦冬　五味子

生化汤（《傅青主女科》）：当归　川芎　桃仁　炮姜　炙甘草

生铁落饮（《医学心悟》）：天冬　麦冬　贝母　胆星　橘红　远志　连翘　茯苓　茯神　玄参　钩藤　丹参　朱砂　石菖蒲　生铁落

失笑散（《和剂局方》）：蒲黄　五灵脂

白术散（《全生指迷方》）：白术　茯苓　大腹皮　生姜皮　陈皮

仙方活命饮（《校注妇人良方》）：金银花　甘草　穿山甲　皂角刺　当归尾　赤芍　乳香　没药　天花粉　陈皮　防风　贝母　白芷

半夏白术天麻汤（《医学心悟》）：半夏　白术　天麻　陈皮　茯苓　炙甘草　蔓荆子　生姜　大枣

加味五淋散（《医宗金鉴》）：黑栀子　赤茯苓　当归　白芍　甘草梢　车前子　黄芩　生地　泽泻　滑石　木通

加减一阴煎（《景岳全书》）：生地　熟地　白芍　知母　麦冬　地骨皮　甘草

圣愈汤（《兰室秘藏》）：人参　黄芪　当归　川芎　熟地　生地

六　　画

百合固金汤（《医方集解》引赵蕺庵方）：生地　熟地　麦冬　百合　玄参　桔梗　贝母　当归　白芍　甘草

百合地黄汤（《金匮要略》）：百合　生地黄

夺命散（《证治准绳》）：没药　血竭

托里消毒散（《外科正宗》）：人参　川芎　当归　白芍　白术　黄芪　甘草　茯苓　金银花　白芷　皂角刺　桔梗

当归补血汤(《兰室秘藏》)：黄芪　当归

当归芍药散(《金匮要略》)：当归　川芎　白芍　茯苓　白术　泽泻

当归饮子(《证治准绳》)：当归　川芎　白芍　生地　防风　荆芥　黄芪　甘草　白蒺藜　何首乌

当归建中汤(《千金翼方》)：当归　桂枝　芍药　甘草　生姜　大枣　饴糖

竹沥汤(《千金要方》)：竹沥　黄芩　麦冬　茯苓　防风

血府逐瘀汤(《医林改错》)：当归　生地　桃仁　红花　枳壳　赤芍　柴胡　甘草　桔梗　川芎
牛膝

导赤散(《小儿药证直诀》)：生地　木通　淡竹叶　甘草梢

阳和汤(《外科全生集》)：麻黄　熟地　白芥子　炮姜炭　甘草　肉桂　鹿角胶

安冲汤(《医学衷中参西录》)：白术　黄芪　生龙骨　生牡蛎　生地　白芍　海螵蛸　茜草　川续断

安宫牛黄丸(《温病条辨》)：牛黄　郁金　犀角　黄芩　黄连　雄黄　栀子　朱砂　冰片　麝香
珍珠

七　　画

两地汤(《傅青主女科》)：生地　玄参　白芍　麦冬　阿胶　地骨皮

苍附导痰丸(《叶天士女科诊治秘方》)：茯苓　半夏　陈皮　甘草　苍术　香附　南星　枳壳　生姜
神曲

苏叶黄连汤(《温热经纬》)：黄连　苏叶

寿胎丸(《医学衷中参西录》)：菟丝子　续断　桑寄生　阿胶

杞菊地黄丸(《医级》)：熟地　山药　山茱萸　茯苓　泽泻　丹皮　枸杞　菊花

启宫丸(经验方)：半夏　香附　苍术　陈皮　神曲　茯苓　川芎

完带汤(《傅青主女科》)：白术　山药　人参　白芍　苍术　车前子　甘草　陈皮　柴胡　荆芥穗

补心丹(《摄生秘剖》)：生地　玄参　党参　丹参　茯神　桔梗　远志　炒枣仁　柏子仁　天冬　麦
冬　当归　五味子

补中益气汤(《脾胃论》)：人参　黄芪　甘草　当归　陈皮　升麻　柴胡　白术

补肾固冲丸(《中医学新编》)：菟丝子　续断　阿胶　鹿角霜　巴戟　杜仲　当归　枸杞　党参　白
术　砂仁　熟地　大枣

佛手散(《普济本事方》)：当归　川芎

肠宁汤(《傅青主女科》)：当归　熟地　麦冬　人参　阿胶　山药　甘草　续断　肉桂

身痛逐瘀汤(《医林改错》)：秦艽　川芎　桃仁　红花　甘草　羌活　没药　当归　灵脂　地龙　香
附　牛膝

阿胶养血汤(《中医妇科治疗学》)：阿胶　生地　沙参　麦冬　女贞子　旱莲草　桑寄生

八　　画

苓桂术甘汤(《伤寒论》)：茯苓　桂枝　白术　甘草

固阴煎(《景岳全书》)：人参　熟地　山药　山茱萸　远志　炙甘草　五味子　菟丝子

固本止崩汤(《傅青主女科》)：熟地　白术　黄芪　当归　黑姜　人参

易黄汤(《傅青主女科》)：山药　芡实　黄柏　车前子　白果

肾气丸(《金匮要略》)：干地黄　山药　山茱萸　茯苓　丹皮　桂枝　泽泻　附子

定经汤(《傅青主女科》)：柴胡　炒荆芥　当归　白芍　山药　茯苓　菟丝子　熟地

知柏地黄汤(《症因脉治》)：熟地　山药　山茱萸　茯苓　泽泻　丹皮　黄柏　知母

参附汤(《校注妇人良方》)：人参　附子

参苓白术散(《和剂局方》)：人参　白术　扁豆　茯苓　甘草　山药　莲子肉　桔梗　薏苡仁　砂仁

九　　画

荆防四物汤(《医宗金鉴》)：当归　白芍　川芎　熟地　荆芥　防风

茯苓导水汤(《医宗金鉴》)：茯苓　猪苓　槟榔　砂仁　木香　陈皮　泽泻　白术　木瓜　桑白皮
苏叶　大腹皮

珍珠散(《中医妇科学》1979年版)：珍珠　青黛　雄黄　黄柏　儿茶　冰片

保阴煎(《景岳全书》)：生地　熟地　白芍　山药　续断　黄芩　黄柏　甘草

保和丸(《丹溪心法》)：连翘　山楂　神麯　莱菔子　制半夏　陈皮　茯苓　麦芽

保产无忧散(《傅青主女科》)：当归　川芎　荆芥穗　炙黄芪　艾叶　厚朴　枳壳　菟丝子　川贝母
白芍　羌活　甘草　生姜

独参汤(《十药神书》)：人参

独活寄生汤(《千金要方》)：独活　桑寄生　秦艽　防风　细辛　当归　川芎　白芍　干地黄　肉桂
茯苓　杜仲　人参　牛膝　甘草

顺经汤(《傅青主女科》)：当归　熟地　白芍　丹皮　茯苓　沙参　黑芥穗

胎元饮(《景岳全书》)：人参　当归　杜仲　白芍　熟地　白术　陈皮　炙甘草

香棱丸(《济生方》)：木香　丁香　三棱　莪术　枳壳　青皮　川楝子　小茴香

香砂六君子汤(《名医方论》)：人参　白术　茯苓　甘草　木香　砂仁　陈皮　半夏　生姜　大枣

举元煎(《景岳全书》)：人参　黄芪　升麻　白术　炙甘草

养荣壮肾汤(《叶氏女科证治》)：当归　川芎　独活　肉桂　防风　杜仲　川断　桑寄生　生姜

养精种玉汤(《傅青主女科》)：熟地　山茱萸　白芍　当归

宫外孕Ⅰ号方(山西医学院附属第一医院)：赤芍　丹参　桃仁

宫外孕Ⅱ号方(山西医学院附属第一医院)：赤芍　丹参　桃仁　三棱　莪术

十　　画

桃红四物汤(《医宗金鉴》)：桃仁　红花　当归　川芎　赤芍　熟地

桂枝茯苓丸(《金匮要略》)：桂枝　茯苓　赤芍　丹皮　桃仁

桔半桂苓枳姜汤(《温病条辨》)：桂枝　茯苓　生姜　橘皮　制半夏　炒枳壳

真武汤(《伤寒论》)：茯苓　白术　白芍　生姜　附子

逐瘀止血汤(《傅青主女科》)：生地　大黄　赤芍　丹皮　归尾　枳壳　桃仁　龟版

胶艾汤(《金匮要略》)：当归　川芎　干地黄　白芍　艾叶　阿胶　甘草

逍遥散(《和剂局方》)：柴胡　当归　白芍　白术　茯苓　甘草　煨姜　薄荷

柴胡疏肝散(《景岳全书》)：柴胡　白芍　枳壳　川芎　香附　甘草　陈皮

调肝汤(《傅青主女科》)：山药　阿胶　当归　白芍　山茱萸　巴戟　甘草

凉膈散(《和剂局方》)：大黄　朴硝　甘草　栀子　薄荷叶　黄芩　连翘　竹叶

消风散(《外科正宗》)：荆芥　防风　当归　生地　苦参　炒苍术　蝉蜕　木通　胡麻仁　生知母
煅石膏　生甘草　牛蒡子

消癥散(经验方)：千年健　续断　追地风　川椒　五加皮　白芷　桑寄生　艾叶　透骨草　羌活　独
活　赤芍　归尾　血竭　乳香　没药

益气导溺汤(《中医妇科治疗学》)：党参　白术　扁豆　茯苓　桂枝　炙升麻　桔梗　通草　乌药

通窍活血汤(《医林改错》)：赤芍　川芎　桃仁　红花　老葱　麝香　生姜　大枣

通乳丹(《傅青主女科》)：人参　黄芪　当归　麦冬　木通　桔梗　猪蹄

十 一 画

理中丸(《伤寒论》)：党参　白术　干姜　炙甘草

黄芪汤(《济阴纲目》)：黄芪　白术　防风　熟地　煅牡蛎　茯苓　麦冬　甘草　大枣

黄芪当归散(《医宗金鉴》)：黄芪　当归　人参　白术　白芍　甘草　生姜　大枣　猪尿脬

黄芪桂枝五物汤(《金匮要略》)：黄芪　桂枝　白芍　生姜　大枣

萆薢渗湿汤(《疡科心得集》)：萆薢　薏苡仁　黄柏　赤茯苓　丹皮　泽泻　通草　滑石

救母丹(《傅青主女科》)：人参　当归　川芎　益母草　赤石脂　炒芥穗

清经散(《傅青主女科》)：丹皮　地骨皮　白芍　熟地　青蒿　茯苓　黄柏

清肝止淋汤(《傅青主女科》)：当归　白芍　地黄　黑豆　丹皮　香附　黄柏　牛膝

清肝引经汤(《中医妇科学》1979年版)：当归　白芍　生地　丹皮　栀子　黄芩　川楝子　茜草　白茅根　牛膝　甘草

清热调血汤(《古今医鉴》)：当归　川芎　白芍　生地　黄连　香附　桃仁　红花　莪术　延胡索　丹皮

清热固经汤(《简明中医妇科学》)：地骨皮　生地　龟版　牡蛎　阿胶　栀子　地榆　黄芩　藕节　棕榈炭　甘草

清金降火汤(《古今医鉴》)：黄芩　北杏　贝母　前胡　瓜蒌仁　石膏　炙甘草　陈皮　茯苓　法夏　桔梗　生姜　枳壳

清暑益气汤(《温热经纬》)：洋参　石斛　麦冬　黄连　竹叶　荷梗　知母　甘草　粳米　西瓜翠衣

清营汤(《温病条辨》)：犀角　生地　玄参　竹叶　麦冬　丹参　黄连　连翘　金银花

麻仁丸(《证治准绳》)：麻仁　枳壳　人参　大黄

羚角钩藤汤(《重订通俗伤寒论》)：钩藤　羚羊角　桑叶　川贝　生地　菊花　白芍　茯神　竹茹　甘草

健固汤(《傅青主女科》)：人参　茯苓　白术　巴戟　薏苡仁

银翘散(《温病条辨》)：银花　连翘　竹叶　荆芥　牛蒡子　薄荷　豆豉　甘草　桔梗　芦根

脱花煎(《景岳全书》)：当归　肉桂　川芎　牛膝　红花　车前子

蛇床子散(《中医妇科学》1979年版)：蛇床子　花椒　明矾　百部　苦参

十　二　画

趁痛散(《校注妇人良方》)：当归　黄芪　白术　炙甘草　肉桂　独活　牛膝　生姜　薤白

温经汤(《金匮要略》)：桂枝　吴茱萸　当归　芍药　川芎　人参　生姜　麦门冬　半夏　牡丹皮　阿胶　甘草

温经汤(《校注妇人良方》)：人参　当归　川芎　白芍　肉桂　莪术　丹皮　甘草　牛膝

温土毓麟汤(《傅青主女科》)：巴戟　覆盆子　白术　人参　山药　神粬

滋血汤(《证治准绳·女科》)：人参　山药　黄芪　白茯苓　川芎　当归　白芍　熟地

痛泻要方(《丹溪心法》)：白术　白芍　防风　陈皮

紫苏饮(《普济本事方》)：紫苏　陈皮　大腹皮　当归　白芍　川芎　人参　甘草

紫雪丹(《温病条辨》)：石膏　寒水石　磁石　滑石　犀角　羚羊角　沉香　玄参　青木香　升麻　丁香　硝石　麝香　朱砂　炙甘草　朴硝

十　三　画

塌痒汤(《疡医大全》)：鹤虱　苦参　威灵仙　归尾　蛇床子　狼毒

催生饮(《济阴纲目》)：当归　川芎　大腹皮　枳壳　白芷

解毒四物汤(《沈氏尊生书》)：黄连　黄芩　黄柏　栀子　干地黄　当归　白芍　川芎

解毒活血汤(《医林改错》)：连翘　葛根　柴胡　枳壳　当归　赤芍　生地　红花　桃仁　甘草

十 四 画

蔡松汀难产方(经验方)：黄芪　当归　茯神　党参　龟版　白芍　枸杞　川芎

膈下逐瘀汤(《医林改错》)：当归　川芎　赤芍　桃仁　红花　枳壳　延胡索　五灵脂　丹皮　乌药　制香附　甘草

毓麟珠(《景岳全书》)：鹿角霜　川芎　白芍　白术　茯苓　川椒　人参　当归　杜仲　甘草　菟丝子　熟地

十 五 画

增液汤(《温病条辨》)：生地　玄参　麦冬

撮风散(《证治准绳》)：蜈蚣　钩藤　朱砂　蝎尾　麝香　僵蚕　竹沥

鲤鱼汤(《千金要方》)：鲤鱼　白术　生姜　白芍　当归　茯苓